교합면해부학

권순석 · 김연수 · 김원수 · 김장주 · 김재도 · 김치영
남상용 · 문희경 · 박원욱 · 박종희 · 이도경 · 정지선

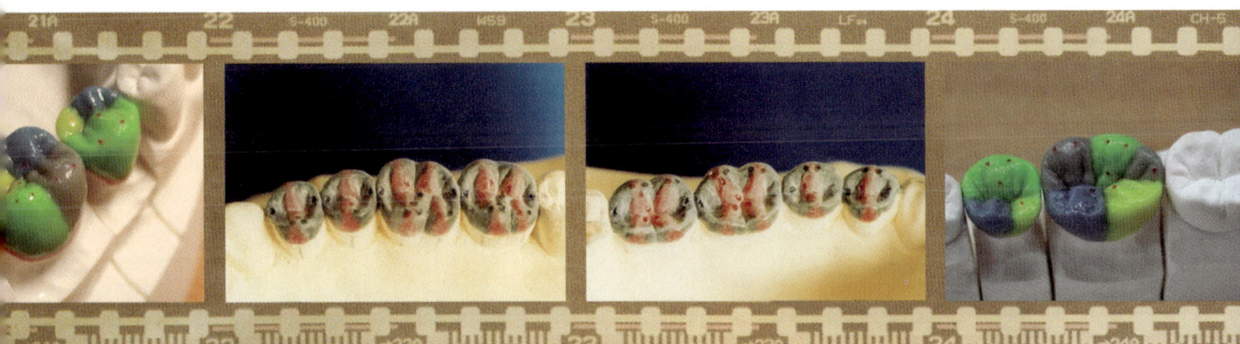

청구문화사

머리말

치아가 기능을 하는데 있어서 교합은 가장 중요한 결정적인 요소로 교합이 무시된 치과 보철물이란 있을 수 없다. 그러므로 우리는 교합이 잘 맞는 치과 보철물을 제작하는 것을 가장 중요한 목표로 삼고 구강 내에서 아무런 이상이나 장애 없이 기능을 할 수 있는 이상적인 치과 보철물을 제작하여야 한다.

과거에는 교합을 정적인 개념에 근거하여 입을 다물었을 때 상·하악 치아간의 접촉이 맞는 것이라고 주장하기도 하였으나, 단순하게 치아간의 접촉만을 고려한 교합은 구강 내에서 기능을 할 때 많은 장애를 일으킨다. 따라서 구강 내에서 아무런 이상이나 장애 없이 기능하는 치과 보철물을 제작하기 위해 각 치아의 형태와 기능, 그리고 주변 조직과의 관계, 하악골 운동과의 관계 등 구강 내에 존재하는 모든 조직이나 기관과 상호 유기적인 관계에 대해 잘 알아야 한다. 교합이 맞는다는 것은 하악골 운동이 저작근육과 인대, 측두하악관절, 치아의 복잡한 상호작용과 중추신경에 의한 조정과 조절의 결과로써 하악이 기능운동을 할 때 교합 간섭 없이 구강악계의 건강과 생리적인 조화를 이루는 기능적인 치아 접촉관계 모두를 포함한다.

치아가 구강 내에서 기능을 하는데 있어서 가장 중요한 교합을 이해하기 위해 바람직한 교합 관계를 이루기 위한 조건은 무엇인가?

하악골 운동이 교합면이나 치아에 어떻게 영향을 미치는가?

그런 조건을 충족시키기 위해서는 어떠한 것들을 알아야 하고 고려하여야 하는가?

등에 대해 잘 알고 보철물 제작에 적용하여야 한다. 따라서 치과 보철물 제작에 있어 가장 중요한 교합을 이해하고 적용시키기 위해 체계적인 교육이 요하다. 그러나 교합학은 치아형태학, 교합 접촉, 악관절 관계뿐만 아니라 하악운동이나 위치, 근, 신경 등을 포함하는 광범위한 학문으로 아직도 교합은 이해하기 어려운 학문이란 생각이 지배적인 것 같다.

이에 저자들은 그동안 강의 경험과 임상 경험을 토대로 치기공학과 학생들이나 임상에 있는 치과기공사들이 교합을 쉽게 이해할 수 있도록 가능한한 그림을 많이 삽입하여 설명하고자 노력하였다.

실습 파트에 있어서도 각 단계별로 그림과 사진을 삽입, 책을 보면서 교합면을 해부학적으로 형성할 수 있도록 배려하였다.

이번 4판에서는 교합학의 발달과정 및 교합기에 대한 설명을 추가하고 교합접촉점 등을 재구성하였으며 그림과 사진을 총체적으로 수정 및 재편집하였다.

특히 8장의 실습 편에서는 상악 제1소구치와 상·하악 제2소구치와 1대구치의 wax-up 방법을 제시하고 설명하였는데 이것은 임상에서 보다 쉽게 wax-up 할 수 있는 방법을 제시한 것으로 활용도가 매우 높을 것이라 사료된다.

각 장의 내용은 다음과 같이 구성하였다.

1장에서 3장까지는 교합의 개념에 대한 인식과 저작계를 구성하는 요소들의 상호작용에 대한 기본지식, 치아의 형태가 생리적으로 어떤 기능을 하는지 등의 내용으로 구성, 전반적으로 교합의 개념에 대한 이해를 돕고자 노력하였다.

4장에서 7장까지는 치아의 배열과 교합과의 관계, 하악골의 위치와 운동, 이상적인 교합 유형, 교합면의 형태를 결정하는 요소 등에 대해 상세하게 기술하였다.

8장은 실습 편으로 실습 모형 상에서 color wax를 사용하여 교합 1/3 부위에 각 단계별로 wax-up 하는 과정을 설명하였다. 이 실습을 통해 각 치아의 기능적인 형태, 교합 접촉, 악관절과 하악운동과의 관계 등을 이해하고 적용할 수 있도록 학습목표를 설정하였다. 따라서 저작계의 모든 구성요소와 해부학적으로 조화를 이루며 구강 내에서 최상의 기능을 할 수 있는 치과 보철물을 제작할 수 있기를 기대한다.

특히, 상·하악 제2소구치 및 1대구치의 실습 부분은 국가고시 실기시험에 대비, 추가하여 재구성하였다.

저자들은 앞으로도 계속 연구하여 발전하는 치과기공 분야를 위해 기여하고 급변하는 치기공계의 변화를 선도해 나갈 수 있도록 노력할 것을 약속드리며, 아직도 미흡한 여러 가지 부족한 점에 대해서는 교합에 관심있는 많은 분들의 아낌없는 조언과 가르침을 부탁드린다.

끝으로 그동안 바쁘신 가운데에도 최선을 다해 원고정리 및 교정, 모형제작 및 실습을 해주신 저자 분들께 감사드리며, 이 책을 출판하기까지 노고를 아끼지 않으신 청구문화사 이상태사장님과 출판 관계자들에게 감사드린다.

2019년 9월
저자일동

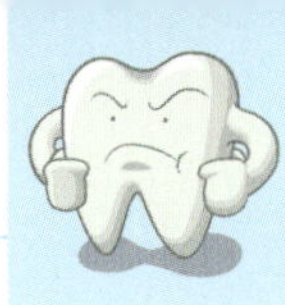

목 차

제5장 하악골의 위치와 운동 ······ 85

제6장 이상적인 교합의 유형 ······ 127

제7장 교합면 형태에 관여하는 요인 ······ 135

1 교합의 개요

1. 교합학(咬合學, Science of occlusion)

1) 교합의 정의(definition of occlusion)

교합의 사전적 정의는 폐쇄되는 과정의 행위 또는 폐쇄된 상태(the act of closure or being closed)로 Websters collegiate dictionary에서는 상·하악 치아의 교합면(occlusal surface)이 서로 접촉되도록 하는 것이라 했고, Dorland′s medical dictionary에서는 닫는 행위와 닫힌 상태로 정의하고 있다.

치의학에서는 입을 다물거나 하악이 움직일 때 상악과 하악 치아들이 서로 접촉하는 것으로써 하악골의 원활한 활주 운동과 폐구 운동을 방해하는 교합 간섭(occlusal interference)이 없는 상태에서의 치아 접촉 상태를 말한다고 정의한다.

과거에는 교합의 개념을 치열의 정적인 관찰에 근거하여 상악 치아의 특정 부위가 하악 치아의 특정 부위에 잘 맞는가를 강조하였으나, 현대에는 하악이 기능운동을 할 때 교합 간섭(Occlusal interference) 없이 구강악계(口腔顎系)의 건강과 생리적 조화를 이루는 상태의 치아 접촉관계로 정의하고 있다.

2) 교합학의 개념

occlusion은 라틴어의 "oc-claudere"에서 유래되었는데 접두어인 oc는 ob, of, op의 동의어로 towards, against, upon의 뜻을 지녔고, claudere는 close의 뜻을 지녀 이를 어원적으로 합성하면 shut up이 된다.

치과학에서 교합학에 대한 관심은 교합기의 발달로 시작되었다. 수학자이자 치과의사인 Bonwill은 1985년 Geometic Laws of Artilculation에 관한 논문에서 과두간의 거리(intercondylar distance)가 하악골의 크기를 대표한다고 보고 Bonwill triangle 이론을 발표하였다. 이 이론은 좌·우 하악과두의 중앙과 하악 양 중절치의 절치점을 잇는 삼각형은 한 변이 4inch인 정삼각형으로, 즉 양 과두간의 거리는 4inch라고 하였다. Bonwill 법칙 이전에는 교합의 개념을 "한개의 중심성으로 고정된 경첩(a single, centrally static hinge)"에 두어 1805년 Garot에 의해 평선경첩교합기(hinge articulator)가 만들어졌는데 이것이 최초의 교합기로 알려져 있다.

또한 1840년 제작된 Evans 교합기는 최초의 기능적 교합기로 알려져 있는데 이 교합기는 하악의 수평적 운동과 측방 운동이 가능하도록 제작되었다. 1890년 Greveon Spee는 "교합은 맷돌처럼 기능을 하고 하악은 하나의 축을 중심으로 한 진자 운동처럼 원형 운동로(circular path)로 움직인다"고 하였다. Curve of Spee는 이때 관찰되어 발견된 것으로 측면에서 봤을때 구치의 저작면은 상악은 볼록하고 하악은 오목하게 배열되어 있고 Curve of Spee를 후방으로 연장시키면 과두의 전면(anterior surface)을 지난다고 하였다.

George S. Monson은 교합문제를 해결하는데 구의 원리(spherical principle)를 제안하였는데 Bonwill 이론에서 언급한 4inch 정삼각형과 독일의 해부학자 Greveon Spee의 개념을 첨가 Monson의 반경 4inch의 구(sphere)가 형성되어 Monson의 구면설을 제안하였다. 이 구면의 중심은 미간(grabella)에 위치하며 구면의 원호는 하악와(glenoid fossa)를 통과하여 관절융기(articular eminence)를 지나거나 이와 동심원상에 있다고 하였다.

16세기 프랑스의 생리학자 라메도리는 "인간기계론"에서 인간의 하악 관절 기능을 기계적으로 나타내 보려고 노력하였고, Edward Angle은 최초로 치아의 교합 관계론을 기술하였는데 교합을 하악이 폐구할 때 교합 경사면의 정상적인 관계라고 정의하였다. 하악골 운동은 측두하악관절(側頭下顎關節), 치아(齒牙), 저작근육(詛嚼筋肉), 근신경(筋腎經) 등의 복잡한 상호 작용과 중추 신경에 의한 조절의 결과로써 일어난다. 그러므로 교합학은 치아 형태학, 교합 접촉, 악관절 관계뿐만 아니라 하악의 운동이나 위치, 근 신경계등도 포함하는 광범위한 학문으로 교합은 구강의 정상적인 기능을 유지하는데 결정적인 요소이다. 따라서 교합학은 상·하악 치아의 교합 관계를 중심으로 한 운동론뿐만이 아니라, 생물학적 관점에서 악구강계 전체와 조화를 이루는 것을 목표로 한다. 교합기는 하악 운동(下顎運動)을 재현하는 기구로 상·하악 jaw member와 악관절(顎關節, temporomandibular joint)의 구조를 가진다. 그러므로 교합기는 상악 치열에 대한 하악 치열의 연속적인 위치관계(centric, eccentric relation)를 재현시켜주는 것으로 교합의 진단 및 치료, 보철물 제작시 해부학적, 기능적 교합 관계를 가능하게 해준다. 구강의 기능은 저작과 연하, 발음,

심미 등으로 이중에서 저작과 연하는 특히 교합면의 형태학적 요소가 매우 중요하다. 따라서 치과기공사는 교합면 형태에 영향을 미치는 요소와 치아 및 주위조직들과 악관절을 중심으로 한 하악골의 운동을 이해하고 교합면 형성시 교두의 위치, 융선 및 구의 방향이 하악의 기능 운동과 조화를 이루도록 보철물을 제작하여야 한다.

3) 교합학의 역사

교합학의 시작이 언제부터라고 명확하게 규명할 수는 없지만 문헌상으로 보면 1850년대 후반 Bonwill이 Triangle 이론을 발표한 때부터라고 할 수 있다. 이 시대에는 casting technique이 없었다. 이 시대 최고의 보철은 총의치를 제작하는데 어떤 위치, 어떤 평면에 어느 정도의 각도를 가진 인공치를 심어야 하는가에 있었고, 이후 19세기 후반 1920년대 후반까지는 어떻게 총의치의 안정성을 높일 수 있을까에 초점이 맞추어져 있었다. 따라서 치과 보철이라 함은 치아가 전혀 없는 환자에게 해주는 의치가 전부로 Bonwill, Spee, Monson 등이 이 시대의 대표적인 학자로써 Bonwill triangle, Spee curve, Monson curve 등이 대표적 이론으로 발표되었다. 또한 이 시대에 사용된 Balanced occlusion은 총의치에 적합한 교합으로 Condyle이 총의치 제작에 있어 중요한 기준점으로 대두된 것이 큰 의의를 지닌다.

1920년대 후반부터 1960년대 후반까지는 Gnathology학파와 PMS(Pankey-Mann-Schuyler)학파가 활발하게 논쟁을 한 시기로 이시기에 casting technique이 소개되었다. 따라서 치과 보철학의 영역이 자연치에까지 확장됨에 따라 총의치를 대상으로 해서 합의한 Balanced occlusion이 자연치아의 수복, 즉 고정성 보철물에도 그대로 적용할 수 있는가가 최대의 관심사로 이때 교합에 대해 두 개의 학파가 대립되어 있었는데 UCLA를 중심으로 한 미 서부쪽의 주류인 Gnathology 학파는 Balanced occlusion을 자연치에도 그대로 적용할 수 있는 ideal occlusion이라 주장한 반면, 주로 동부에서 활동했던 PMS학파는 자연치의 수복과 총의치의 수복은 차이가 있을 것이라고 주장하였다. 이후 1960년대 후반~1990년대 초반 자연치의 수복에는 Balanced occlusion이 부적합하다는 것이 규명되었다. Gnathology학파는 balanced occlusion을 더 이상 주장하지 못하고 폐기, 1950년 후반부터 집중적으로 Canine의 중요성을 설파하던 D'Amico 이론을 받아들여 Canine guidance를 받아들이고, PMS는 Group function, Long centric 등으로 자신들의 이론을 체계화하였다. 최근 implant시대의 도래로 치과 수복의 많은 관심이 implant 교합으로 옮아가게 되었다. implant 보철물을 제작할때 어떻게 implant에 가해지는 하중을 적정수준 내로 제어하여 implant의 실패를 막을 것인가가 중요한 요인으로 대두되어 현대의 교합학은 implant에서의 하중, 힘의 분산 그에 따른 implant의 주위골의 반응에 주목하는 생역학(Biomechanics)과 뗄 수 없는 관계가 되었다.

2. 정상교합(正常咬合)과 부정교합(不正咬合)

교합을 크게 두 가지로 분류하면 정상교합과 부정교합으로 나눌 수 있다.

1) 정상교합(正常咬合, Normal occlusion)

정상교합이란 상·하악 치아가 적절한 위치에서 아무런 이상이나 장애없이 대합치와 교합을 이루는 것을 말한다. 일반적으로 치열궁 내의 치아 배열 관계나 교합 접촉, 피개, 그리고 악골에 대한 치아의 관계 등이 정상교합과 부정교합을 구분하는 중요한 기준 요소로 사용된다.

(1) 치아 배열과 교합 접촉 관계의 요소

① 하악 중절치와 상악 최후방 치아를 제외한 나머지 치아는 대합치와 1치대 2치의 관계를 이루고 있으면서 서로의 인접면이 접촉되고 있는가의 여부(그림 1-1).

② 상악 제1대구치의 근심협측 교두가 하악 제1대구치의 근심협측 발육구에 위치하고, 하악 제1대구치의 원심설측 교두가 상악 제1대구치의 설측 발육구에 위치하는가의 여부(그림 1-2).

③ 상악 제1대구치의 근심설측 교두가 하악 제1대구치의 중심 와에 위치하고, 하악 제1대구치의 원심협측 교두가 상악 제1대구치의 중심 와에 교합되는가의 여부(그림 1-3).

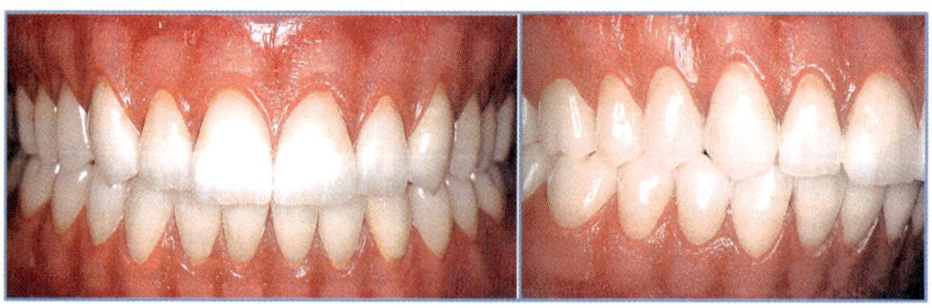

그림 1-1. 정상교합

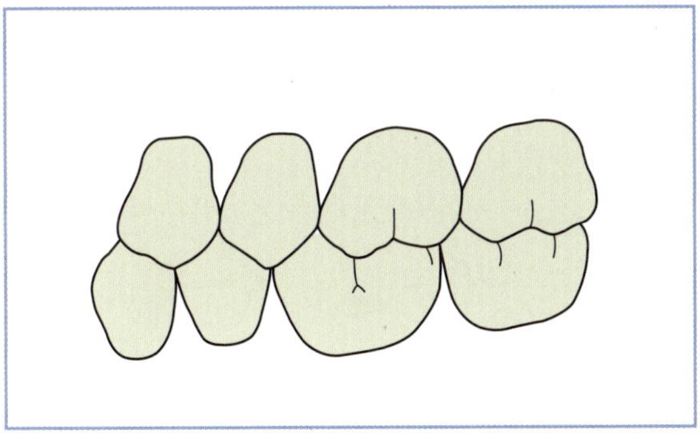

그림 1-2. 정상교합

상악 제1대구치의 근심협측 교두가 하악 제1대구치의 근심협측 발육구에 위치한다.

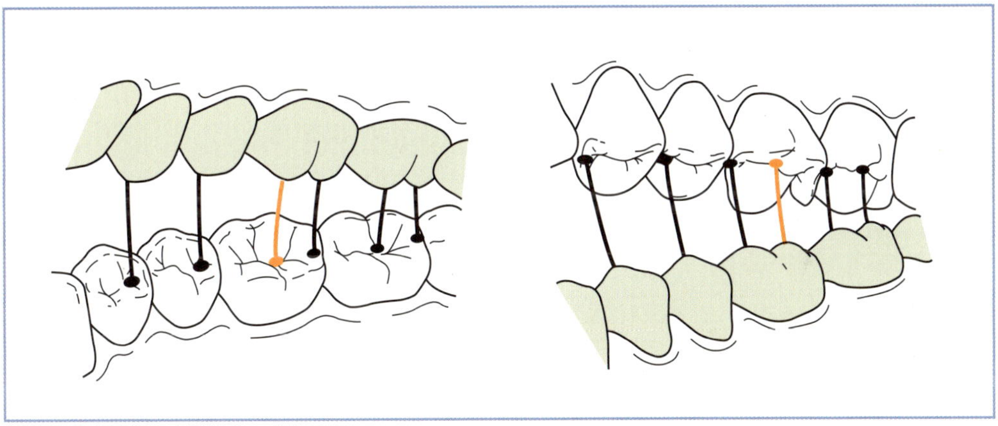

그림 1-3. 정상교합

상악 제1대구치의 근심설측 교두가 하악 제1대구치의 중심와에 위치하고 하악 제1대구치의 원심협측 교두가 상악 제1대구치의 중심 와에 교합한다.

(2) 피 개

상악 치아의 절단이나 협측 교두가 하악 치아의 절단이나 협측 교두와 수직과 수평적으로 간격이 생기며 겹치는 것이 정상적인가로 파악한다. 수직 피개(Vertical overlap, over bite)는 수직적으로 상악 치아가 하악 치아를 피개하는 것을 말하고, 수평 피개(Horizontal overlap, over jet)는 수평적으로 상악 치아가 하악 치아를 피개하는 것을 말한다(그림 1-4).

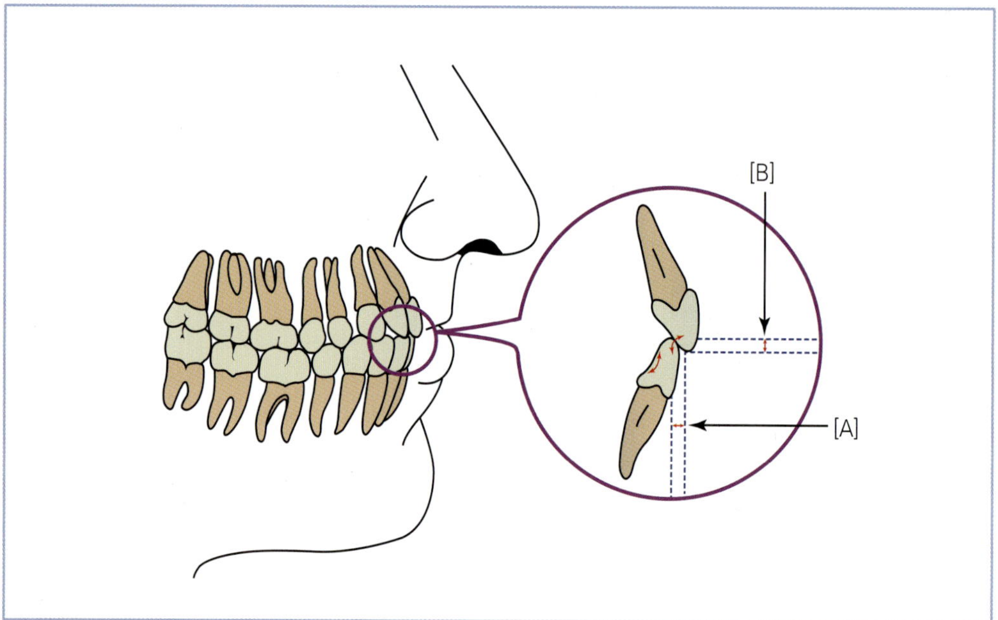

그림 1-4. 수평 피개교합[A]과 수직 피개교합[B]

(3) 악골에 대한 치아의 관계

상·하악 치아가 적절한 위치에서 아무 이상이나 장애없이 대합치와 교합을 이루는 것으로 상악궁이 하악궁을 피개한다.

2) 부정교합(不正咬合, Malocclusion)

부정교합이란 악골, 안면, 치아 등의 원인으로 상·하악 치아의 교합면이 비정상적인 위치에서 교합을 이루는 경우를 말한다. 부정교합의 종류는 치아의 위치 이상, 치열궁 이상, 치열궁 관계의 이상, 악안면 기형과 관련된 이상 등이 있다.

부정교합은 교합력이 균일하게 전달되지 않아 저작 능률이 저하되고, 발음이 부정확하게 되며, 심미적으로 좋지 않아 대인관계에서 심리적으로 위축감을 느끼게 한다. 또한 부정교합은 보철물 제작시 어려움이 따르고, 잇솔질이 잘 되지 않아 치주 질환의 원인이 된다.

부정교합이 발생되는 원인으로는 유전적인 요소와 악골에 대한 손상, 악습관, 치아의 조기 상실, 유치의 만기잔존과 불량한 치과시술 등과 같은 후천적인 요소가 있다.

(1) 부정교합의 분류

① Angle에 의한 분류

Angle(1990)은 상악 제1대구치의 위치를 불변의 기준 위치로 생각하고 상악 제1대구치에 대한 하악 제1대구치의 전·후방적 위치관계에 따라 3가지로 분류하였다.

a. Class Ⅰ malocclusion(중성교합 : 中性咬合, Neutrocclusion)

상악 제1대구치의 근심협측 교두가 하악 제1대구치의 근심협측 발육구에 위치하여 근·원심적으로는 정상적인 교합이지만, 전치부에 Spacing, Crowding, Rotation, Malpositon, Peg lateral incisors, High canine 등과 같은 이상이 있는 경우를 말한다(그림 1-5).

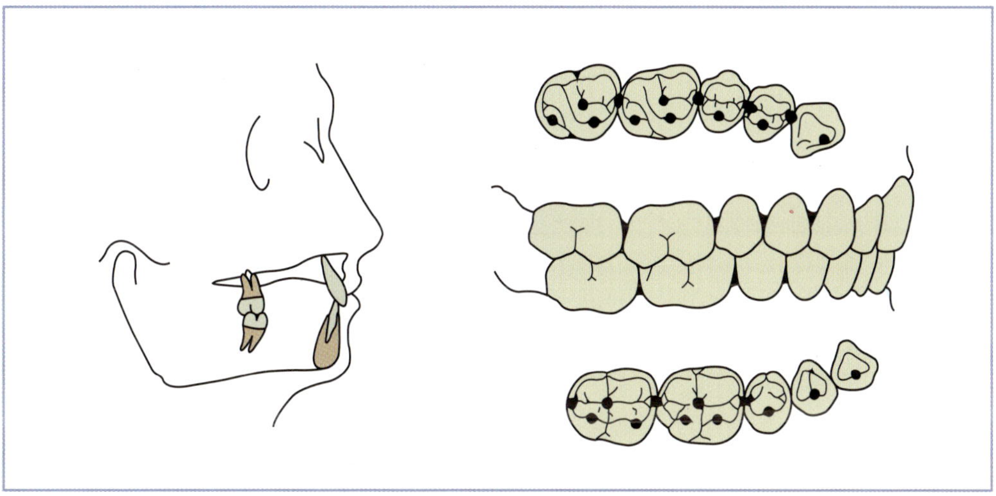

그림 1-5. Class Ⅰ 부정교합

근, 원심적으로는 정상이나 전치부에 이상이 존재한다.

b. Class Ⅱ malocclusion(상악전돌 : 上顎前突, Distroclusion)

정상적인 교합 상태보다 하악 제1대구치의 근심협측 발육구가 상악 제1대구치의 근심협측 교두의 원심에 위치한 상태를 말한다(그림 1-6).

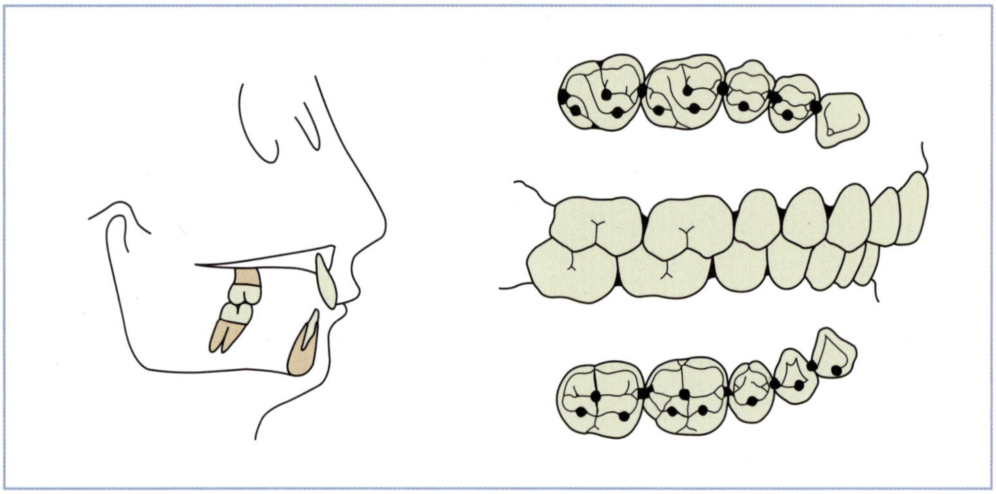

그림 1-6. Class Ⅱ 부정교합

정상적인 상태보다 하악이 원심에 위치한다.

c. Class Ⅲ malocclusion(하악전돌 : 下顎前突, Mesiocclusion)

정상적인 교합 상태보다 하악 제1대구치의 근심협측 발육구가 상악 제1대구치의 근심협측 교두의 근심에 위치한 상태를 말한다(그림 1-7).

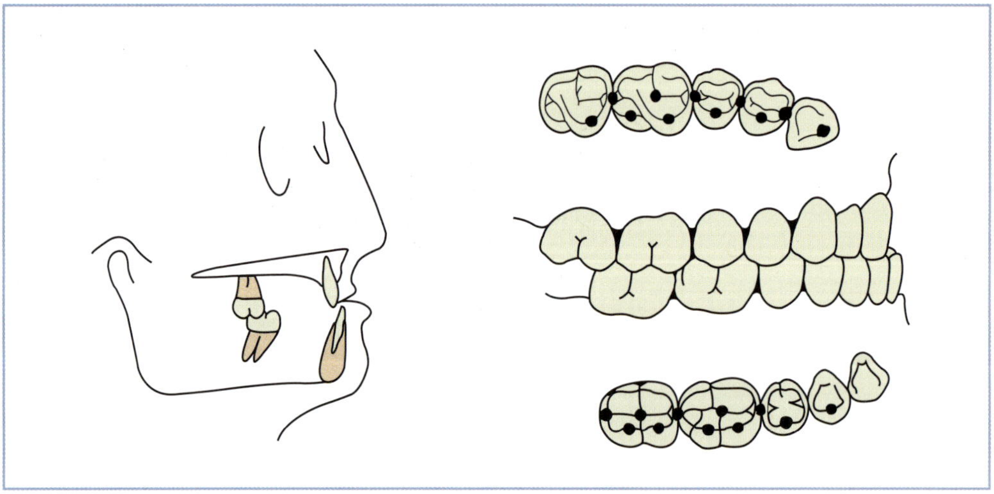

그림 1-7. Class Ⅲ 부정교합

정상적인 상태보다 하악이 근심에 위치한다.

② 피개(被蓋, Overlap)에 의한 분류

a. 개구 교합(開口咬合, Open bite)

정상적으로 완전히 폐구(閉口)하였으나, 상악 전치가 하악 전치를 수직 피개하지 않는 경우를 말한다. 이러한 현상은 손가락을 빠는 습관(Thumb sucking)이나 혀를 내미는 습관(Tongue thrusting), 비정상적인 연하 습관(Swallow habit) 등에 의해 발생될 수 있다(그림 1-8[A]).

b. 과피개 교합(過被蓋咬合, Deep over bite)

수직 피개가 정상보다 심하게 되어 중심교합시 상악 전치에 가려 하악 전치가 거의 보이지 않는 경우를 말한다(그림 1-8[B]). 즉, 상악 전치가 정상 피개를 넘어 깊게 하악 전치부를 피개하는 것을 말한다. 이러한 현상은 치아의 교모가 심한 치아나 유구치의 조기 상실 또는 미맹출시 교합고경의 감소로 나타날 수 있다(그림 1-8[B]).

c. 절단 교합(切斷咬合, Edge to edge bite, End to end bite)

중심교합시 상·하악 절단이나 교두정이 접촉되는 경우를 말한다(그림 1-8[C]).

d. 교차 교합(交叉咬合, Cross bite, 반대교합)

하악궁이 상악궁보다 커서 하악 치아가 상악 치아보다 순(협)측에 위치한 경우를 말한다(그림 1-8[D]). 이러한 교합은 수평 피개의 이상에서 나타나는데 여기에는 전치 교차교합, 구치 전부 교차교합, 구치 일부 교차교합, 전악 교차 교합 등이 있다.

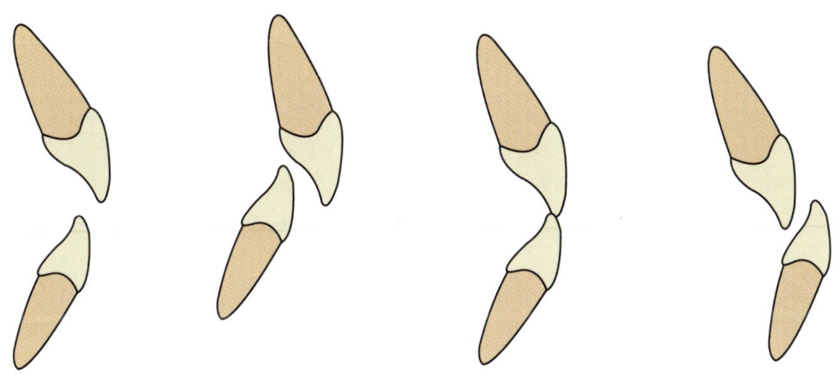

[A] 개구 교합 [B] 과피개 교합 [C] 절단 교합 [D] 교차 교합

그림 1-8. 비정상적인 피개

3. 중심교합(中心咬合)과 비중심교합(非中心咬合)

1) 중심교합(中心咬合, Centric occlusion)

상·하악 치아의 교두가 대합치의 교합면 와나 변연융선에 최대한의 면적으로 긴밀하게 접촉하여 안정된 상태로 있을 때의 교합을 말한다.

이때 상악 치아는 하악 치아를 수직과 수평으로 피개하고 상악 치아의 장축이 하악 동명치의 장축보다 약간 원심에 위치하게 된다. 또한 하악 중절치와 상악 최후방 치아를 제외하고 1치대 2치의 교합 관계를 이룬다.

2) 비중심교합(非中心咬合, Eccentric occlusion)

중심교합(centric occlusion)이나 중심위(centric relation)가 아닌 상·하악 치열의 동적(動的)인 상태에서의 모든 교합 접촉을 말하는 것으로 전방 운동(Protrusive movement)이나 측방 운동(Lateral movement)시 치아의 접촉이 해당된다.

편심교합(片心咬合) 또는 교교(咬交)라고도 한다.

편심이란 하악의 중심위나 중심 교합을 벗어난 모든 상태를 말하는 것으로 예를 들면 하악이 전방 운동을 하면 상·하악 전치의 절단은 접촉되고 구치는 접촉되지 않는다(그림 1-9).

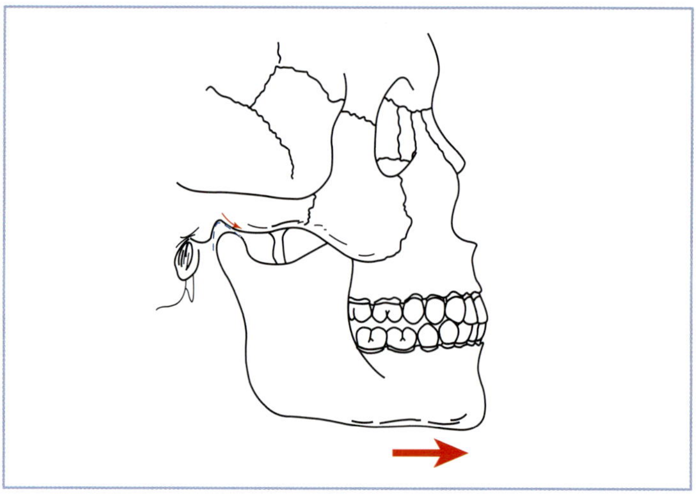

그림 1-9. 전방 운동

하악이 전방 운동을 하면, 악관절상태는 과두가 관절결절의 후방 경사면을 따라 전하방으로 움직이고, 치열상태는 상·하악 전치만 접촉하고 구치는 이개된다.

측방 운동시 하악이 이동한 쪽을 작업측(Working side)이라하며 이러한 작업측의 교합 상태를 기능적 교합이라고 한다. 또한 이동한 반대쪽을 비작업측(Nonworking side) 또는 균형측(Balancing side)이라 하며 이러한 비작업측의 교합 상태를 비기능적 교합이라고 한다(그림 1-10).

하악이 측방 운동을 할 때 교합면에서 관찰해 보면 작업측에서는 하악 제1대구치 원심협측 교두는 상악 제1대구치의 협측구를 따라 이동하고, 상악 제1대구치 근심설측 교두는 하악 제1대구치의 설측구를 통해 지나간다(그림 1-11).

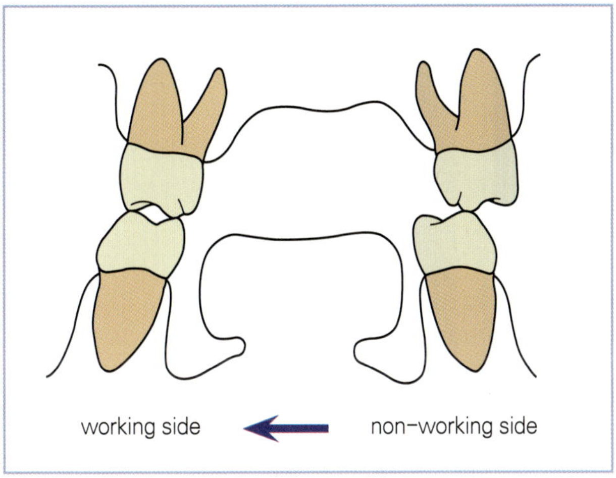

그림 1-10. 측방 운동

측방 운동시 하악이 이동한 쪽을 작업측, 반대쪽을 비 작업측이라고 한다.

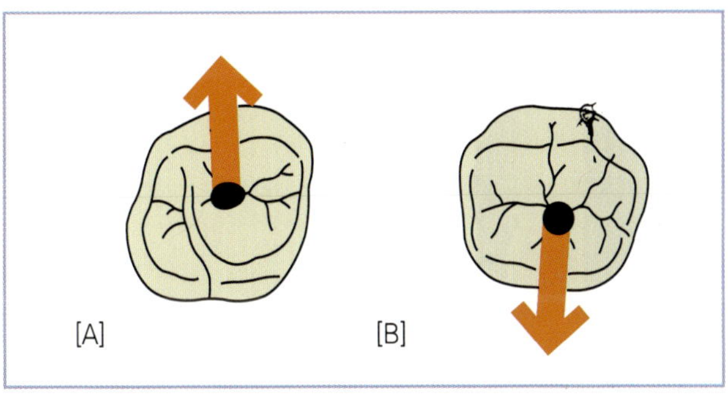

그림 1-11. 측방 운동시 작업측의 기능적 교합

[A] 하악 제1대구치의 원심협측 교두는 작업측에서 상악 제1대구치의 협측 구를 따라 이동한다.

[B] 상악 제1대구치의 근심설측 교두는 작업측에서 하악 제1대구치의 설측구를 따라 이동한다.

또한 비작업측에서는 하악 제1대구치 원심협측 교두가 상악 제1대구치 근심설측의 Stuart groove를 따라 움직이고, 상악 제1대구치 근심설측 교두는 하악 제1대구치 원심협측구나 원심 교두를 향해 움직인다(그림 1-12).

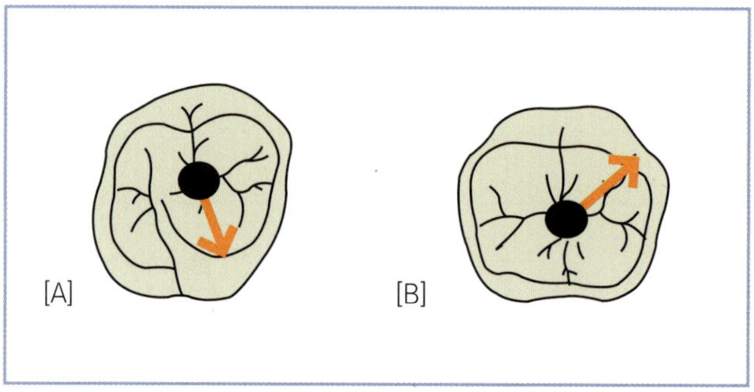

그림 1-12. 측방 운동시 비작업측 교합

[A] 하악 제1대구치의 원심협측 교두는 비작업측에서 상악 제1대구치의 stuart groove를 따라 이동한다.

[B] 상악 제1대구치의 근심설측 교두는 비작업측에서 하악 제1대구치의 원심협측 방향으로 이동한다.

2

저작계의 구성과 기능적 상호작용

1. 치아 및 지지 조직

각 치아는 두 개의 기본 단위, 즉 치조골 상부로 노출되어 있는 치관부(Crown)와 치조골 하부에 묻혀있는 치근부(Root)로 나누어진다.

치관의 형태를 보면 절치는 음식물을 절단하고, 구치는 음식물을 분쇄하는 저작 기능에 알맞은 형태로 되어 있으며, 치근은 백악질 표면에서 치조골로 뻗어 있는 수 많은 결합 조직(치주인대)에 의해 치조골에 부착되어 있다.

치주인대는 치아를 골 속에 단단히 부착시켜 줄 뿐만 아니라, 기능시 치아 접촉으로 인한 압력을 분산시켜 충격을 흡수하는 역할을 한다. 따라서 음식물이 구치의 교합면상에서 가압되어 분쇄될 때 치관부에 가해진 응력(Stress)은 치근이나 치주 조직에 의해 지지된다(그림 2-1).

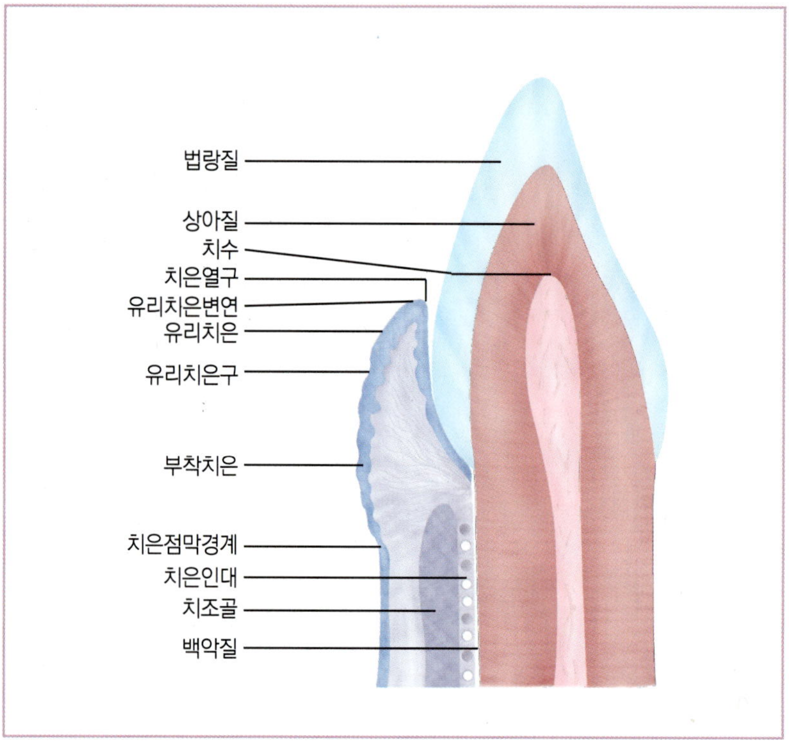

그림 2-1. 지지 조직을 도식한 상악 견치의 단면도

2. 골격 구성 요소

저작계의 중요한 골격 구성 요소로는 상악골(上顎骨), 하악골(下顎骨), 측두골(測頭骨)이 있다.

상·하악골은 치아를 지지하는 골(bone)이고, 측두골은 교합시 하악을 지지해 주는 골(Bone)이다.

1) 상악골(上顎骨, Maxilla)

상악골은 주변의 두개골과 밀접하게 봉합으로 연결되어 있다. 상악골의 경계는 위로는 비강과 안와의 바닥까지 연장되며 아래로는 구개와 치아를 지지하는 치조골을 구성한다. 상악 치아는 두개골의 고정된 부분에 식립되어 있어 저작계의 정적 요소(Stationary component)를 이룬다(그림 2-2).

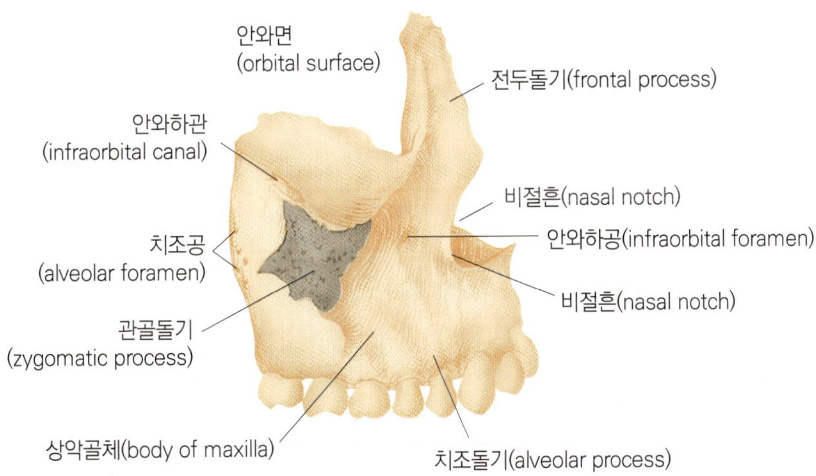

그림 2-2. 상악골

2) 하악골(下顎骨, Mandible)

하악골은 U자 모양의 골(Bone)로써 하악 치아를 지지하고 안면 하부의 골격을 구성한다. 하악골 상부는 치아와 치조골(Alveolar bone)로 구성되어 있는데 이것은 두개골과 부착되지 않고 근육, 인대 및 다른 연조직에 의해 상악골 하부에 연결되어 있어 상악골과의 기능시에 필요한 가동성을 가진다. 하악체는 후하방으로 연장되어 하악각(Mandibular angle)을 형성하고, 후상방으로는 하악지(Mandibular ramus)를 형성한다.

하악지는 수직골판으로 되어 있으며, 하악지의 끝에는 근돌기(Coronoid process)와 관절돌기(Condylar process) 등 2개의 돌기가 있다(그림 2-3).

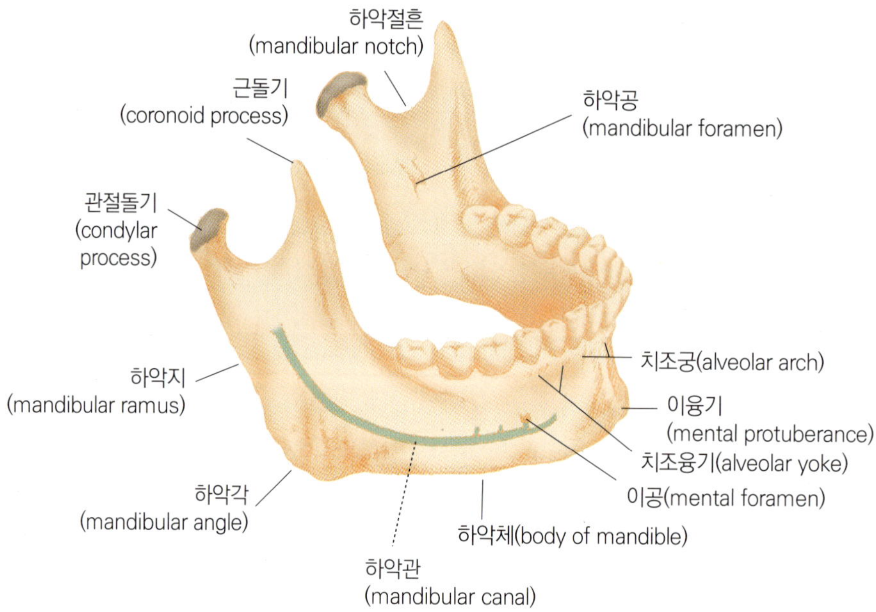

그림 2-3. 하악골

3) 측두골(測頭骨, Temporal bone)

하악골에 있는 하악두는 측두골 인부(Squamous portion)의 하악와(Mandibular fossa)와 관절을 이루는데 측두골 인부는 오목한 하악와(Mandibular fossa)로 하악와는 관절와(Articular fossa) 또는 천와(Glenoid fossa)라고도 한다(그림 2-4).

관절결절(Articular tubercle, 관절융기)은 하악와의 전방에 위치하며 그 볼록한 정도는 사람마다 다양한데 관절결절의 경사도는 하악이 전방 운동할 때 과로(Condylar path)에 영향을 준다. 따라서 관절결절의 경사도는 교합면의 형태에 영향을 미친다.

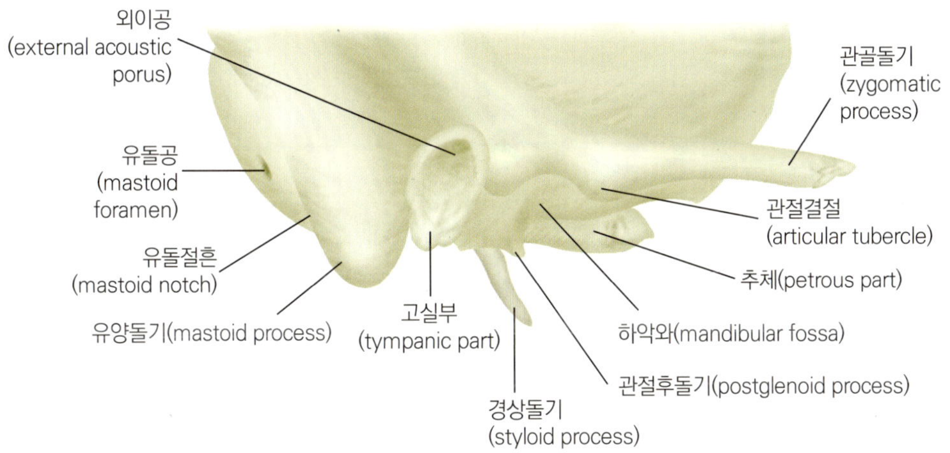

그림 2-4. 측두골

3. 측두 하악 관절(側頭下顎關節)

하악골의 하악두가 측두골의 하악와에 연결되는 부분으로 악관절이라고 하며 인체에서 가장 복잡한 관절 중의 하나이다. 하악골은 관절원판을 매개로 하여 두개골 중에 하나인 측두골에 결합되는 활액 관절을 형성하는데 그 구조는 다음과 같다(그림 2-5).

1) 측두 하악 관절(Temporomandibular joint)의 구조

(1) 하악두(下顎頭, Head of mandible, Mandibular condyle, 관절두, 과두)

하악골의 하악지에 있는 2개의 돌기 중 후방에 있는 관절돌기 상단의 타원형 부위를 말한다. 하악두는 볼록한 모양으로 후방으로 가면서 약간 평편하고 하악와 내에서 움직이는 부위이다. 하악 운동시에 주로 관여하는 면은 전상면이다. 하악두의 근원심 폭은 15~20mm, 전후방 폭은 8~10mm 정도이다.

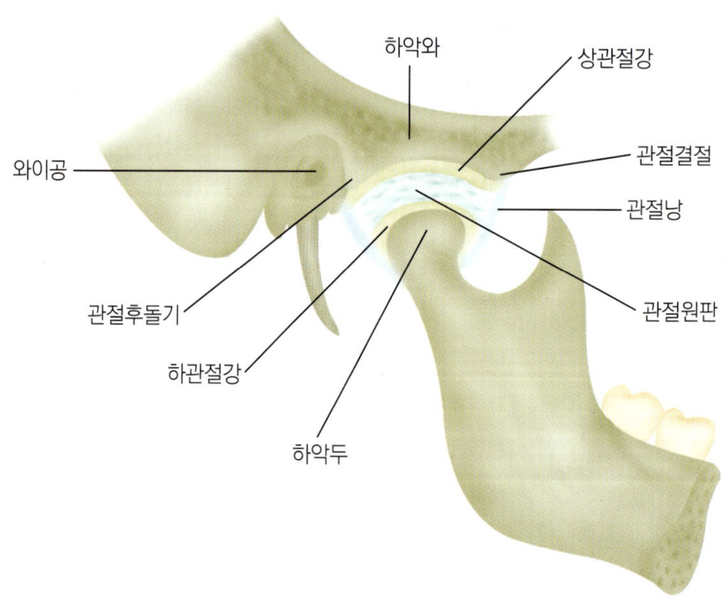

그림 2-5. 측두 하악 관절의 구조

(2) 하악와(下顎窩, Mandibular fossa, Glenoid fossa, 관절와)

측두골에 고정되어 있는 오목한 부위로 하악두의 모양과 유사한 타원형이나 직사각형으로 사람마다 모양이 다양하다. 하악와의 전방에는 관절결절(關節結節, Articular Tubercle)이 있고, 후방에는 관절후돌기(關節後突起, Postglenoid Process)가 있다.

관절후돌기는 하악의 후방 운동시 하악두가 후방으로 탈구되는 것을 방지하고 하악이 측방 운동할 때 지렛대의 역할을 한다.

(3) 관절원판(關節圓板, Articular Disc)

관절원판은 하악와와 하악두 사이에 개재된 타원형의 섬유판으로 하악 운동시 충격 흡수재(Cushion) 역할을 한다. 관절원판의 두께는 전방 2㎜, 후방 3㎜, 중간 부분이 1mm로 제일 얇다. 관절원판은 대부분 혈관이나 신경섬유가 없는 치밀한 섬유성 결합 조직으로 구성되어 있으나 원판의 최 표층부에는 약간의 신경지배가 있다.

(4) 관절강(關節腔, Articular cavity)

관절원판과 하악와, 관절원판과 하악두 사이의 빈 공간으로 두 부분으로 나뉘어져 있다. 관절원판과 하악와 사이의 빈 공간을 상관절강(Upper joint cavity) 또는 상실이라 하고, 관절원판과 하악두 사이의 빈 공간을 하관절강(Lower joint cavity) 또는 하실이라 한다. 여기에는 활액(滑液)이 있어 하악 운동시 윤활 작용을 한다.

(5) 관절낭(關節囊, Articular capsule)

관절부를 싸고 있는 결합 조직의 막으로 외부는 섬유층이고 내부는 활막층으로 되어 있다. 활막층에는 활액이 있어 하악 운동시 윤활 작용을 한다.

2) 측두 하악 관절의 운동

(1) 회전 운동(回轉運動, Rotational movement)

하악두가 하관절강 내에서 과두의 위치 변화없이 일어나는 운동이다.

좌·우 하악두의 중심을 통과하는 가상축인 Hinge axis를 중심으로 일어나는 순수한 회전 운동으로 하악의 작은 개폐 운동이 여기에 속한다(그림 2-6[A]).

(2) 활주 운동(滑走運動, Sliding movement)

하악두가 관절결절(Articular tubercle)의 후방 경사면으로 미끄러지는 운동으로 상관절강에서 일어나는 운동이다. 하악의 큰 개폐 운동, 전·후방 운동, 측방 운동시 균형측 과두의 움직임이 여기에 속한다(그림 2-6[B]).

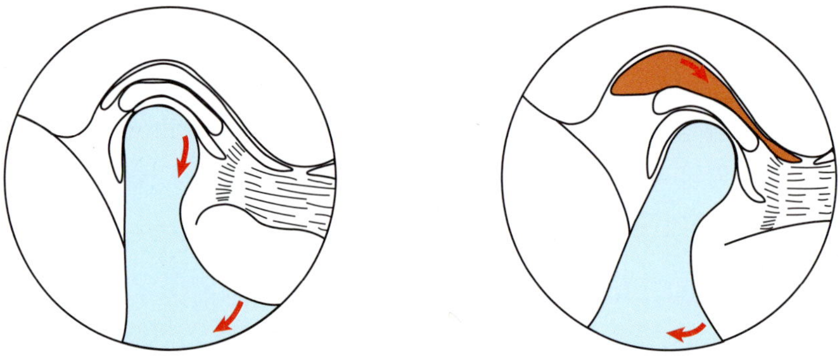

그림 2-6. 측두 하악 관절의 운동

3) 측두 하악 관절의 인대 (靭帶, Ligaments of Temporomandibular joint)

관절의 인대는 신장되지 않는 교원성 결합조직으로 관절을 보호하는 역활을 하는데 관절기능에 능동적으로 참가하지 않는 대신 관절운동을 제한하는 수동적인 제어 기구 역할을 한다. 다음의 세 가지 기능 인대와 두 가지 부 인대가 악관절을 지지한다.

(1) 원판측부인대(Collateral discal ligaments)

원판측부 인대는 관절원판의 내·외측 경계에서 하악 과두의 극 사이에 부착되어 있고 두 개의 인대로 구성되어 있다(그림 2-7). 과두로부터 관절원판이 이탈되지 않도록 운동을 제한하는 역할을 하는데 관절원판이 과두의 관절면 상에서 전후로 회전하도록 한다. 따라서 이 인대는 하악 과두와 관절원판 사이에 일어나는 접번 운동을 가능하게 한다.

(2) 관절낭인대(Capsular ligaments)

관절낭 인대는 악관절 전체를 둘러싸고 있다. 관절낭 인대의 섬유는 상방으로는 하악와와 관절결절의 경계를 따라 측두골에 부착되어 있고, 하방으로는 하악 과두의 경부에 부착되어 있다(그림 2-8).

관절낭 인대는 관절면으로부터 분리되려고 하는 내·외측 또는 하방력에 대해 저항하는 역할과 악관절을 감싸서 활액을 유지하는 기능을 한다.

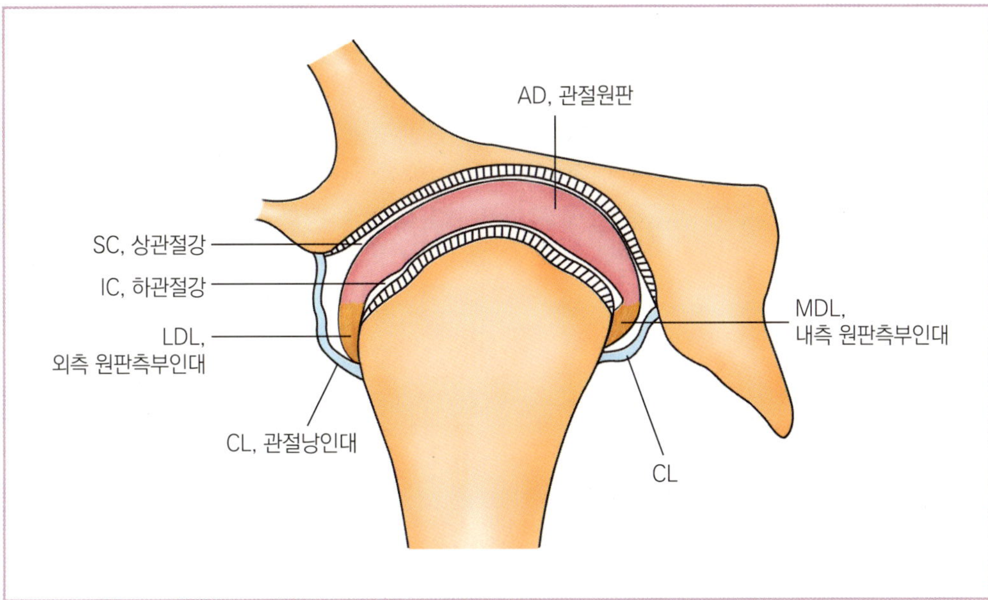

그림 2-7. 원판측부인대(전면)

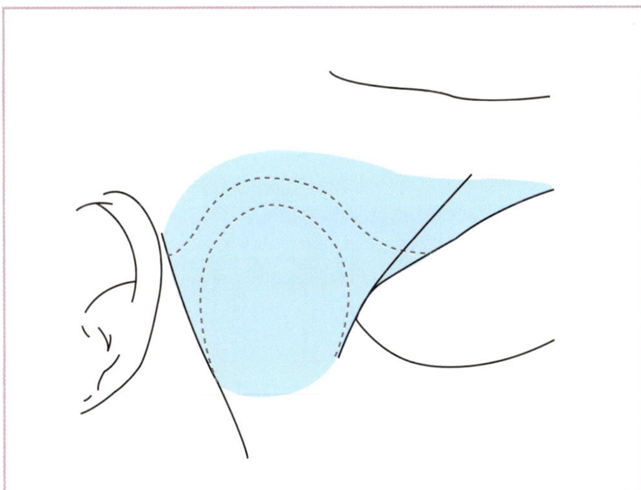

그림 2-8. 관절낭인대(측면)

(3) 측두하악인대(Temporomandibular ligament)

측두하악인대 혹은 측방인대(Lateral ligament)는 관절낭인대 외측면에 부착되어 있는데 바깥 부분은 경사져 있고, 안쪽 부분은 수평 모양이다(그림 2-9).

측두하악인대의 경사 부분은 하악 과두의 과도한 하방운동을 억제함으로써 개구량을 제한하는 역할을 하고, 수평 부분은 하악 과두와 관절원판의 후방 운동을 제한하는 역할을 한다.

(4) 접하악인대(Sphenomandibular ligament)

측두하악관절 두 개의 부인대중 하나로 접형골 대익에서 기시하여 하악지 내면의 하악소설 부위에서 정지하는 인대로 하악 운동시 하악골의 일정한 중심을 잡아주고 측방 운동을 제한하는 역할을 한다(그림 2-10).

(5) 경돌하악인대(Stylomandibular ligament)

측두하악관절 두 개의 부 인대 중 하나로 측두골의 경상돌기에서 기시하여 하악각의 내면에 부착한다. 이 인대는 개폐 운동시 폐구 작용의 보조적 역할을 한다(그림 2-10).

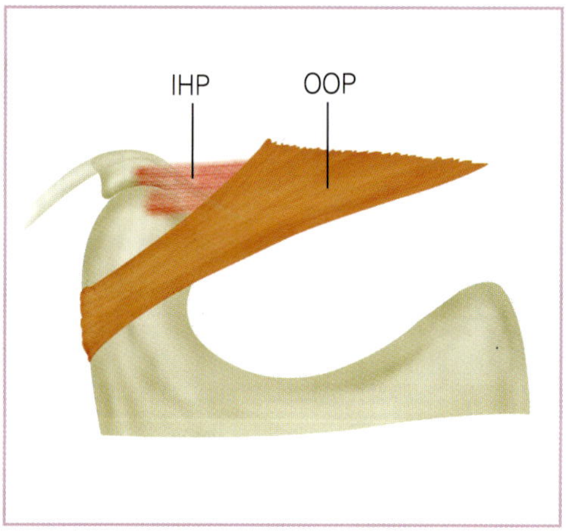

그림 2-9. 측두하악인대(측면)

IHP : 내측. 수평부분
OOP : 외측. 경사부분

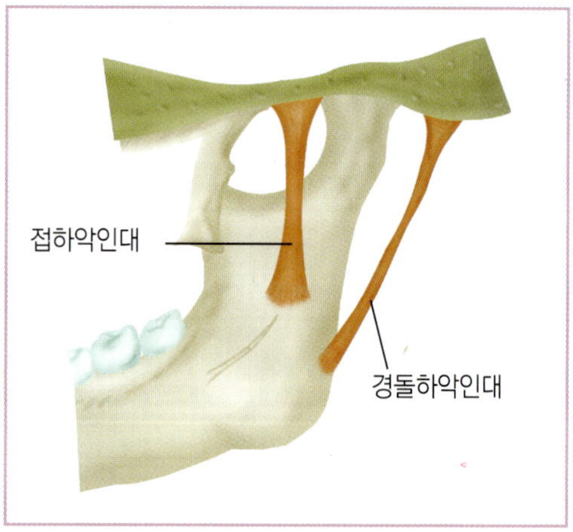

그림 2-10. 접하악인대와 경돌하악인대

4. 저작근(咀嚼筋, Muscles of mastication)

저작근은 악관절에 작용하여 하악이 움직이고 저작계가 기능을 발휘할 수 있도록 하는 근육으로 저작근에는 교근, 측두근, 내측익돌근, 외측익돌근 4쌍의 근육과 보조근이 있다.

1) 교근(咬筋, Masseter muscle)

교근은 하악지의 외면에 있는 사각형 모양의 근육으로 천층과 심층 두 부분으로 구성되어 있다. 교근의 천층은 협골궁의 전방 2/3 부위에서 기시하고 하악지 외면의 하반부에 부착하며 교근의 심층은 협골궁의 후방 1/3 부위에서 기시하고 하악지 외면의 중앙에 정지한다(그림 2-11). 교근의 천층과 심층 모두 폐구 운동에 관여하며 교근의 천층은 하악의 전방 운동에 도움을 주고, 교근의 심층은 하악이 후퇴할 때 보조적 작용을 한다.

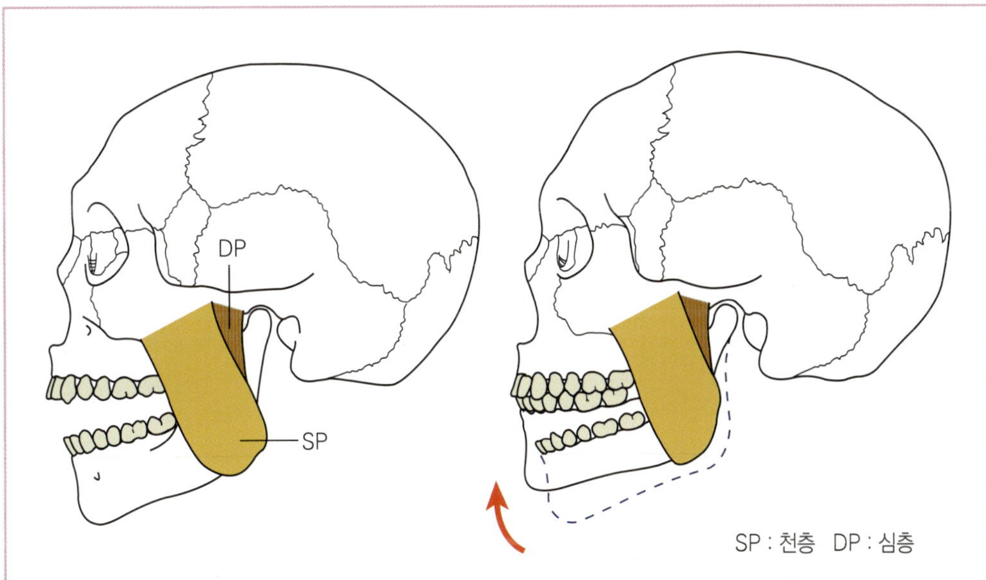

그림 2-11. 교근

2) 측두근(側頭筋, Temporal muscle)

두개 측벽에 있는 부채꼴 모양의 근육으로 섬유의 주행 방향과 최종적인 기능에 따라 전부, 중앙부, 후부 3부분으로 나눈다.

측두근은 측두와에서 기시하고 하악골의 근돌기 전면에 부착된다(그림 2-12). 측두근의 주된 작용은 폐구 운동에 보조적 작용을 하며 측두골의 전부는 전방 운동에, 중앙부는 회전 운동에 관여하고 후부는 후방 운동과 측방 운동에 작용한다.

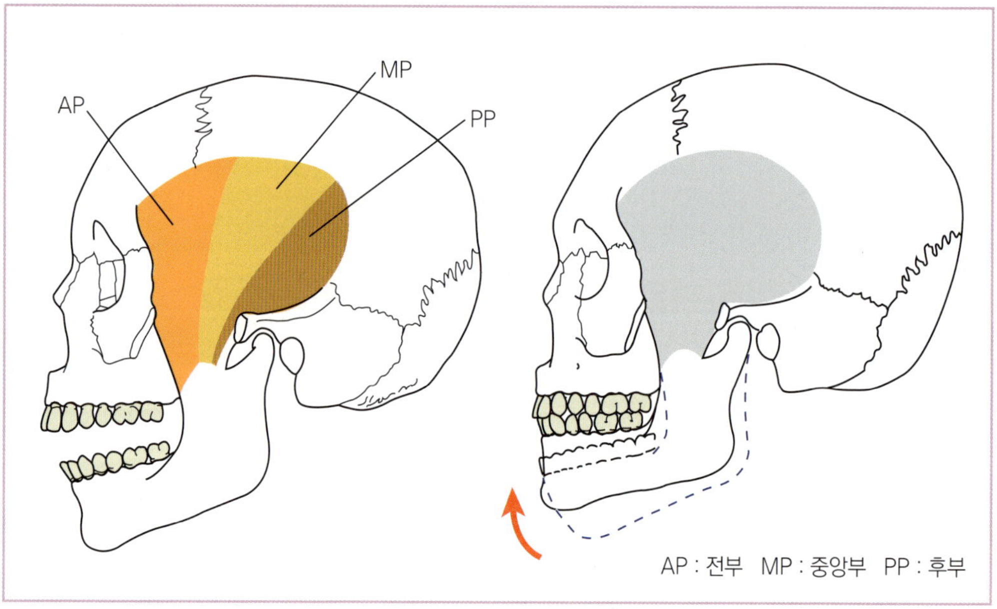

그림 2-12. 측두근

3) 내측익돌근(內側翼突筋, Internal pterygoid muscle)

하악지의 내면에 부정 장방형의 근육으로 외측부와 내측부로 구분된다. 외측부는 구개골의 추체돌기에서 기시하여 상악결절에 정지하고, 내측부는 익돌와에서 기시하여 하악각 내면에서 정지한다(그림 2-13). 내측익돌근의 주된 작용은 폐구 운동이고 특히 내측부는 측방 운동을 할때 관여한다.

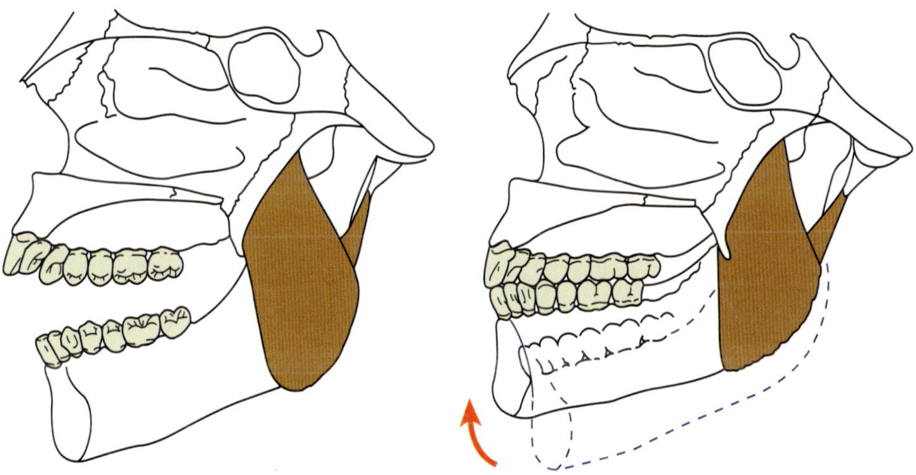

그림 2-13. 내측익돌근

4) 외측익돌근(外側翼突筋, External pterygoid muscle)

하악지의 내면에 있는 삼각형 모양의의 근육으로 상두와 하두로 나눈다.

상두는 접형골 대익의 외면이나 측두하능에서 기시하여 관절낭의 전내면에 정지하고, 하두는 접형골 외측익상돌기의 외측면에서 기시하여 하악경의 전내면에 있는 익돌근와에서 정지한다(그림 2-14).

외측익돌근은 하악의 개구운동 초기와 전방 운동과 측방 운동을 할때 작용한다.

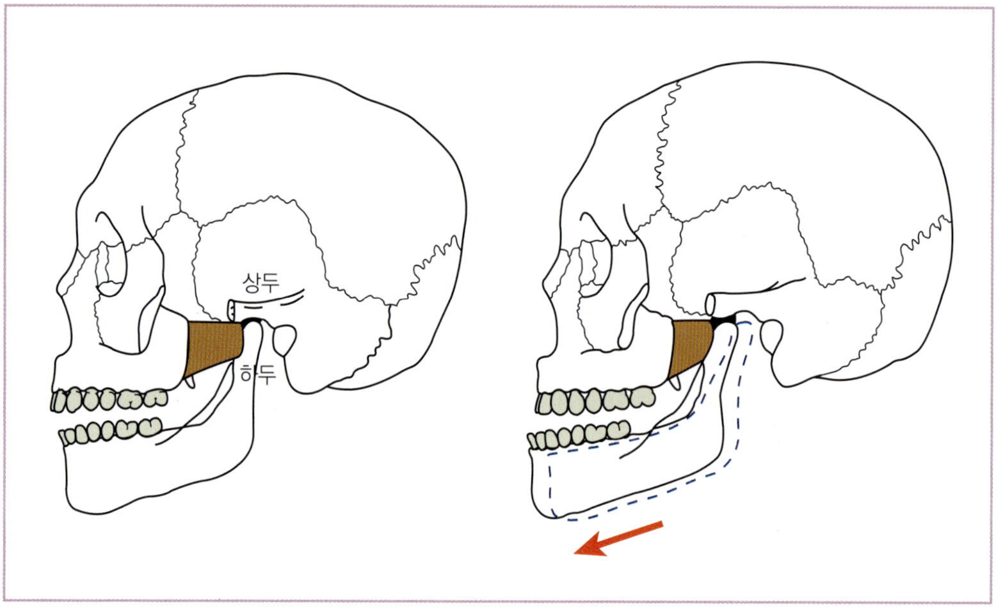

그림 2-14. 외측익돌근

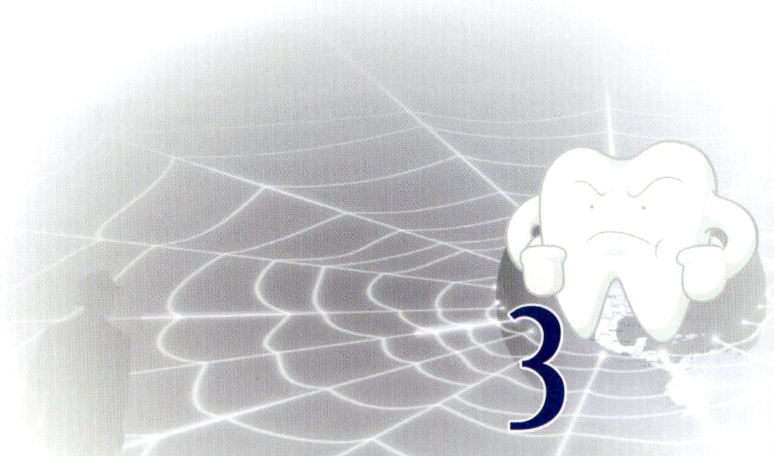

3 치아의 생리적 기능과 형태

모든 치아는 저작과 치아 주위 조직을 보호하기 위해 구강내에서 적절한 형태로 만곡되어 배열되어 있다. 치아의 둥글고 매끄러운 형태는 혀와 볼의 마찰 작용, 타액의 수세 작용(Flushing action), 저작하는 동안 음식물의 마찰 등의 도움을 받아 자정 작용(自淨作用, Self cleansing action)을 증진시켜 이상적인 구강 위생 상태를 유지하게 한다.

치아의 형태가 다음과 같은 여러 측면에서 조화를 이루면 치아의 생리적 기능을 수행할 수 있다.

1. 치경만곡(齒頸灣曲, Cervical curvature)

1) 순(협)면 치경만곡

개개 치아를 인접면에서 관찰하면 치아에 따라 순(협)면과 설면의 치경 1/3 부위나 중앙 1/3 부위에 일정한 만곡을 이룬다. 이러한 만곡을 치경만곡이라 하는데 특히 순(협)면의 치경 1/3 부위의 만곡을 치경융선(Cervical ridge)이라 한다.

적절한 치경만곡은 저작시 음식물이 협·설측으로 밀려날 때 특유의 장력으로 치은의 손상을 막아주며 치은을 자연적으로 Massage하여 치은조직을 보호하는 역활을 한다. 그러므로 적절한 치경 만곡이 형성되어야 하는데 치경만곡의 풍융도가 작은 경우(Under contouring)에는 음식물에 의한 외상성 충돌로 치주조직이 손상되어 치은이 치근쪽으로

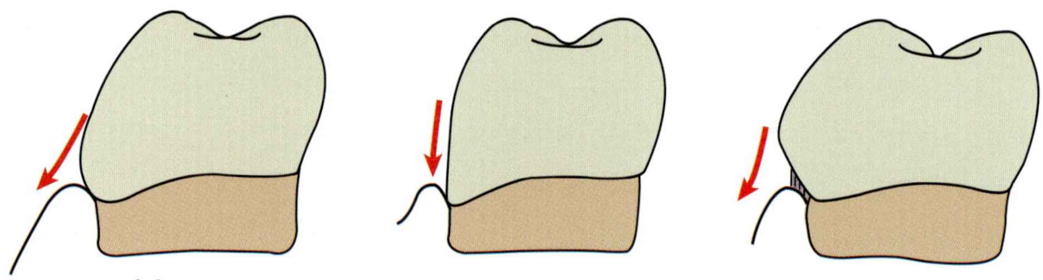

그림 3-1. 치경만곡의 풍융도

퇴축(Recession)하게 된다(그림 3-1[B]). 반대로 풍융도가 큰 경우(Over contouring)에는 치경부에 음식물 잔사가 저류되어 치은에 적절한 자극을 주지 못해 유리치은에 염증과 치경부에 치아우식증을 유발할 수 있다(그림 3-1[C]).

상·하악 전치는 치경만곡이 순·설면 모두 치경 1/3 부위에 위치하고 풍융도는 순·설에 각각 0.5㎜ 정도이다. 그러나 하악 전치부는 풍융도가 낮아 0.5㎜ 이하가 된다.

상·하악 구치에 있어서는 협측에서는 치경 1/3 부위, 설측에서는 중앙 1/3 부위이며 풍융도는 대개 협, 설에 각각 0.5㎜ 정도이다.

2) 근·원심 치경선 만곡

치아가 악궁내에서 정상적인 접촉과 배열을 한 경우 치경선은 백악-법랑 경계의 만곡을 따라 이루어진다. 치아의 근·원심 치경선 만곡은 치아에 따라 어느정도 일정한 형태와 만곡의 정도를 나타내는데 만곡의 정도는 치관 길이와 접촉 부위의 높이, 치관의 순·협설폭에 의해 결정된다.

예를 들면, 전치는 치관의 길이가 길며 순·설폭이 좁고 접촉 부위가 절단측에 위치하므로 만곡이 심하다. 그러나 구치는 치관의 길이가 짧고 협설폭이 넓으며 접촉 부위가 전치보다 치경부에 가깝게 위치하므로 근·원심 치경선 만곡이 전치보다 작게 나타난다.

치경선 만곡은

① 중절치 근심부와 원심부에서 제일 크다(상악 중절치 근심 치경선 만곡은 3.5㎜로 최대).

② 중절치 원심에서부터 제1소구치로 가면서 서서히 감소된다.

③ 제1소구치 원심 이후의 모든 구치는 치경선 만곡이 매우 경미하여 거의 차이가 없다(그림 3-2).
④ 근심의 치경선 만곡이 원심의 치경선 만곡보다 심하다(치경선 만곡상징).
⑤ 치경선 만곡의 근·원심 차이는 보통 1㎜이나 이 차이가 심한 치아는 하악 견치이다(1.5㎜).

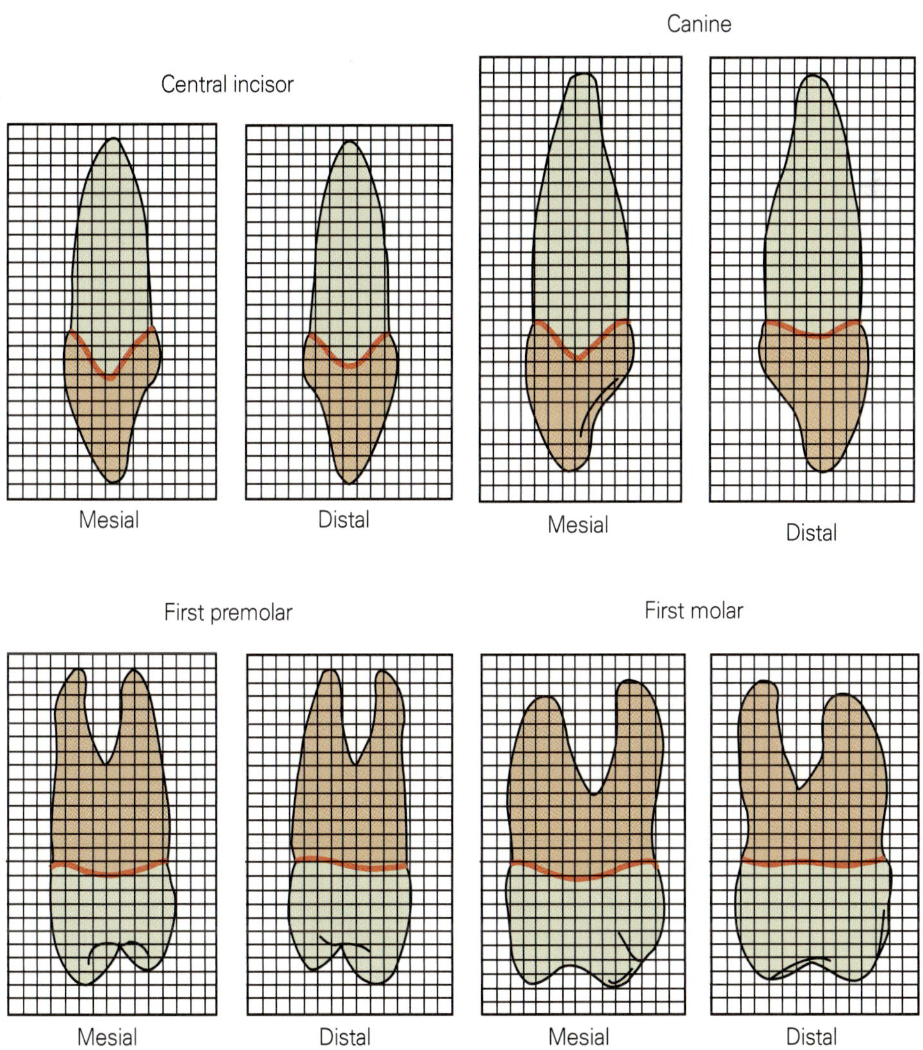

그림 3-2. 상악 치아의 근·원심 치경선 만곡

2. 인접 접촉부위(Proximal contact area)

인접한 치아들이 상호 적절한 근원심 관계를 수립하며 만곡된 인접면의 최대풍융부가 서로 접촉하는 부위를 말한다(그림 3-3). 처음 맹출시는 점 상태로 접촉(Point contact)되나 저작시 치아의 수직과 수평운동에 의해 인접면이 마모되어 점차적으로 면 상태로 접촉(Surface contact)하게 된다. 치아가 마모되면 마모로 인해 치아가 근심으로 이동되므로 인접 치아들의 접촉이 계속 유지되어 치궁이 안정될 수 있다. 그러나 치아가 우식으로 손상되거나 발치로 상실되었을 때는 서로의 인접면이 접촉되기 위해 심한 근심 이동이 일어나 치열의 안정이 무너지게 된다.

치아는 대부분 자신의 근심면과 인접한 치아의 원심면, 자신의 원심면과 인접치의 근심면이 접촉되나 상·하악 중절치는 정중선을 중심으로 좌우에 배열되는 관계로 서로의 근심면이 접촉된다.

상·하 제3대구치(또는 최후방 치아)는 근심 접촉만 존재한다.

접촉 부위의 형태는 대개 전치부는 순설로 좁고 상하로 긴 난원형, 소구치는 원형에 가깝고, 대구치는 협설로 넓고 상·하로 좁은 난원형이다.

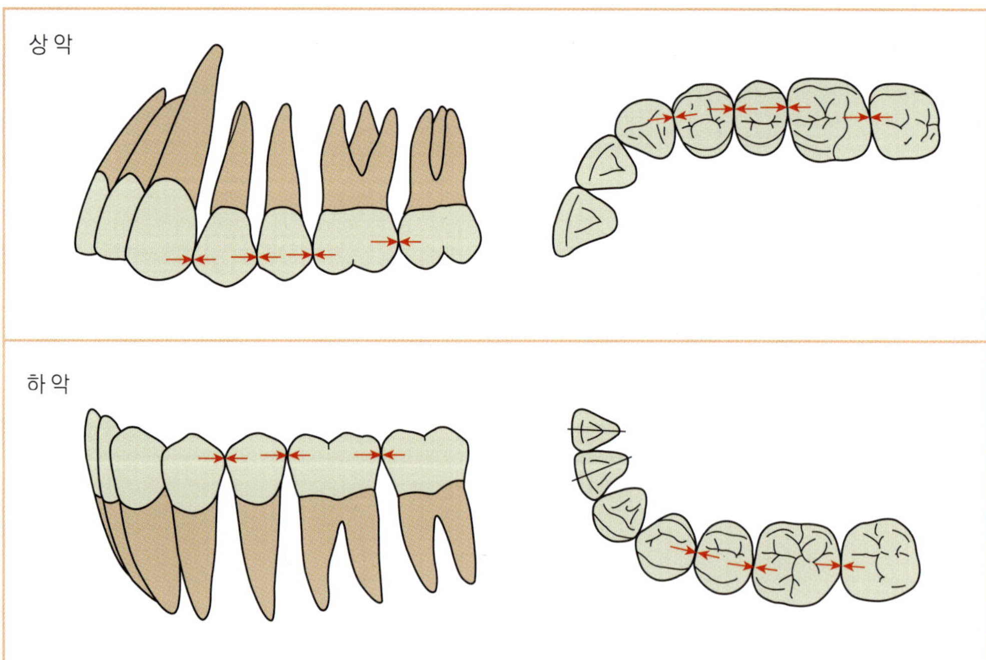

그림 3-3. 인접접촉 부위

1) 기 능

① 음식물의 저류(底流)나 충돌로부터 치간유두를 보호한다.
② 개개 치아의 연합 지지로 치열 또는 악궁이 안정된다.
③ 치아의 이동을 방지한다.
④ 음식물이 치간에 끼는 것을 방지한다.
⑤ 대합치와 적절한 위치를 유지한다.
⑥ embrasure를 형성한다.

이러한 접촉부위의 기능은 근원심으로 2개의 인접 치아와 서로 긴밀한 접촉을 할 때 가능하다.

2) 각 치아의 접촉부위

(1) 상하적 위치

① 상 악

a. 중절치와 중절치 : 절단 1/3 부위
b. 중절치와 측절치 : 절단 1/3 부위와 중앙 1/3 부위의 경계 부위
c. 측절치와 견치 : 측절치의 중앙 1/3 부위
견치의 절단 1/3 부위와 중앙 1/3 부위의 경계부
d. 견치와 제1소구치 : 견치의 중앙 1/3 부위
제1소구치의 교합 1/3 부위와 중앙 1/3 부위의 경계 부위
e. 제1소구치와 제2소구치 : 교합 1/3 부위와 중앙 1/3 부위의 경계 부위
f. 제2소구치와 제1대구치 : 교합 1/3 부위와 중앙 1/3 부위의 경계 부위
g. 제1대구치와 제2대구치 : 제1대구치의 중앙 1/3 부위
제2대구치의 교합 1/3 부위와 중앙 1/3 부위의 경계 부위

② 하 악

a. 중절치와 중절치 : 절단 1/3 부위
b. 중절치와 측절치 : 절단 1/3 부위
c. 측절치와 견치 : 측절치의 절단 1/3 부위와 중앙 1/3 부위의 경계 부위
견치의 절단 1/3 부위
d. 견치와 제1소구치 : 절단(교합) 1/3 부위와 중앙 1/3 부위의 경계 부위
e. 제1소구치와 제2소구치 : 교합 1/3 부위와 중앙 1/3 부위의 경계 부위

f. 제2소구치와 제1대구치 : 교합 1/3 부위와 중앙 1/3 부위의 경계 부위
g. 제1대구치와 제2대구치 : 교합 1/3 부위와 중앙 1/3 부위의 경계 부위

(2) 순·협설적 위치

대개 전치는 순설폭의 중앙이나 순측에서 접촉되는 반면, 구치는 협설폭의 중심에서 약간 협측에 접촉된다.

3) 접촉부위의 크기

전치부는 하악 중절치의 근심이 가장 작다. 구치부는 상·하악 제1소구치의 근심이 가장 작으며 상·하악 제2대구치 근심으로 가면서 점점 커진다.

4) 보철물 제작시 주의점

① 접촉 부위가 긴밀하게 접촉되지 않고 이개되면 교합압의 방향과 치아 배열 사이에 부조화가 생겨 부정교합이나 치주 질환이 발생할 수 있다.
② 순·협면에서 관찰할 때 정상적인 위치보다 교합측이나 치경측에 위치하면 치아에 들어 올리는 운동(Lifting movement)이 발생할 수 있다.
③ 절단(교합면)에서 관찰할 때 정상적인 위치보다 협측이나 설측에 위치하면, 치아가 협측이나 설측으로 돌아가려는 회전 운동(Rotating movement)이 발생할 수 있다.

3. 인접면간극(隣接面間隙, Interproximal space)

인접한 두 치아를 관찰하면, 치아의 접촉 부위가 정점이 되고 치조골이 삼각형의 밑변의 형태가 되는데 이와같이 인접면 사이에서 형성되는 삼각형의 공간을 인접면 간극 또는 인접면 공간이라 한다.

이러한 인접면 간극이 형성되는 이유는 치관의 근·원심 폭이 절단이나 교합면보다는 치경부로 가면서 좁아지고 치근도 치경부에서 치근첨 부위로 가면서 근원심폭이 줄어들기 때문에 인접한 두 치아와 치조골 사이에 삼각형 모양의 공간이 형성된다(그림 3-4).

인접면 간극의 형태는 접촉하는 두 치아의 인접면 형태 및 접촉 부위의 위치에 따라 달라지는데 구강 내에서 보면 유리치은의 일부인 치간유두(齒間乳頭, Interdental papilla)가 인접면 간극을 채우고 있어 눈에 잘 띄지 않는다.

치간유두는 저작시 음식물의 마찰과 타액 또는 물의 섭취 등의 도움을 받아 음식물이 치아 사이에 끼는 것을 방지하는 역할을 한다.

인접한 치아가 서로 접촉하고 있는 경우에는 치간유두가 잘 발달하나 치아가 접촉하지 않을 경우에는 높이가 낮아진다. 치아 사이의 간격이 크게 벌어진 상태로 오랜시간이 경과되면 치간유두는 거의 존재하지 않게 된다.

치간유두가 소실되면 치아 사이에 음식물이 잘 끼게되고 치은낭이나 치주낭을 형성하며 치경부에 치아우식증이 생기는 원인이 된다.

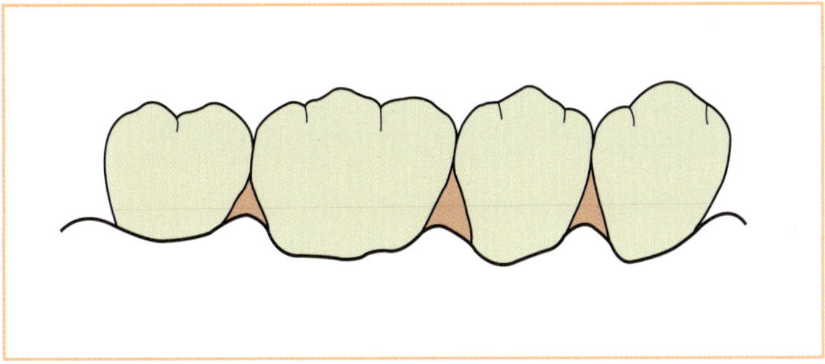

그림 3-4. 인접면 간극

4. Embrasure

모든 치아의 구조는 기본적으로 만곡되어 있으므로 2개의 치아가 접촉하면 접촉 지역에 인접한 만곡들이 저작시 음식물의 탈출 공간을 형성해주는데 이를 Embrasure라 한다. 이것은 배출로(Spillway)의 역할을 하므로 Interdental spillway라고도 한다.

접촉하는 치아의 만곡된 인접면은 보는 방향에 따라 순(협)측, 설측, 절단(교합)측, 치은측 Embrasure로 나뉘어진다.

1) Embrasure의 기능

① 저작시 음식물이 빠져나오는 배출로의 역할을 한다.
② 저작하는 동안 치아에 가해지는 교합압을 줄여준다.
③ 저작시에 접촉 부위에 음식물이 끼는 것을 막아준다.
④ 자정작용(Self cleansing action)을 증진시킨다.
⑤ 마찰에 의한 외상으로부터 치간유두를 보호한다.

2) Embrasure의 종류

(1) 순(협)측 Embrasure(Labial, Buccal embrasure)

치아를 절단(교합면)에서 보았을 때, 접촉 부위를 중심으로 순(협)측에 존재하는 삼각형 형태의 공간을 말한다(그림 3-5).

치아의 접촉 부위를 절단(교합)측에서 관찰하면, 전치는 대개 순설측의 중앙에서 접촉하는 반면 구치는 협설측의 중앙에서 약간 협측으로 접촉한다.

거의 모든 치아는 순(협)측에서 설측으로 하면서 치관의 근·원심폭이 좁아진다. 그러므로 순측이나 협측 Embrasure 보다는 설측 Embrasure가 더 넓다.

(2) 설측 Embrasure(Lingual embrasure)

치아를 절단(교합면)에서 보았을 때, 접촉 부위를 중심으로 설측에 나타나는 삼각형 형태의 공간을 말한다.

치관의 근원심폭이 순(협)측에서 설측으로 좁아지므로, 협측 Embrasure보다 설측 Embrasure가 크다.

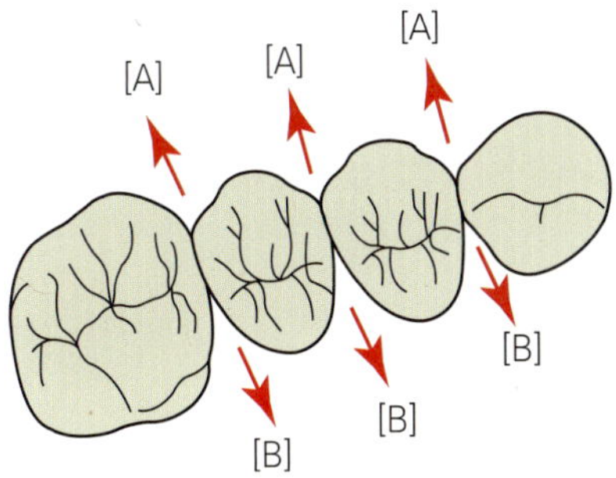

그림 3-5. 협·설 embrasure
[A] Buccal embrasure [B] Lingual embrasure

(3) 절단(교합) Embrasure(Incisal, Occlusal embrasure)

치아를 순(협)면에서 보았을 때, 접촉부를 중심으로 절단 또는 교합측에 나타나는 삼각형의 공간을 말한다(그림 3-6). 이것은 양 인접치의 근·원심 우각이나 변연융선에 의해서 형성된다.

측절치와 견치에 의해 생기는 Incisal embrasure는 중절치와 측절치 사이에서 생기는 Incisal embrasure 보다 넓고 깊다. 견치와 제1소구치에서 형성되는 Embrasure는 다른 구치 사이의 Embrasure보다 더 깊고 넓다.

(4) 치은측 Embrasure(Gingival embrasure)

치아를 순(협)면에서 보았을 때, 접촉 부위에서 치은쪽으로 인접면에 의해 형성된 삼각형 형태의 공간을 말한다(그림 3-6). 일반적으로 설측에 존재하는 Gingival embrasure가 순(협)측에 존재하는 Gingival embrasure보다 넓다.

모든 치아에 있어서 Gingival embrasure가 Incisal(occlusal) embrasure 보다 크다.

3) Embrasure의 크기와 형태 결정요소

① Contact area의 위치나 크기
② Marginal ridge의 위치, 높이, 형태
③ Axial contour(Angle)
④ 교합면의 형태

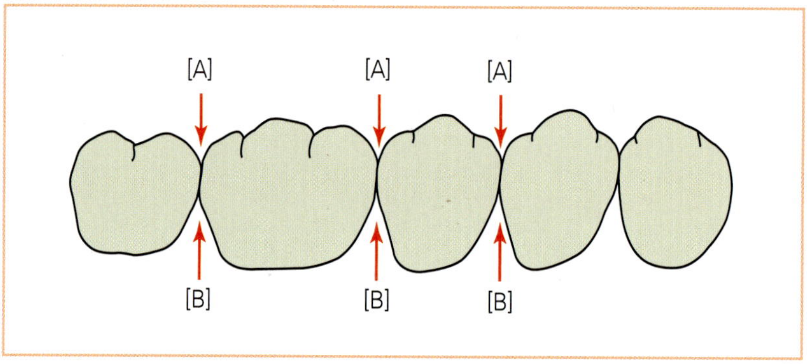

그림 3-6. 교합, 치은 embrasure

[A] Occlusal embrasure, [B] Gingival embrasure

4 치아의 배열과 교합

1. 치아의 위치를 결정하는 요인

1) 중립대(中立帶, Neutral zone)

자연치가 모두 상실되면 잠재적인(Potential) Denture space가 존재하고, 이 Space 내에 외측으로 작용하는 혀(Tongue)의 힘과 내측으로 작용하는 볼(Cheeks)과 입술(Lips)의 힘이 균형을 이루는 공간이 생긴다.

이 공간을 중립대 또는 중립 공간(Neutral position)이라 한다(그림 4-1, 2).

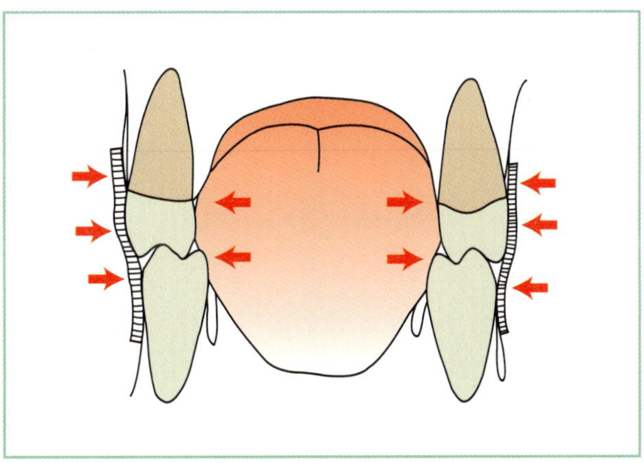

그림 4-1. 중립대(전두면)

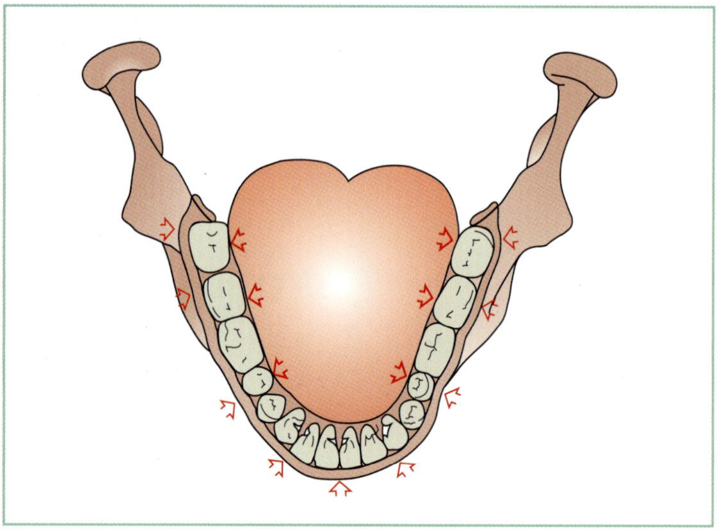

그림 4-2. 중립대(수평면)

혀나 볼 그리고 입술의 힘은 저작, 발음, 연하와 같은 다양한 기능을 하는 도중 근육의 수축을 통해 발생된다. 이러한 힘은 맹출된 치아의 위치, 치궁의 형태, 교합 등에 결정적인 영향을 미친다. 그러므로 치아는 치궁의 형태를 따라 위치되어야 근육의 힘과 부합된다.

2) 교합면 접촉

중심교합(Centric Occlusion) 상태에서 상·하악 치아의 교합면이 서로 접촉되어야 하는데 이러한 교합면 접촉은 치아배열을 안정시키는데 매우 중요한 요인으로 작용한다.

치아가 상실되면 원심에 있는 치아가 근심 이동할 뿐만 아니라 대합치아는 정출(Elongation) 되므로 치궁의 안정에 나쁜 영향을 미친다(그림 4-3).

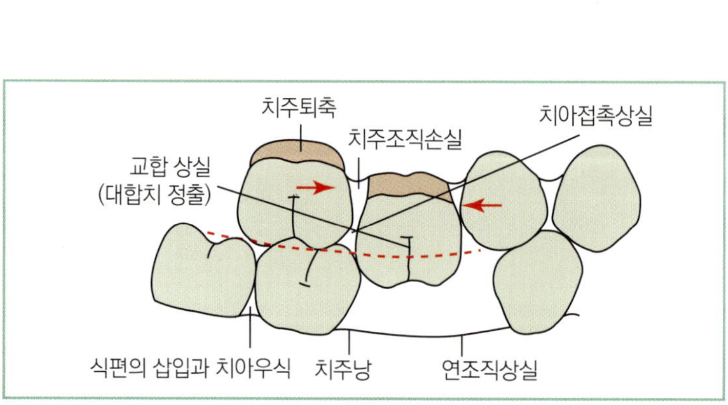

그림 4-3. 치아 상실의 영향

3) 치아의 축위치

하악이 운동을 할 때, 좌·우 악관절은 똑같이 움직이지 않는다. 그러므로 하악이 기능 운동을 할때 치아가 최대로 접촉되도록 교합 평면은 만곡되어 있으며 이 만곡은 치열궁내에서 치아들이 다양한 경사를 갖도록 한다.

시상면에서 관찰해 보면 치아의 근·원심 관계를 알 수 있다. 상·하 치열궁은 근심 경사되어 있는데(그림 4-4) 상악 치열궁은 근심에서 후방으로 갈수록 경사도가 약하다(그림 4-5). 이때 상·하악 구치의 교두정을 연결하면 상악은 볼록하고 하악은 오목하다.

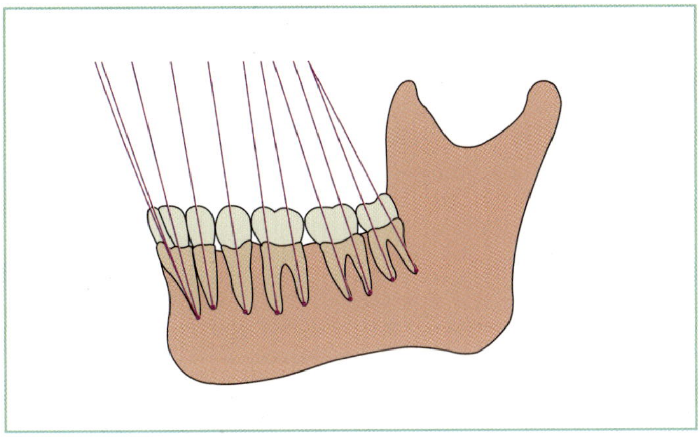

그림 4-4. 하악(시상면)

하악치아는 모두 근심측으로 경사져 있다.

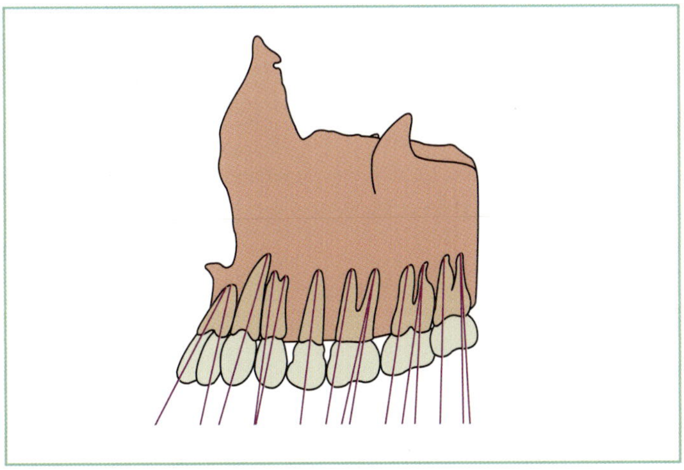

그림 4-5. 상악(시상면)

상악치아는 구치에서 전치로 갈수록 근심측으로의 경사가 심하다.

전두면에서 관찰해 보면, 협·설측 축 관계를 알 수 있는데 상악 구치들은 약간 협측 경사를 이루고(그림 4-6) 하악 구치들은 약간 설측 경사를 보인다(그림 4-7). 이때 하악 구치의 협설 교두정을 연결하면 만곡된 교합 평면이 나타난다.

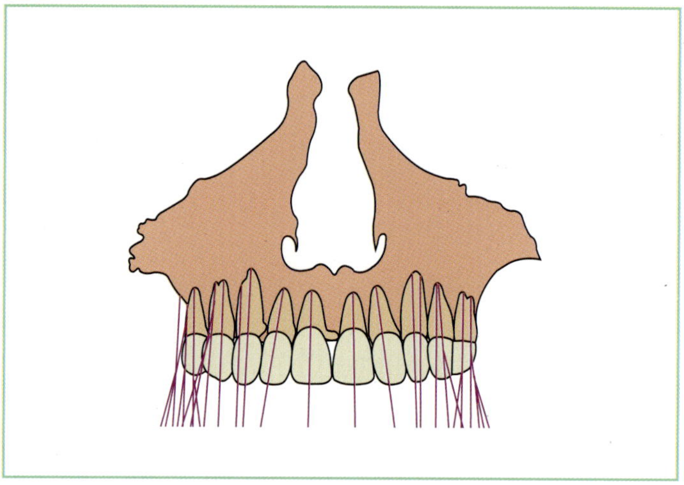

그림 4-6. 상악(전두면)

상악의 모든 구치들은 약간 협측으로 경사져 있다.

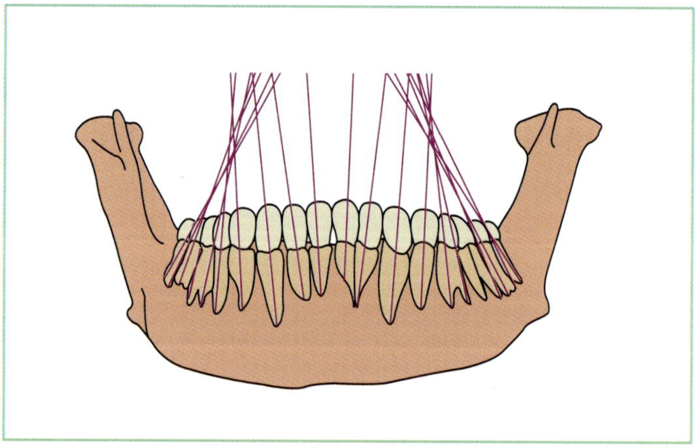

그림 4-7. 하악(전두면)

하악의 모든 구치들은 약간 설측으로 경사져 있다.

2. 치열궁(齒列弓, Dental arch, 악궁(顎弓)의 형태

교합면에서 보았을 때 절치의 절단, 견치의 첨두, 구치의 협측 교두정 또는 중심구나 설측교두정을 연결하여 생긴 곡선을 치열궁 또는 악궁이라 한다(그림 4-8).

치열궁의 형태는 상악이 하악보다 약간 큰데 상악은 반원형 또는 반타원형, 하악은 포물선 형태이다(그림 4-9).

치열궁의 기본적인 형태는 장방형(Square form), 난원형(Ovoid form), 첨형(Tapered form) 등으로 나누는데, 이 형태는 성별, 인종, 연령에 따라 차이가 있다.

치열궁의 형태와 상악 중절치 순면의 형태, 얼굴의 외형은 대개 유사하다(그림 4-10).

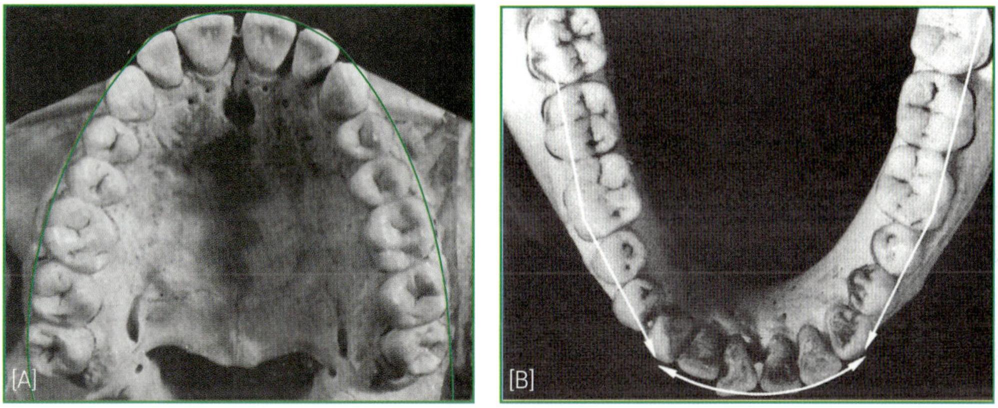

그림 4-8. 상악 치열궁[A]과 하악 치열궁[B]

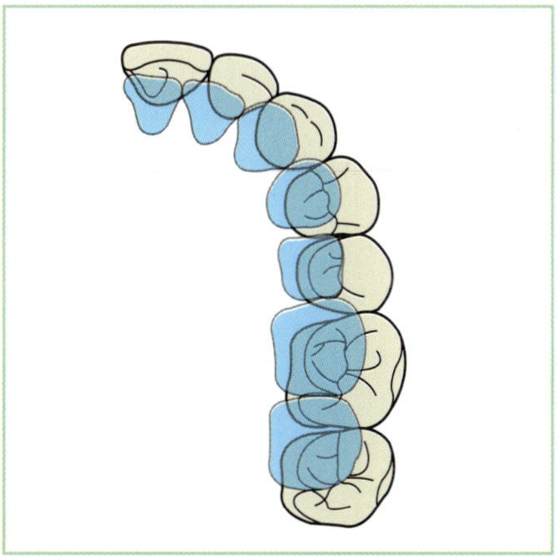

그림 4-9. 상·하악궁의 치아 교합 상태

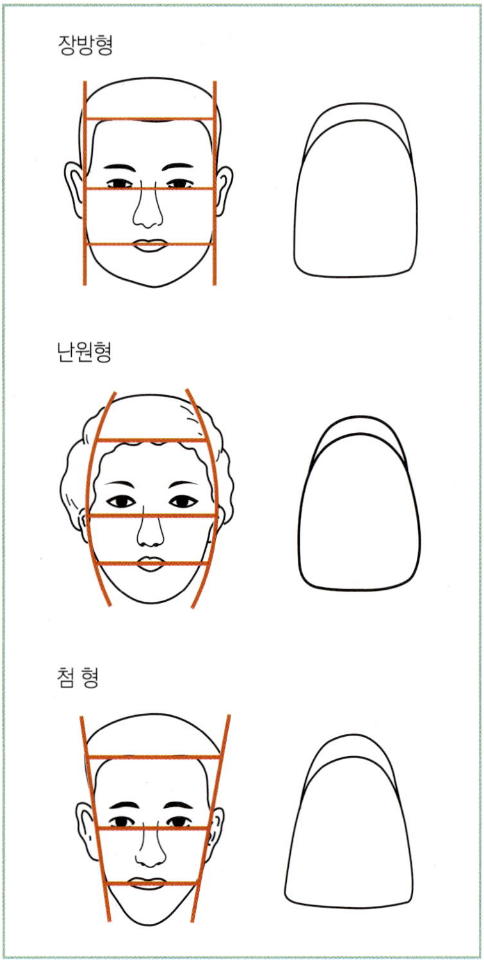

그림 4-10. 얼굴 외형과 상악 중절치 순면의 형태

3. 피개(被蓋, Overlap)

상악궁이 하악궁보다 크고, 상악 절치가 하악 절치보다 순측 경사가 크기 때문에 상·하악 치아 사이에는 덮거나 겹치는 형태가 되는데 이런 형태를 피개라고 한다.

협측의 수평 피개는 협점막의 교상을 방지하고, 설측의 수평 피개는 혀와 설하 점막의 조직을 보호한다.

피개 정도는 나이가 증가함에 따라 치아의 교모로 인해 감소하는 경향이 있다.

여기에는 수평 피개 교합과 수직 피개 교합이 있다(그림 4-11).

1) 수평 피개 교합 (水平被蓋咬合, Horizontal overlap, Overjet)

입을 닫았을 때 상악 치아의 절단이나 협측 교두정이 하악 치아의 절단이나 협측 교두정보다 순(협)면에 위치하는 상태로 수평 방향에서 보면 돌출되어 있는 상태를 말한다.

수평 피개는 전치에는 순측에만 있으나, 구치에는 협측과 설측 모두에 나타난다.

중심 교합 상태에서 구치를 협면에서 보면 상악 구치의 협측 교두가 하악 구치의 협측 교두보다 협측에 위치하고, 설면에서 보면 하악 구치의 설측 교두가 상악 구치의 설측 교두보다 설측에 위치하므로 협측 수평 피개와 설측 수평 피개가 존재한다. 수평 피개의 양은 전치에서 구치로 갈수록 작아진다(그림 4-12).

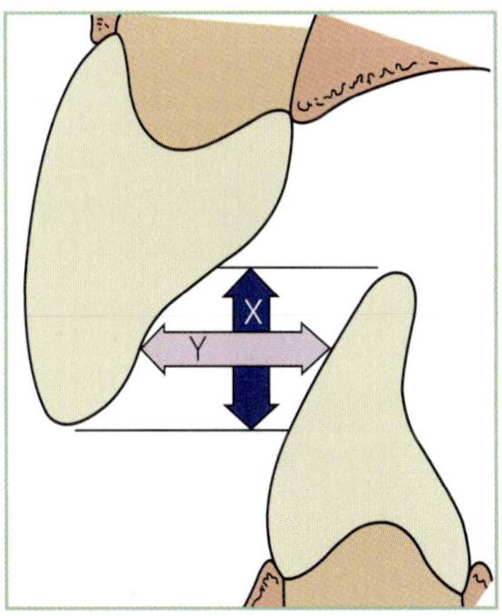

그림 4-11. 피개

X: 수직 피개, Y: 수평 피개

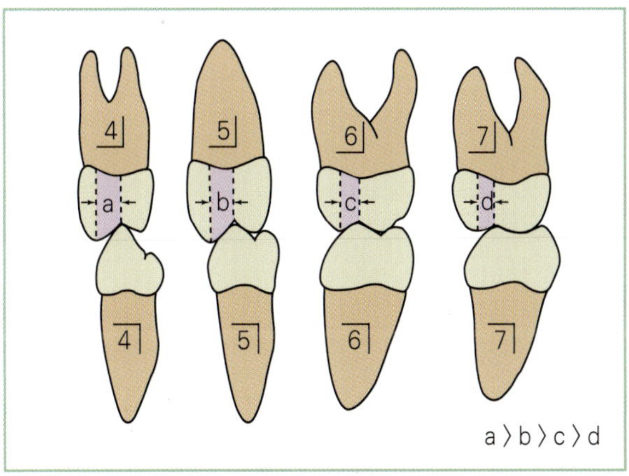

그림 4-12. 수평 피개

수평 피개의 양은 전치에서 구치로 가면서 작아진다.

2) 수직 피개 교합 (垂直被蓋咬合, Vertical overlap, Overbite)

상악이 하악을 피개할 때 상악 치아의 절단이나 협측 교두정이 하악 치아의 절단이나 협측 교두정보다 하부에 위치하는 수직적인 관계를 말한다.

전치에서의 수직 피개는 절단에만 존재하나 구치에서는 협측과 설측교두 양측에 모두 나타난다. 수직 피개의 양은 근심에서 원심으로 갈수록 작아진다(그림 4-13).

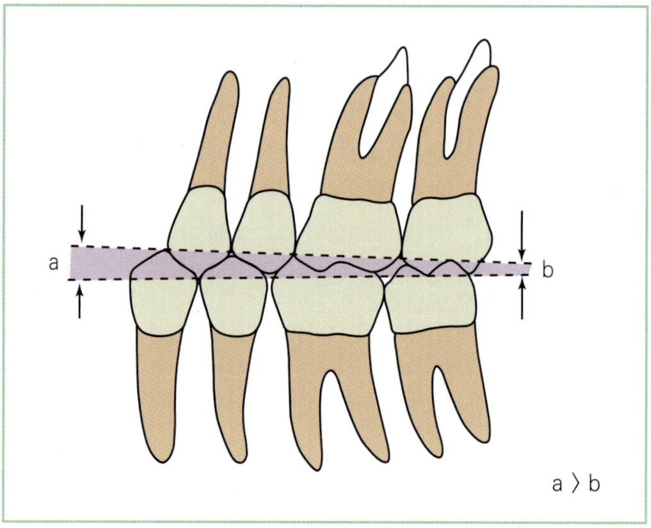

그림 4-13. 수직 피개
수직 피개의 양은 근심에서 원심으로 가면서 작아진다.

4. 교합만곡과 조절만곡

1) 교합만곡(咬合灣曲, Occlusal curvature)

교합만곡 또는 교합평면(Occlusal plane)이란 교합면이 연속하여 만드는 만곡으로 절치의 절단(Incisal edge)과 구치의 교두정이 접촉하는 가상면(Imaging surface)을 말한다(그림 4-14).

교합평면은 교합면의 평균적 만곡을 나타내는데 전치의 만곡은 상악에서 심미적인 미소선(Smile line)의 확립, 하악 절단과 절치유도와의 관계, 발음(Phonetics)에 대한 요구조건 등에 의해 결정된다.

구치부 교합 만곡 중 전후방 만곡을 Spee 만곡(Curve of Spee), 내측방 만곡(Mediolateral curve)을 Wilson 만곡(Curve of Wilson)이라고 한다.

Curve of Spee, Curve of Wilson과 Curve of incisal edge의 복합체를 모두 교합만곡(Curve of occlusion)이라고 한다.

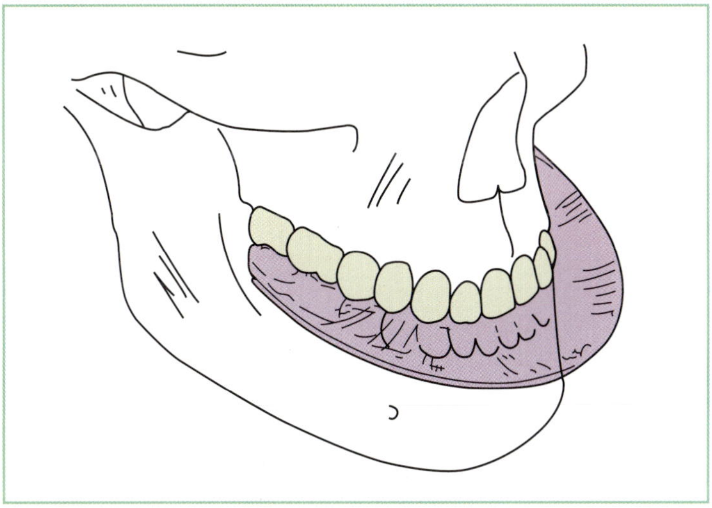

그림 4-14. 교합 평면(occlusal plane)

(1) 전·후방 만곡(Spee 만곡)

교합면의 전·후방 만곡을 Spee 만곡이라 한다.

시상면(Sagittal plane)에서 보았을 때, 하악 견치의 첨두에서부터 소구치와 대구치의 협측 교두정을 연결하면 만곡을 이룬다는 것으로 Greveon Spee가 이러한 치궁내의 만곡에 대해 기술하였다(그림 4-15).

이 만곡은 반경이 4inch인 원의 일부 즉, 원의 호가 되며 이 원의 중심은 안와(眼窩, Orbit)의 중심 또는 미간(眉間, Glabella)에 있다.

교합평면의 전후방 만곡은 절치유도와 과두유도의 협동 작용으로 전방 운동시 구치의 이개가 가능하도록 고안되어 있는데 전방 운동시 구치의 이개는 전단(Shear) 작용을 하는데 전치의 절단이 서로 미끄러질 때 더욱 효과적인 기능을 할 수 있다.

Spee 만곡은 임상에서 치아의 결손, 정출 및 경사 등에 의해 생긴 치열 부정의 보철이나 구강 재건술로 인한 전체 치열을 재구성할 때 교합만곡의 결정 기준으로 많이 응용된다.

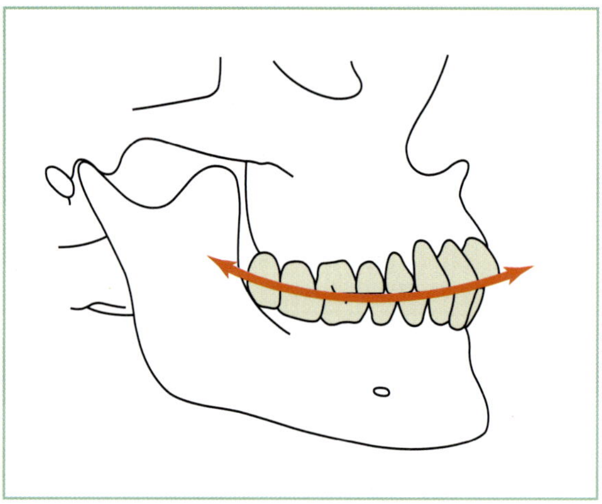

그림 4-15. Spee 만곡

(2) 측방 만곡(Wilson 만곡)

Wilson 만곡은 자연 치열에서의 내측방 만곡인데 전두면(Frontal plane)에서 보았을 때 좌·우 동명 구치의 협·설 교두를 연결하여 생기는 만곡으로 측방 만곡(Lateral curve)이라고도 한다(그림 4-16).

치아를 형태학적으로 관찰하면 하악 대구치는 협측 교두가 설측 교두보다 낮으나 치조골에 식립된 상태에서는 설측경사(내방경사)를 이뤄 협측교두가 설측교두보다 높은 위치가 된다. 또한 상악 대구치는 형태학적으로 보면 협측 교두보다 설측 교두가 낮으나 치조골에 식립된 상태에서는 협측경사(외방경사)를 이루므로 교두의 높이가 반대가 되어 Wilson`s Curve가 형성된다. 다시 말해서 이것은 비기능교두가 기능교두보다 짧아서 생긴 좌우 만곡을 말한다.

Wilson 만곡은 저작과 상관이 있는데 하악 구치는 협측 교두보다 설측 교두가 더 낮게 배열되어 혀에 있는 음식물이 쉽게 교합면에 머물도록 하고, 상악 구치는 설측 교두보다 협측 교두가 낮게 배열되어 볼 쪽에 있는 음식물이 교합면으로 쉽게 가도록 하여 저작이 신속하고 원활하게 이루어지도록 한다. 또한 하악의 협측 교두, 상악의 설측 교두가 높은 것은 저작이 덜 된 음식물이 볼이나 혀로 넘어가는 것을 막아주는 역할을 한다(그림 4-17).

Wilson 만곡이 너무 평편하게 만들어지면 교합면으로 음식물을 올리는 기능이 약해 저작이 효율적으로 이루어지지 않는다.

소구치의 경우를 살펴보면 하악 소구치들은 협측 교두보다 설측 교두가 낮으므로 다른 대구치들과 마찬가지로 대개 하방으로 볼록한 만곡을 이룬다. 이에 비해 상악 소구치를

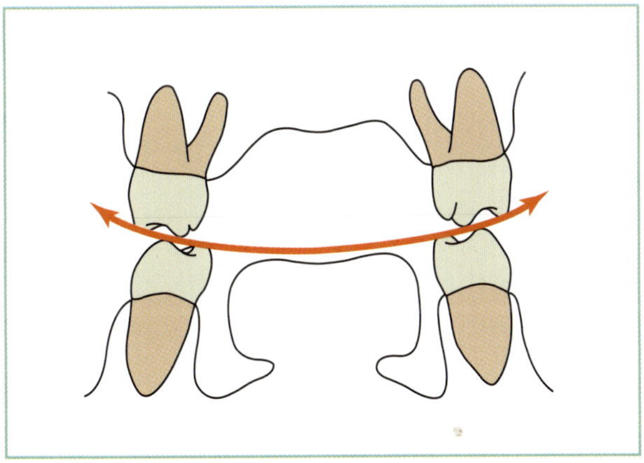

그림 4-16. Wilson 만곡

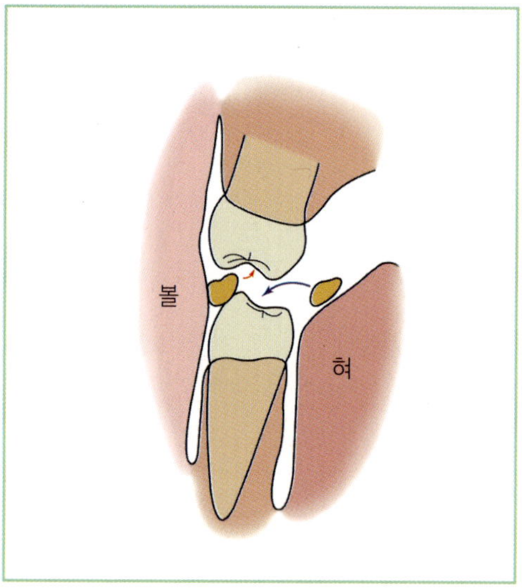

그림 4-17. Wilson 만곡과 저작

하악의 설측, 상악의 협측이 낮게 배열되어 있는 것은 혀나 볼에 있는 음식물이 교합면에 모이도록 하여 저작이 잘 이루어지도록 하며, 하악의 협측, 상악의 설측 교두가 높게 배열된 것은 혀나 볼로 음식물이 넘어가는 것을 방지해 주는 역할을 한다.

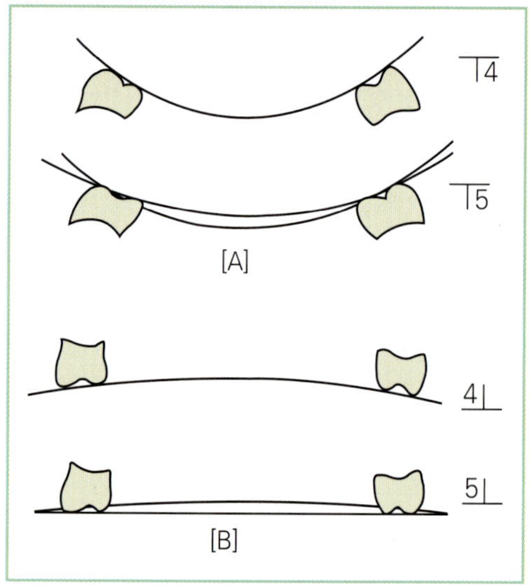

그림 4-18. 소구치의 Wilson 만곡

[A] 하악 소구치(하방으로 볼록한 만곡)

[B] 상악 소구치(4| : 상방으로 볼록한만곡,
5| : 수평이거나 상방으로 볼록한 만곡)

살펴보면 상악 제1소구치는 협측 교두보다 설측 교두가 낮으므로 상방으로 볼록한 만곡, 즉 anti Monson 만곡(Reverse 만곡)이 되고, 상악 제2소구치는 대개 협, 설 교두의 높이 차이가 거의 없으므로 수평적이거나 약간 상방으로 볼록한 만곡이 생긴다(그림 4-18).

(3) Bonwill 삼각

1850년대 후반 Bonwill이 발표한 이론으로 좌·우 과두(Condyle)의 중심과 하악 양 중절치 절단의 정중부를 연결한 선은 한변이 4inch(약 10㎝)인 정삼각형이 된다는 이론이다. Bonwill은 이 삼각형이 이루는 평면에 총의치의 도치를 배열하는 것을 제안하여 자신이 고안한 교합기에 무치악 모형을 올려놓고 도치를 배열하였다. 그러나 compensating curve의 개념도 없이 평편한 평면에 배열한다는 것은 현대의 개념으로는 이치에 맞지 않는다.

Bonwill 삼각은 교합기 제작의 기초 이론이 되어 대부분 교합기에서는 양 과두간의 거리를 10㎝ 정도로 제작하고 있다(그림 4-19).

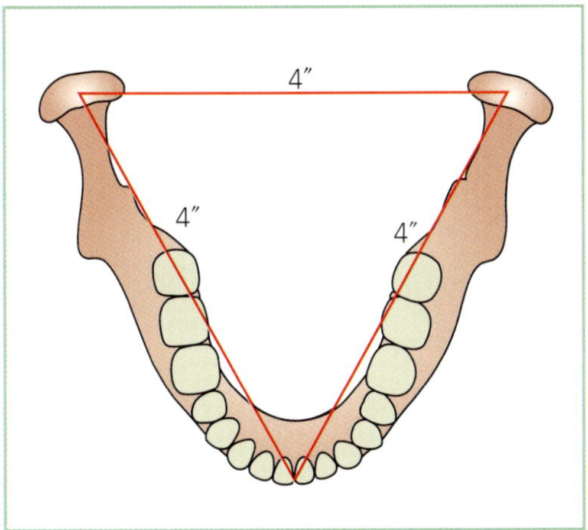

그림 4-19. Bonwill 삼각

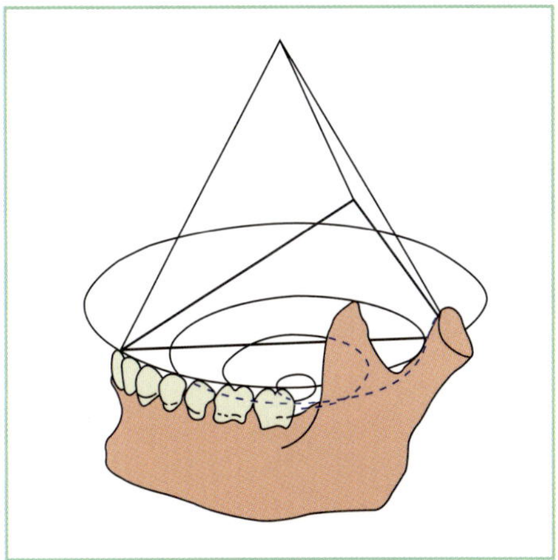

그림 4-20. Monson의 구면설

(4) Monson의 구면설(Monson's spherical theory)

Bonwill의 삼각형을 응용하여 구치의 교합면과 과두의 중심으로부터 같은 거리에 반경 4inch인 구의 중심이 있다는 이론으로 Monson이 주장하였다(그림 4-20).

모든 치아의 절단이나 교두가 반경이 4inch인 구면의 일부분에 접촉되고 이 원의 중심은 Spee 만곡의 중심과 같다는 이론이다.

이 개념은 대체적으로는 옳지만 너무 단순화되어 있고 실제 유치악에서 전방 교합이나 측방 교합을 고려하면 구면 상을 활주 운동하는데는 무리가 있어 하악 운동의 유도로 인정하기는 곤란하지만 4inch 구면이 형태적으로는 유치악의 교합만곡과 유사하다.

(5) Christensen 현상(Christensen phenomenon)

자연치열이나 총의치의 교합제에서 보면 중심교합시에는 모든 치아가 접촉되나 측방 운동이나 전방 운동시에는 접촉되지 않는 삼각형 모양의 공간이 생기게 되는데 이러한 현상을 Christensen 현상이라 한다. 이것은 덴마크의 보철 학자인 크리스텐이 1905년 발표했다.

Christensen 현상에는 하악이 전방 운동시 구치부가 이개되는 시상 Christensen 현상(Sagittal Christensen phenomenon)과(그림 4-21) 측방 운동시 균형측이 이개되는 측방 Christensen 현상(Lateral Christensen phenomenon)이 있다(그림 4-22).

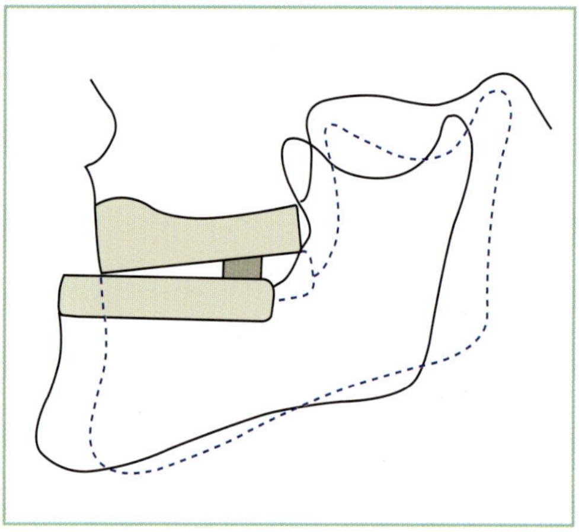

그림 4-21. 시상 christensen 현상

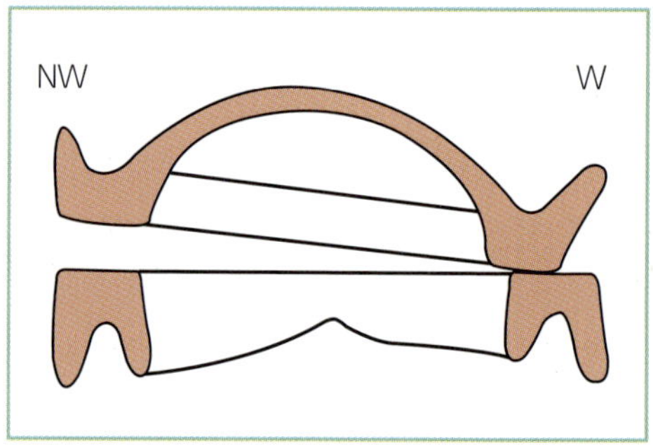

그림 4-22. 측방 christensen 현상

이것은 과두가 관절결절을 따라 전방으로 움직이면서 하방으로 이동하기 때문에 일어나는 현상이다. 관절결절의 각도에 따라 이개량의 크기가 결정되므로 자연 치열에서는 Check bite를 이용하여 과로 경사각을 측정하게 되는데 환자의 교합면에 Wax를 물리고 전방 운동을 시켜보면 전방은 이개량이 적고, 후방으로 갈수록 이개량이 커지므로 전방에서 후방으로 Wax의 두께가 두꺼워짐을 알 수 있다. 그러므로 이와 같이 전방 Check bite를 하여 시상 전방 과로 경사각(矢狀前方顆路傾斜角)을 측정하고, 환자에게 측방 운동시켜 측방 Check bite를 채득하여 측방 과로 경사각(側方顆路傾斜角)을 측정하게 된다.

그러나 총의치에서는 이러한 현상이 나타나면 의치가 탈락될 수 있기 때문에 치아를 배열할 때 전후나 측방으로 만곡을 만들어 비중심 운동시 모든 치아가 접촉되도록 해야한다.

2) 조절만곡(調節灣曲, Compensating curve)

총의치를 제작할 때 유지나 안정에 불리한 Christensen 현상이 일어나지 않고 양측성 균형교합이 이뤄지도록 치아를 배열할 때 임의로 조절하여 생긴 보상성 만곡이다. 다시 말하면 하악이 전방 운동이나 측방 운동을 할 때 상·하악 치아가 전부 접촉되도록 하는 것으로 총의치에서는 전방 운동시 시상 Christensen 현상을 방지하기 위해 Spee 만곡을 모방하며 상악 대구치를 배열할 때 원심으로 가면서 교두가 상승되도록 배열한다. 그러면 상악 제1대구치의 근심협측 교두에서부터 최후방 대구치의 원심협측 교두까지 만곡이 만

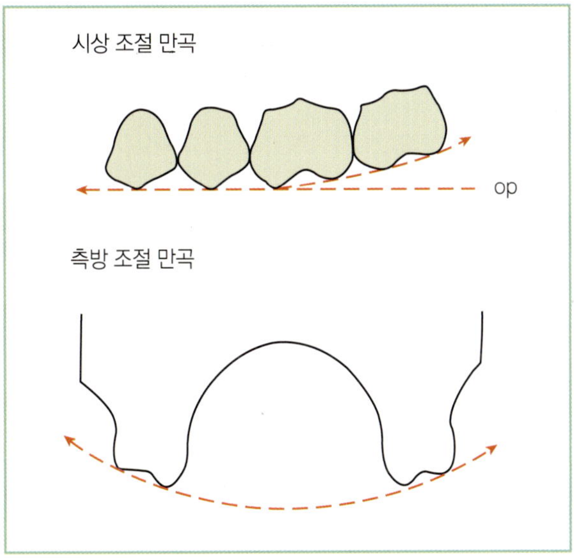

그림 4-23. 조절 만곡

들어 지는데 이것을 시상 조절만곡(矢狀調節灣曲)이라 한다. 또한 상악 대구치를 배열할 때 협측 교두가 설측 교두보다 교합평면에서 상방에 위치하도록 배열하면 Wilson 만곡과 유사하게 만곡이 만들어지는데 이것을 측방 조절만곡(測方調節灣曲)이라 한다(그림 4-23).

이러한 조절만곡은 그 환자의 시상과로각의 정도, 악골의 흡수 상태, 의치의 유지정도에 따라 적절히 조절할 수 있다. 예를 들어 치아 배열시 교두 경사각이 급한 인공치를 사용하면 조절만곡이 커져서 총의치 유지가 좋지 않고, 반대로 교두 경사각이 완만한 인공치를 사용하면 조절만곡이 작아져서 총의치의 유지에 좋다.

5. 교합면의 기능적 형태

1) 교합면 형태와 저작 효율

(1) 구치 교합면의 형태

① 교합판(咬合板, Occlusal table)

구치의 교합면에서 협측교두, 설측교두, 근·원심 교두융선, 근·원심 변연융선 등으로 둘러쌓인 부분을 교합판이라고 한다. 교합판은 대합치의 교합압을 받아들이는 협·설측교두의 내측사면을 말하는데(그림 4-24) 보통 상·하악 치아를 중심교합 상태로 닫으면 각 기능교두는 대합치의 교합판에 교합되게 된다. 교합판은 치아 협설폭의 약 50~60%를 차지한다(그림 4-25).

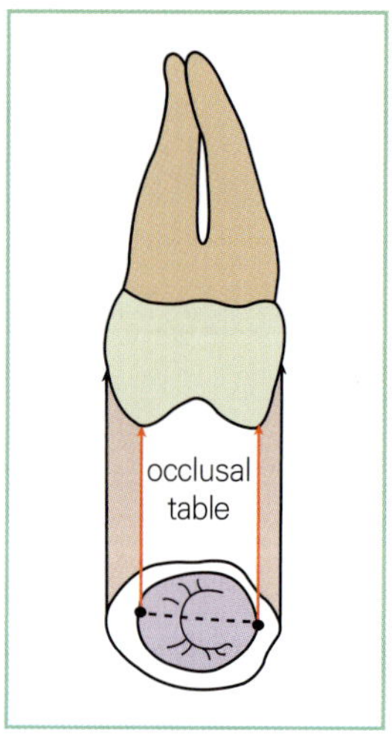

그림 4-24. 교합판(occlusal table)

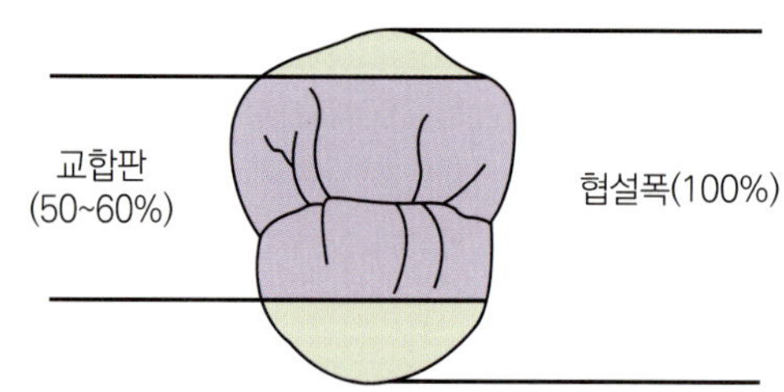

그림 4-25. 구치의 교합면

② 사면(斜面, Inclines, Aspect)

구치 교합면에서 협(설)면과 협(설)측 삼각융선 그리고 협(설)측 융선, 협(설)측 교두융선을 경계로 하여 생기는 경사면을 사면이라 한다.

여기에는 협·설 교두정에서 중심구를 향하여 경사지는 내측사면(Inner aspect)이 있고, 교두정에서 협·설면으로 경사지는 외측사면(Outer aspect)이 있다(그림 4-26).

내측사면에는 삼각융선의 최고점(Ridge crest)을 중심으로 근심에 생기는 근심 내측사면(Mesial inner aspect)과 원심에 생기는 원심 내측사면(Distal inner aspect)이 있다.

그리고 외측사면도 협(설)측 융선의 최고점(Ridge crest)을 중심으로 근심 외측사면(Mesial outer aspect)과 원심 외측사면(Distal outer aspect)이 있다(그림 4-27).

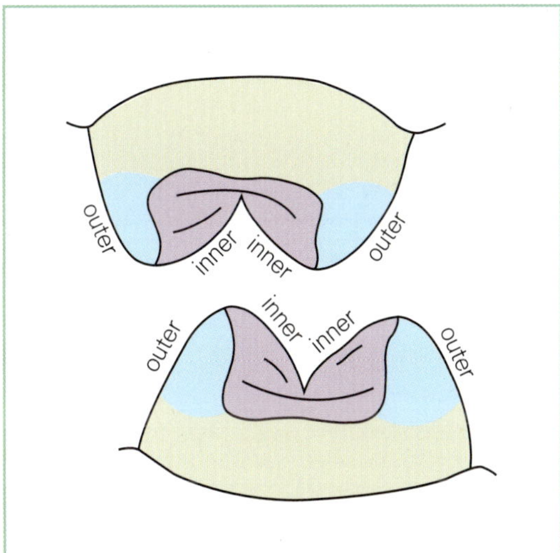

그림 4-26. 구치의 내측사면(inner aspect)과 외측사면(outer aspect)

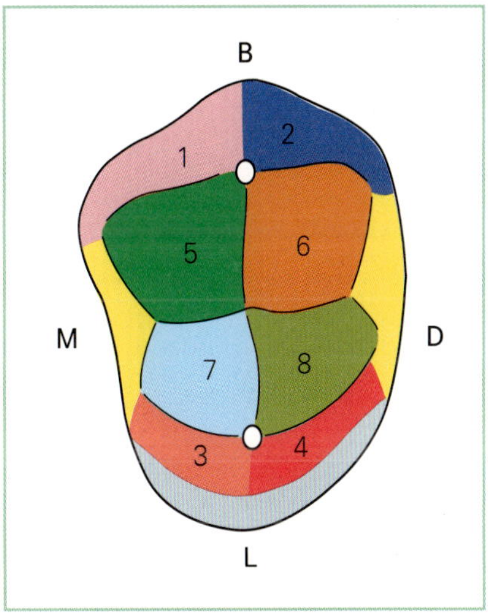

그림 4-27. 사면(Aspect)

1 : 협측 교두의 근심 외측사면
2 : 협측 교두의 원심 외측사면
3 : 설측 교두의 근심 외측사면
4 : 설측 교두의 원심 외측사면
5 : 협측 교두의 근심 내측사면
6 : 협측 교두의 원심 내측사면
7 : 설측 교두의 근심 내측사면
8 : 설측 교두의 원심 내측사면

③ 기능적 외측 사면 (Functional outer aspect : FOA)

중심교합시 기능교두정의 외측사면 1㎜정도가 대합치의 비기능교두 내측사면과 주로 접촉하게 되는데 이것을 기능적인 외측사면이라 한다(그림 4-28). 중심 교합시 상·하악 전치는 대개 접촉되지 않으나 수평 운동시에는 하악 전치의 순측 절단과 상악 전치의 설측 절단이 접촉하게 된다. 이때 하악의 순측 절단은 기능적인 외측사면이 되고, 상악의 설측 절단은 유도사면(Guiding incline)이 된다.

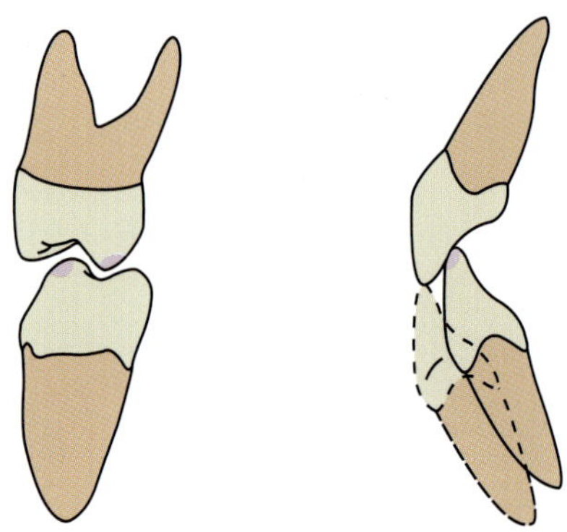

그림 4-28. 기능적 외측사면

(2) 저작효율

① 교합측 1/3 부위의 형태

구치의 교합측 1/3부위는 볼록하거나 오목한 형태를 나타내는데 모든 교두는 곡면으로 되어있으며 이 단단한 곡면이 대합치의 곡면과 접촉할 때 절단기와 같은 작용을 한다. 이때 이들 치아가 서로 접촉하는 형태는 아주 작은 점 상태의 접촉으로 음식을 잘 절단할 수 있다(그림 4-29[B]). 교두와 변연 융선과 같이 볼록한 부위는 원의 일부로 묘사할 수 있다(그림 4-29[A]).

만약 교합면이 평면(flat)이라면 상·하악 치아가 서로 면으로 접촉되어 점으로 접촉되는 것보다 저작 효율이 떨어진다. 또한 상·하악 치아가 완전히 접촉하여 교두와 변연융선 사이에 공간이 없을 경우에는 음식물의 배출로가 생기지 않아 저작시 교합압을 많이 받게 된다.

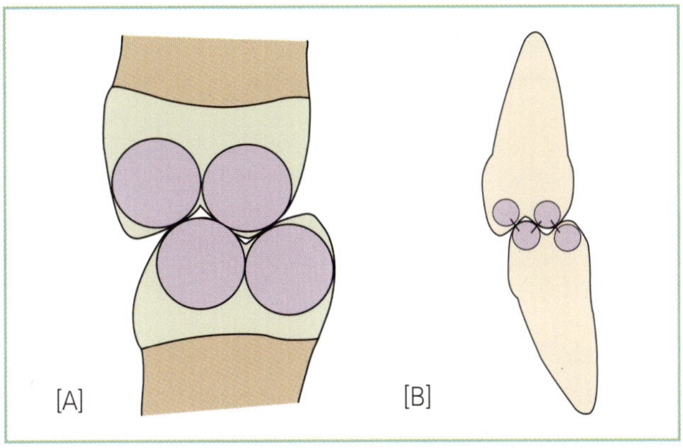

그림 4-29. 교두의 형태

② 음식물 배출로(Spillway)

상·하악 치아의 교합 접촉을 절구와 공이에 비유할 때 교두는 절구, 구는 공이의 역할을 한다. 따라서 기능교두(functional cusp)와 대합치 구(groove) 서로간의 접촉은 한정된 범위에서만 이루어지게 되며 이 접촉 부위를 중심으로 음식물의 탈출에 필요한 공간이 형성된다. 이것을 음식물의 배출로라 한다(그림 4-30).

구치의 구(Groove)는 음식물이 빠져나가는 길의 역할을 하는데 이것은 대합치의 볼록한 곡면이 구의 굴곡면과 꼭 들어맞지 않기 때문이다.

배출로는 교두융선, 구, 인접면 간극, Embrasure 등에 의하여 형성된다.

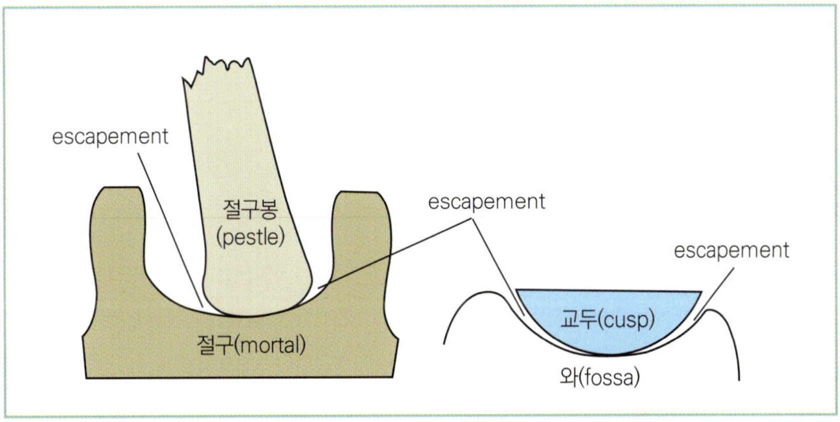

그림 4-30. 절구(Mortar)와 공이(Pestle)의 단면도

공이의 둥근면이 오목한 절구와 만나듯, 기능 교두가 대합치의 와에서 만나 저작이 이뤄지며 가장 자리에는 배출로가 있다.

중심교합시에는 상·하악 교두가 대합치와 최대한으로 접촉하므로 배출로 공간이 감소되며, 편심교합(eccentric occlusion)시에는 대합치와 접촉되는 부위가 적기 때문에 배출로 공간이 늘어나게 된다.

2) 기능교두와 비기능교두의 형태

(1) 기능교두(機能咬頭, Functional cusp)

기능교두는 폐구로(閉口路)를 정지시키는 즉, 중심교합 상태로 악(顎)을 닫았을 때 상·하악 사이의 거리를 유지시키는 교두(Vertical dimension of occlusal holding cusp)이다. 이 교두는 상대 대합치의 변연융선(Marginal ridge)이나 교합면 와(Occlusal fossa)에 맞물리게 되어 공이(Pestle)와 같이 음식물을 분쇄하는 작용을 한다(그림 4-30).

상악 구치의 설측 교두와 하악 구치의 협측 교두가 이 기능교두에 속한다(그림 4-31).

기능교두는 중심교두(中心咬頭, Centric cusp), 중심 유지교두(中心維持咬頭, Centric holding cusp), 지지교두(支持咬頭, Supporting cusp), 인교두(咽咬頭, Stamp cusp), Centric stop cusp 라고도 한다.

기능교두는 중심교합시 대합치의 교합판(Occlusal table)내에 교합되어 하악의 수직 운동이나 수평 운동시 대합치와 외사면이 많이 접촉되므로 기능교두는 비기능교두보다 외측사면이 넓고 둥근편이다. 교합면에서 보면 대구치의 기능 교두정은 치관의 협설폭의 1/3 부위에 위치한다(그림 4-32).

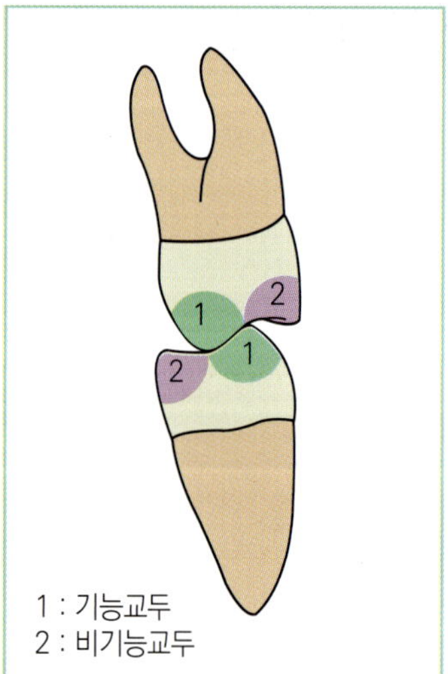

그림 4-31. 교두

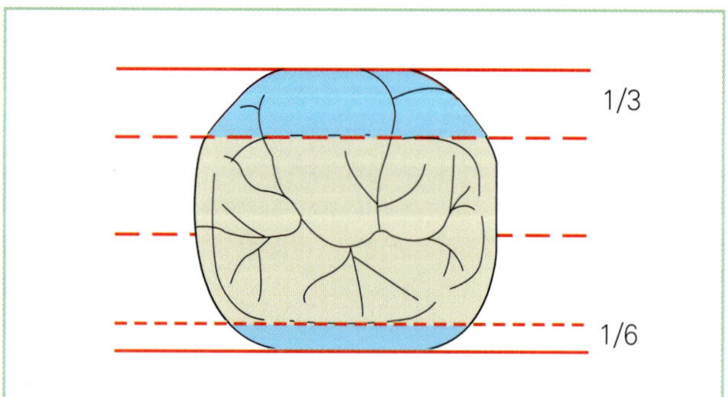

그림 4-32. 교두정의 위치

기능 교두정은 치관 협설폭의 1/3 부위에 위치하고,
비기능 교두정은 협설폭의 1/6 지점에 위치한다.

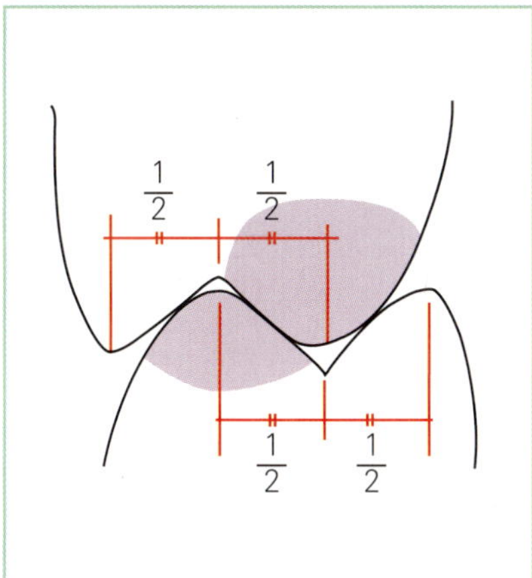

그림 4-33.

기능교두는 대합되는 협, 설 교두 간의 1/2 지점에 위치한다.

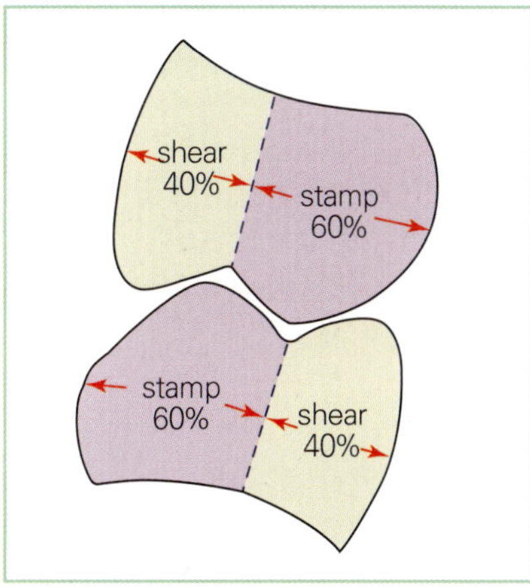

그림 4-34.

기능교두는 치관 협설폭의 60%를 차지하고, 비기능교두는 40%를 차지한다.

상악 기능교두는 그림 4-33에서 보는 바와 같이 대합되는 하악의 협측 교두와 설측 교두정 간의 거리의 1/2 지점에 위치하고, 하악의 기능교두는 상악의 협측 교두와 설측 교두정 간의 거리의 1/2 지점에 위치한다. 상·하악의 기능교두는 치관 협설폭의 60%를 차지하고, 비기능교두는 40%를 차지한다(그림 4-34).

(2) 비기능교두(非機能咬頭, Nonfunctional cusp)

비기능교두는 대합치와 직접 접촉되지는 않지만 음식물을 저작하는 동안 혀나 협점막이 씹히는 교상(咬傷)을 방지하며, 절구(Mortar)의 가장자리와 같이 음식물이 저작 도중 교합면에서 떨어지지 않도록 하는 역할을 한다.

비기능교두인 상악의 협측 교두와 하악의 설측 교두는 비중심교두(非中心咬頭, Noncentric cusp), 전단교두(剪斷咬頭, Shearing cusp), 향도교두(嚮導咬頭, Guiding cusp), 유도교두(誘導咬頭)라고도 한다. 또한 양측성 균형교합(Bilateral balanced occlusion)의 작업측에서 보면 대합하는 기능교두와 접촉하여 균형을 이루므로 균형교두(均衡咬頭, Balancing cusp)라고도 한다.

이 비기능교두는 중심교합(Centric occlusion)시 교합판(Occlusal table)의 외측에 위치하며 하악이 수평운동할 때만 대합치와 접촉된다. 이 기능 교두는 기능교두보다 날카롭고 외측사면이 좁다.

비기능 교두정은 치관 협설폭의 1/6 부위에 위치한다(그림 4-32).

6. 중심교합시 치아간의 교합 접촉 관계

1) 중심교합시 치아의 접촉 상태

(1) 면접촉(Cusp to surface contact)

그림 4-35[C]에서 보는 바와 같이 상·하악 치아의 교합면이 모두 면(Surface) 상태로 접촉되는 상태이다. 이것은 마치 칼등(刀背)으로 음식물을 절단하는 양상이어서 점 상태로 접촉하는 것보다 저작 효율이 떨어지며 치아 교합면에 대하여 사면 방향으로 교합압이 가해지기 때문에 장축 방향에서 벗어나는 교합압이 걸리기 쉽다. 따라서 저작시 측방으로 힘이 가해져 치주 조직에 부담이 크게 되고 치조골의 흡수 등을 초래, 결국 치아의 동요가 일어난다. 또한 편심 운동시 교두가 이개하면서 마모를 일으키기 쉬워 쓸데없는 측방압을 치아에 부담시킨다.

(2) 점접촉(Cusp to Point contact)

교두가 대합치와 면이 아니라 점 상태로 접촉되는 상태이다. 면 접촉보다 접촉되는 면적이 감소되므로 교합압을 적게 받아 치주조직에 부담이 적고 비교적 치아의 마모가 적게 일어난다. 교합시 치아가 닿는 면적이 적을수록 교합면상에 집중되는 교합력이 커지므로 적은 힘으로도 저작 효과를 높일 수 있다. 또한 편심 운동을 할때 닿는 면적이 적기 때문에 쉽게 이개된다.

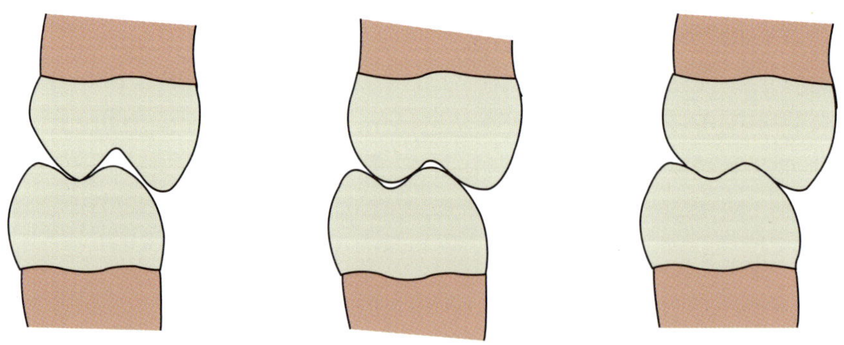

[A] cusp tip to pit contact [B] cusp to point contact [C] cusp to surface contact

그림 4-35. 중심교합시 교두의 접촉 상태

① Tripodism

Cusp tip to pit contact은 대합치와 접촉되는 부위가 적어 안정성이 떨어지므로 삼각형의 원리를 이용하여 보완한 방법이다(그림 4-36).

정상적이고 마모되지 않은 젊은 사람의 치열에서의 치아 접촉은 기능 교두정이나 소와의 가장 깊은 부위에서는 일어나지 않는다.

기능 교두정을 중심으로 3점(근심사면, 원심사면, 내사면)이 대합치 교합면 와를 중심으로 삼각융선과 변연융선의 근심 또는 원심 사면에 접촉된다.

기능교두의 곡면과 대합치의 곡면이 만나서 칼날과 같은 작용을 하므로 저작 효과가 증대되고 안정된 교합 관계를 이룰 수 있다.

② ABC contact(Tripod contact, 3점 접촉)

대합하는 치관을 협,설적으로 보았을 때, 협측에서 설측으로 가면서 접촉되는 부위를 순서대로 A, B, C라 부른다(그림 4-37). A는 상악의 비기능교두와 하악의 기능교두가 접촉하는 상태이고, B는 상·하악의 기능교두가 서로 접촉하는 상태로 가장 중요한 접촉이다. C는 상악의 기능교두와 하악의 비기능교두가 접촉되는 상태이다.

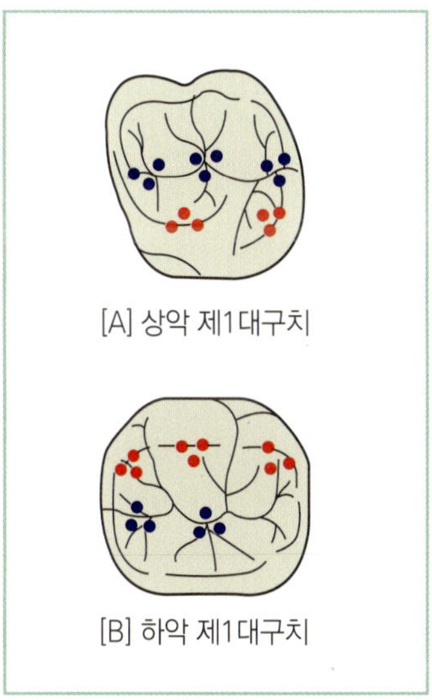

그림 4-36. Tripodism

기능 교두정을 중심으로 (근심 사면, 원심사면, 내사면)이 대합치의 교합면와를 중심으로 3점에서 만난다.

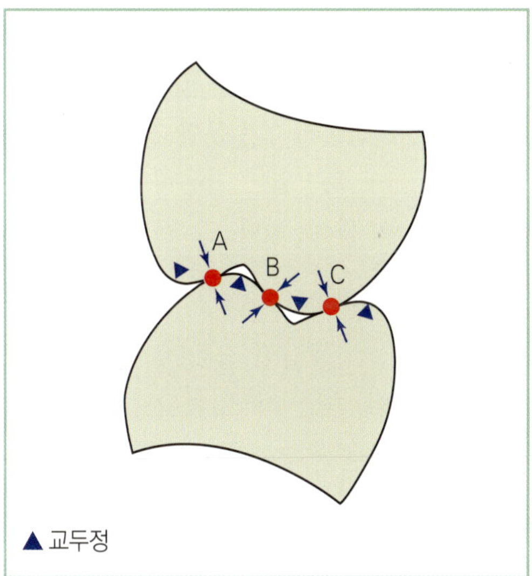

그림 4-37. ABC contact

A : 상악 비기능적교두와 하악 기능교두의 접촉
B : 상·하악 기능교두의 접촉
C : 상악 기능교두와 하악 비기능교두의 접촉

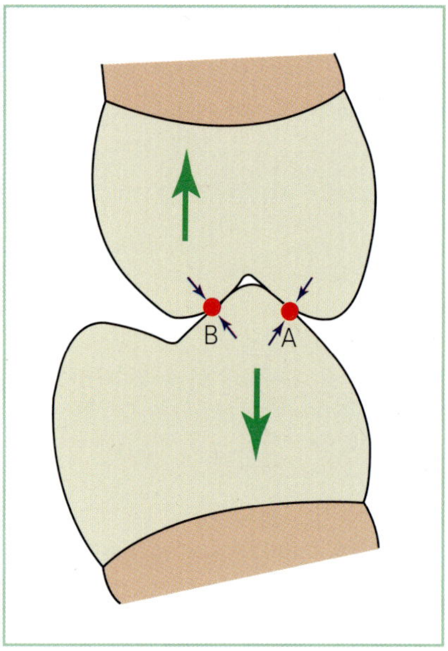

그림 4-38.

ABC 접촉에서 상·하악 기능교두의 접촉인 B접촉이 가장 중요하다.

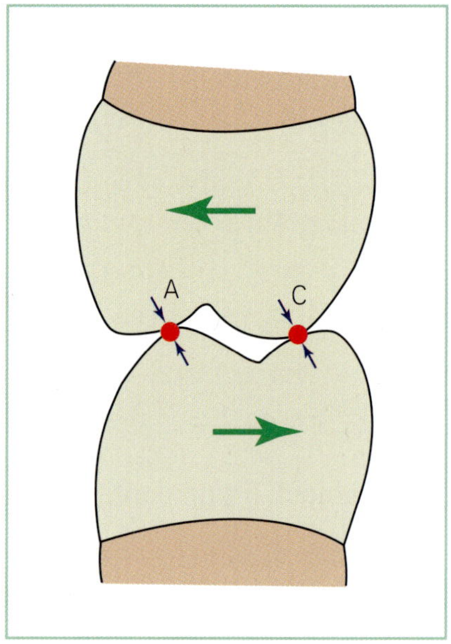

그림 4-39.

B contact이 상실되면 상악은 협측으로, 하악은 설측으로 변위된다.

A,B,C contact에서 대합치와 접촉되는 점은 매우 작아서 직경이 1mm 정도이다. 세 곳의 교합점을 모두 접촉시키지 못할 경우에는 A, B나 B, C를 접촉시켜야하며, B점의 접촉이 상실되면 치아에 측방압이 작용하여 상악은 협측으로 하악은 설측으로 변위, 부정교합(Malocclusion)이 될 수 있다. 그러므로 B점의 접촉은 매우 중요하다.

③ Cusp tip to pit contact

교두정이 대합치의 교합면 소와에 접촉되는 상태이다(그림 4-35[A]). 이론적으로는 있으나 실제로는 거의 존재하지 않는다.

2) 중심교합시 상·하악 교합면의 접촉관계

정상적인 경우 치열궁의 폭은 하악보다 상악이 크다. 그러므로 교합할 때 상악이 하악보다 바깥쪽에 위치한다.

(1) 교두정(Cusp tip)

교두의 가장 높은 부분으로 직경이 약 0.5㎜인 원형의 일부분이다.

(2) 협측 교합선(Bucco-occlusal line)

모든 협측 교두정을 연결하여 생긴 가상선으로 교합면과 협면의 경계에 형성되는데 협측 교두의 내측사면과 외측사면의 이 경계선은 일반적으로 치열궁의 형태가 된다. 특히 하악 구치의 협측 교합선은 중심교합시 상악 구치의 중심구를 연결한 중심와선에 접촉된다(그림 4-40).

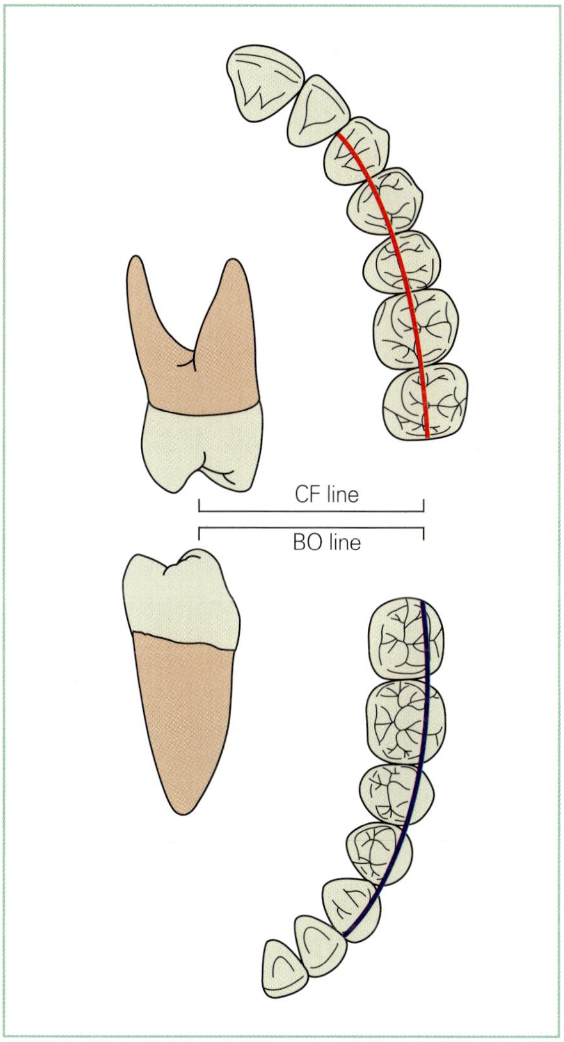

그림 4-40. 협측 교합선과 중심와선

중심교합시 하악의 협측 교합선은 대합치의 중심와 선에 접촉된다.

(3) 설측교합선(Linguo-occlusal line)

구치의 설측 교두정을 연결하여 생긴 가상선으로 교합면과 설면의 경계에 형성되는데 설측 교두의 내측사면과 외측사면의 이 경계선은 일반적으로 치열궁의 형태가 된다. 특히 상악 구치의 설측교합선은 중심교합시 하악 구치의 중심와 선에 접촉된다(그림 4-41).

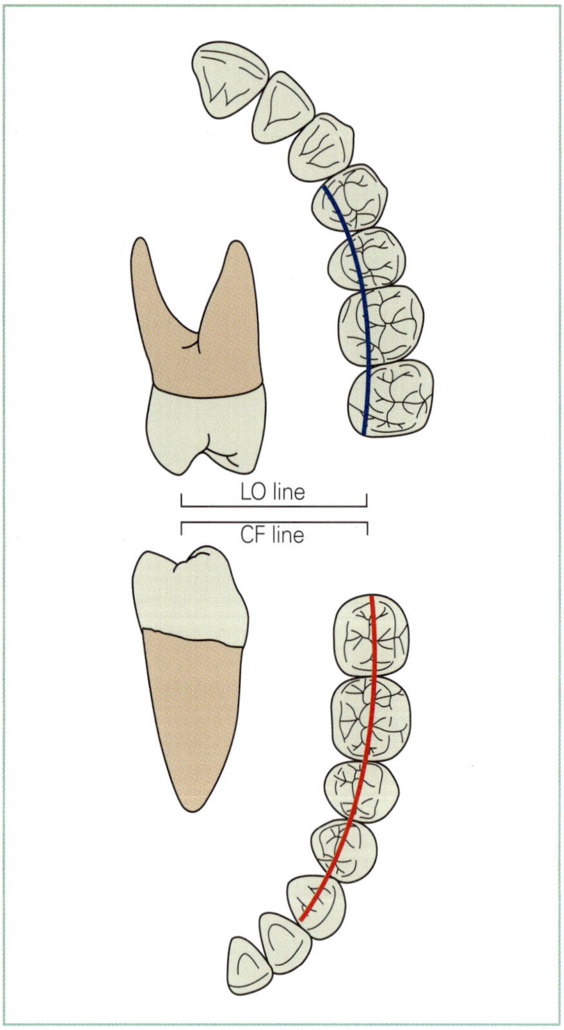

그림 4-41. 설측 교합선과 중심와선

중심교합시 상악의 설측 교합선은 대합치의 중심와 선에 접촉된다.

(4) 중심와 선(Central fossa line)

모든 상·하악 구치의 중심구(Central groove)를 연결한 가상선으로 이 연속선은 치열궁의 형태를 나타내며 상악의 설측 교합선, 하악의 협측 교합선은 이 선에 접촉된다(그림 4-40, 41).

(5) 중심와(Central fossa)

보통 대구치의 중심에 있는 와(窩, Fossa)로서 중심교합시 대합치의 기능교두가 접촉한다.

(6) 변연융선 부위(Marginal ridge area)

인접한 근·원심 변연융선에 의해 형성되는 평편한 부위로 중심교합시 대합치의 기능교두가 접촉한다.

3) 중심교합시 기능교두의 접촉상태에 따른 교합 유형

(1) 교두대 변연융선과의 관계(Cusp to marginal ridge type)

중심교합(Centric occlusion)시 기능 교두가 대합치(對合齒, opposing teeth)의 교합면 와(Occlusal fossa)나 변연융선(Marginal ridge)과 접촉되는 상태를 말한다.

대부분의 치아는 대합되는 두 치아의 근·원심 변연융선에 걸쳐 교합되며 하악 중절치와 상악 최후방 치아를 제외하고 1치 대 2치의 관계(One tooth to two teeth relationship)를 이룬다(그림 4-44).

중심교합점(Centric stop, Holding contact)은 기능교두의 근심 교두융선과 원심 교두융선에 각 1개씩 2개가 된다(그림 4-45). 이것은 성인의 대부분에서 발견되는 교합의 형태로 일반적인 보철물을 제작할 때 적용된다.

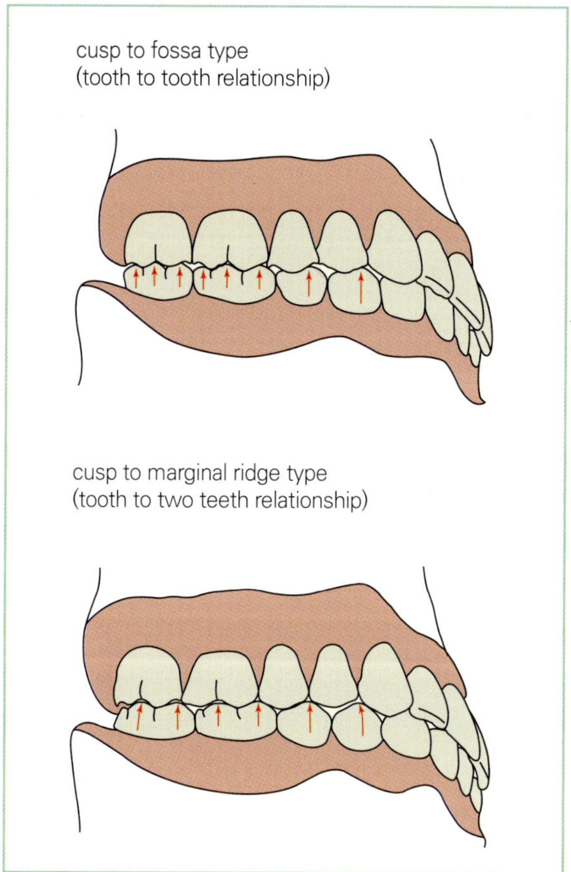

그림 4-44. 협측에서 본 하악 협측교두의 위치

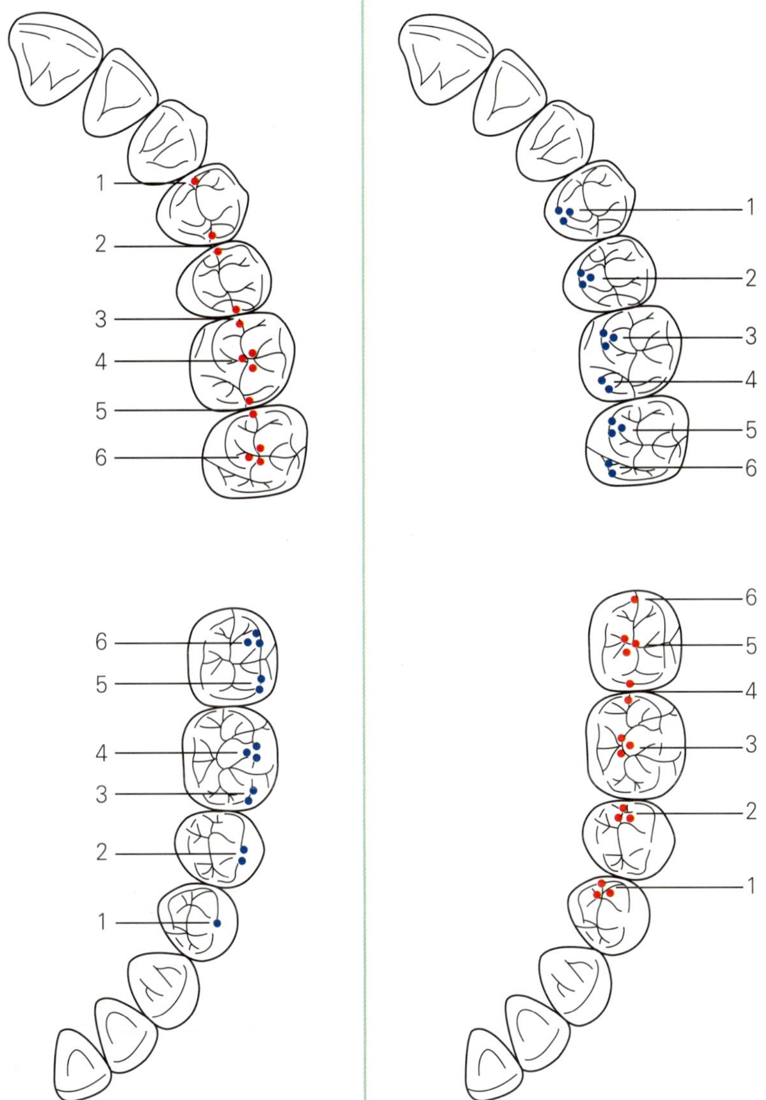

하악 협측교두가 상악 교합면에 접촉되는 부위

상악 설측교두가 하악 교합면에 접촉되는 부위

그림 4-45. 중심교합시 기능교두의 위치(cusp to marginal ridge type)

자연 치열에서는 대부분 이러한 편측성 균형교합을 갖고 있으며, 이것은 폐구할 때 중심교합과 중심위의 위치가 일치하지 않는 상태가 된다.

이러한 교합의 경우 보철물을 제작할 때 기능교두가 변연융선에 접촉하지 못하고 잘못 형성하여 Lingual embrasure에 쐐기와 같이 놓이면 치아가 근·원심 방향으로 변위된다. 따라서 그 부위에 음식물이 끼기 쉽고 결과적으로 인접면에 치아우식증이 발생할 수 있다.

이러한 교합관계는 소구치부의 접촉에 있어서 type I 과 type II 두가지로 나누어 볼 수 있다.

type I 은 상악 제1소구치의 설측 교두가 하악 제1소구치의 원심 변연융선과 하악 제2소구치의 근심 변연융선에 걸쳐서 교합이 되고, 상악 제2소구치의 설측 교두는 하악 제2소구치의 원심 변연융선과 하악 제1대구치의 근심변연융선에 걸쳐서 교합이 되는 상태이다(그림 4-46[A]).

type II는 상악 제1소구치의 설측 교두가 하악 제1소구치의 원심와에 교합이 되고, 상악 제2소구치의 설측 교두는 하악 제2소구치의 원심와에 교합이 되는 상태이다(그림 4-46[B]). 이것은 1894년 G.V Black에 의해 처음 소개되었으며, 좀더 안정적인 중심위 교합 관계를 갖는 것이 장점이다.

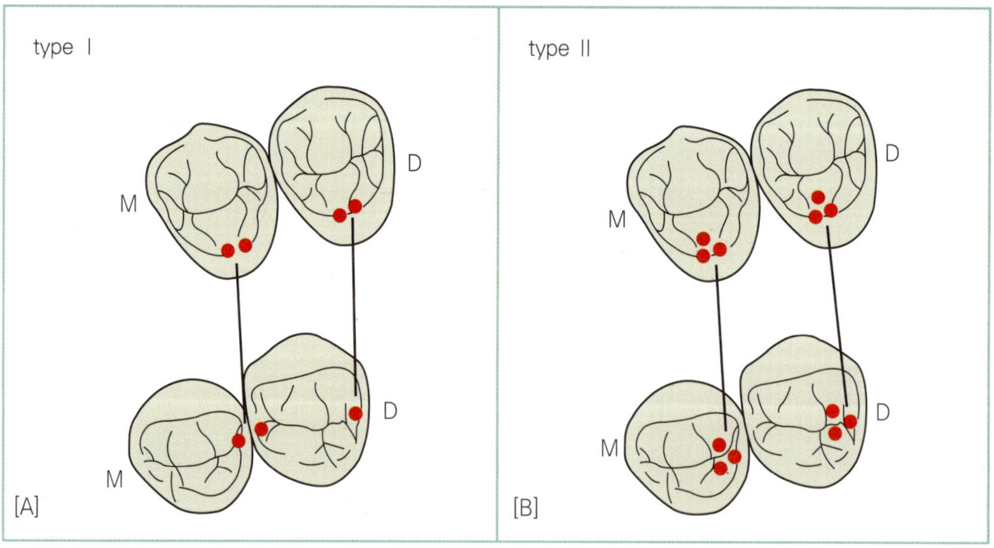

그림 4-46. 소구치부의 접촉 양식(Cusp to marginal ridge type)

(2) 교두대 와와의 관계(Cusp to fossa type)

중심교합(Centric occlusion)시 기능 교두가 대합치의 교합면와(Occlusal fossa)에 접촉되는 상태이다. 이 경우 모든 기능 교두는 대합되는 치아의 와(Fossa)에 교합이 되어 1치 대 1치의 교합(Tooth to tooth relationship) 관계를 이룬다(그림 4-44).

중심 교합점은 기능교두의 근심 교두융선, 원심 교두융선, 삼각융선 상에 각각 한 점씩 접촉되어 3개가 된다(그림 4-47).

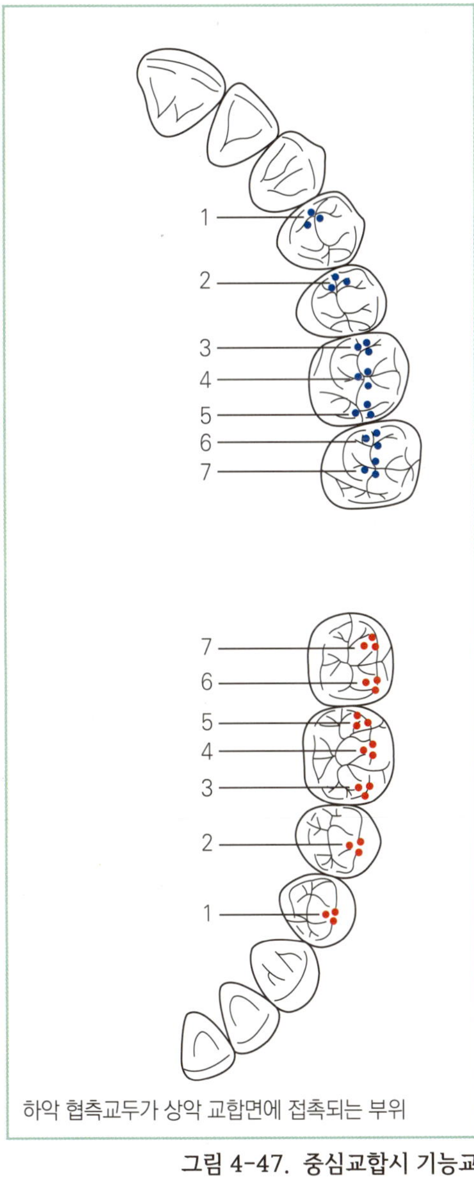

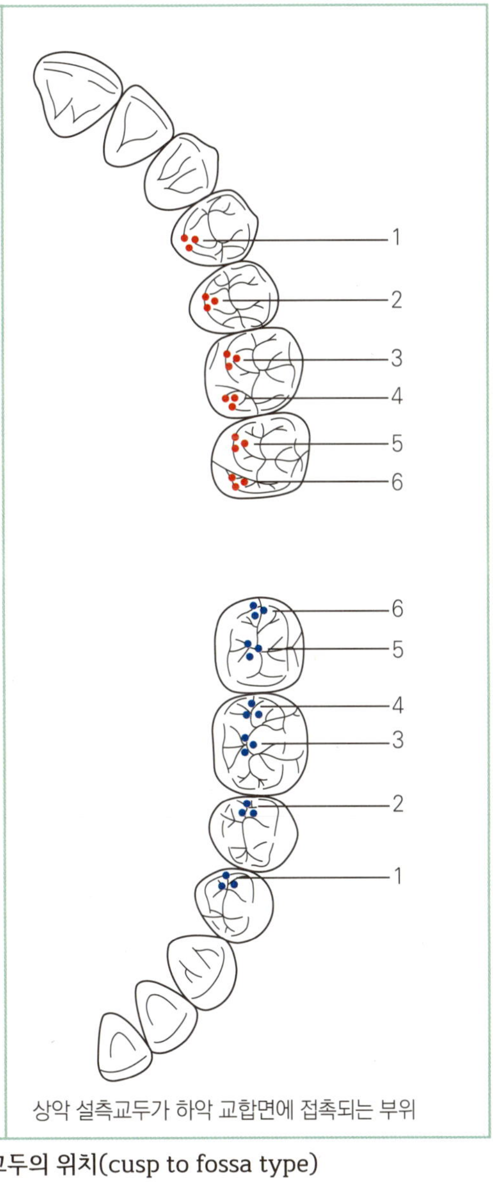

그림 4-47. 중심교합시 기능교두의 위치(cusp to fossa type)

교두대 와와의 교합은 교합압이 치아 장축에 평행하게 전달되어 치아가 안정되고 저작 능률이 좋으며 치간 사이에 음식물이 끼지 않는 장점이 있다.

이 교합양식의 특징은 측방 운동시 견치는 접촉하고 구치는 접촉하지 않게 됨으로써 측방력에 강한 견치가 측방력에 약한 구치를 보호하는 상호보호교합이 되고, 폐구할 때는 하악의 중심교합과 중심위가 일치하는 Point centric 상태가 되는 아주 바람직한 교합양식이다. 그러나 성인의 자연 치열에서는 드물고 대개는 전악 재형성(Full mouth reconstruction)시 적용된다.

표 4-1-1. centric occlusion시 functional cusp의 위치 (cusp to marginal ridge type)

Functional cusp	cusp to marginal ridge	
⌈4 buccal cusp	⌊4 mesial marginal ridge	
⌈5 buccal cusp	⌊4 distal marginal ridge ⌊5 mesial marginal ridge	
⌈6 mesiobuccal cusp	⌊5 distal marginal ridge ⌊6 mesial marginal ridge	
distobuccal cusp	central fossa	
distal cusp	non contact	
⌈7 mesiobuccal cusp	⌊6 distal marginal ridge ⌊7 mesial marginal ridge	
distobuccal cusp	⌊7 central fossa	
	type Ⅰ	**type Ⅱ**
⌊4 lingual cusp	⌈4 distal marginal ridge ⌈5 mesial marginal ridge	⌈4 distal fossa
⌊5 lingual cusp	⌈5 distal marginal ridge ⌈6 mesial marginal ridge	⌈5 distal fossa
⌊6 mesiolingual cusp	⌈6 central fossa	
distolingual cusp	⌈6 distal marginal ridge ⌈7 mesial marginal ridge	
⌊7 mesiolingual cusp	central fossa	
distolingual cusp	⌈7 distal marginal ridge	

표 4-1-2. centric occlusion시 functional cusp의 위치
(cusp to fossa type)

Functional cusp	cusp to fossa
⌈4 buccal cusp	⌊4 mesial fossa
⌈5 buccal cusp	⌊5 mesial fossa
⌈6 mesiobuccal cusp distobuccal cusp distal cusp	⌊6 mesial fossa central fossa distal fossa
⌈7 mesiobuccal cusp distobuccal cusp	⌊7 mesial fossa central fossa
⌊4 lingual cusp	⌈4 distal fossa
⌊5 lingual cusp	⌈5 distal fossa
⌊6 mesiolingual cusp distolingual cusp	⌈6 central fossa distal fossa
⌊7 mesiolingual cusp distolingual cusp	⌈7 central fossa distal fossa

표 4-2. centric occlusion시 nonfunctional cusp의 위치
(cusp to marginal ridge type)

nonfunctional cusp	position	
⌊4 buccal cusp	⌈4, ⌈5	buccal & occlusal embrasure
⌊5 buccal cusp	⌈5, ⌈6	buccal & occlusal embrasure
⌊6 mesiobuccal cusp distobuccal cusp	⌈6	mesiobuccal developmental groove distobuccal developmental groove
⌊7 mesiobuccal cusp distobuccal cusp	⌈7 ⌈7, ⌈8	buccal developmental groove buccal & occlusal embrasure
⌈4 lingual cusp	⌊3, ⌊4	lingual & occlusal embrasure
⌈5 mesiolingual cusp distolingual cusp	⌊4, ⌊5 ⌊5	lingual & occlusal embrasure lingual cusp의 mesial slope
⌈6 mesiolingual cusp distolingual cusp	⌊5, ⌊6 ⌊6	lingual & occlusal embrasure lingual developmental groove
⌈7 mesiolingual cusp distolingual cusp	⌊6, ⌊7 ⌊7	lingual & occlusal embrasure lingual developmental groove

표 4-3. centric occlusion시 nonfunctional cusp의 위치(cusp to fossa type)

nonfunctional cusp		position	
⌊4	buccal cusp	⌈4	buccal cusp의 Thomas notch
⌊5	buccal cusp	⌈5	buccal cusp의 Thomas notch
⌊6	mesiobuccal cusp		mesiobuccal developmental groove의 mesial side
	distobuccal cusp		distobuccal developmental groove의 mesial side
⌊7	mesiobuccal cusp	⌈7	mesiobuccal developmental groove의 mesial side
	distobuccal cusp		distobuccal developmental groove의 mesial side
⌈4	lingual cusp	⌊3, ⌊4	lingual & occlusal embrasure의 distal side
⌈5	mesiolingual cusp	⌊4, ⌊5	lingual & occlusal embrasure의 distal side
	distolingual cusp	⌊5	lingual cusp의 distal slope
⌈6	mesiolingual cusp	⌊5, ⌊6	lingual & occlusal embrasure의 distal side
	distolingual cusp	⌊6	lingual developmental groove의 distal side
⌈7	mesiolingual cusp	⌊6, ⌊7	lingual & occlusal embrasure의 distal side
	distolingual cusp	⌊7	lingual developmental groove의 distal side

7. 편심 운동(Eccentric movement)시 교합 접촉 및 기능교두의 운동로

1) 교합 접촉

(1) 측방 운동(Laterial movement)

양측성 균형교합의 경우 측방 운동을 하면 작업측에서는 상악 협측교두의 내사면과 하악 협측교두의 외사면이 접촉되고, 상악 설측 교두의 외사면과 하악 설측 교두의 내사면이 접촉된다. 이러한 두 접촉을 외측방 접촉(Laterotrusive contact)이라고 한다.

균형측에서는 상악 설측 교두의 내사면과 하악 협측교두의 내사면이 접촉한다. 이 접촉을 내측방 접촉(Mediotrusive contact)이라고 한다(그림 4-48).

편측성 균형 교합의 경우 측방 운동을 하면 작업측에서는 상악 협측 교두의 내사면과 하악 협측 교두의 외사면이 접촉되고, 상악 설측 교두의 외사면과 하악 설측 교두의 내사면이 접촉된다. 그러나 작업측에서 이러한 설측 교두끼리의 접촉은 외상성 교합의 원인이 되므로 피하는 것이 좋다. 균형측에서는 접촉하지 않는다.

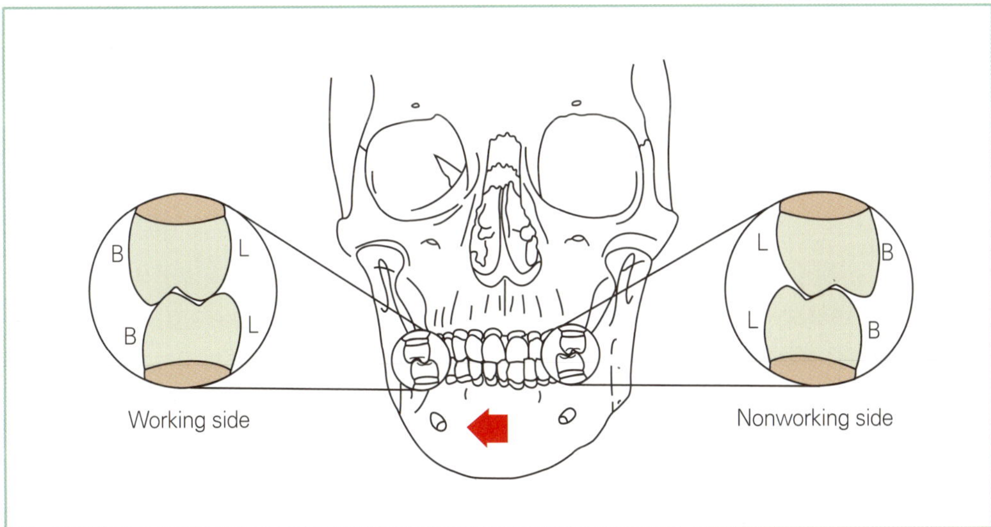

그림 4-48. 측방 운동시 작업측과 비작업측의 치아 접촉 상태(양측성 균형 교합)

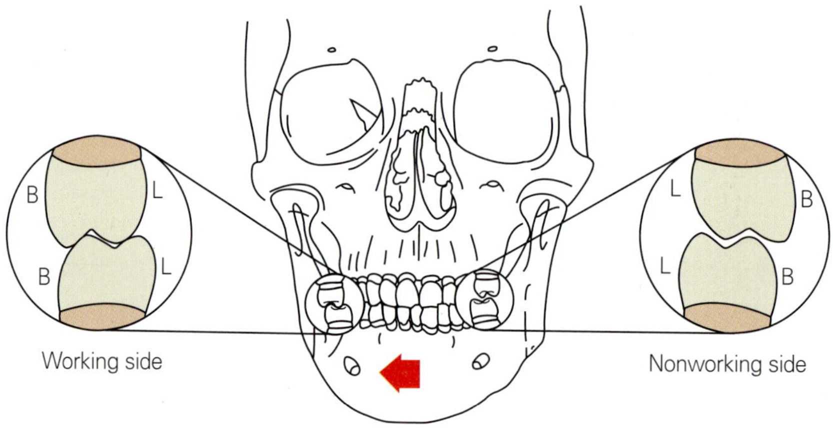

그림 4-49. 측방 운동시 작업측과 비작업측의 치아 접촉 상태(편측성 균형 교합)

(2) 전방 운동(Protrusive movement)

정상교합 상태에서 전방 운동을 하면 전치부는 상악 전치의 설측와(Lingual fossa) 부위와 하악 전치의 순측 절단과 순면 사이에서 접촉이 일어나는데 이를 전치부의 유도경사라고 한다(그림 4-50[A]).

양측성 균형교합의 경우에 구치부의 전방 접촉은 상악 설측 교두의 원심 경사와 대합하는 와나 변연융선의 근심 경사 사이에서 일어나고, 하악 협측교두의 근심 경사와 대합하는 와나 변연융선의 원심 경사 사이에서 일어난다(그림 4-50[B]).

교합면에서 관찰해 보면 대합치의 기능교두는 상악 교합면에서는 근심 방향으로, 하악 교합면에서는 원심 방향으로 움직인다(그림 4-51). 이러한 움직임은 치열궁의 폭에 따라 운동 방향이 변화되는데 치열궁 폭이 넓으면 화살표는 좀더 협측(외측)으로 향하고, 반대로 좁으면 설측(내측)으로 향한다.

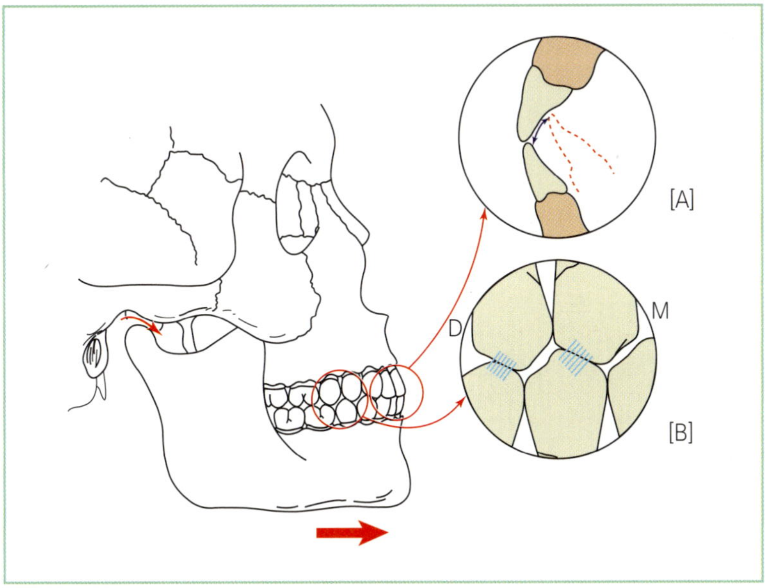

그림 4-50. 전방 운동

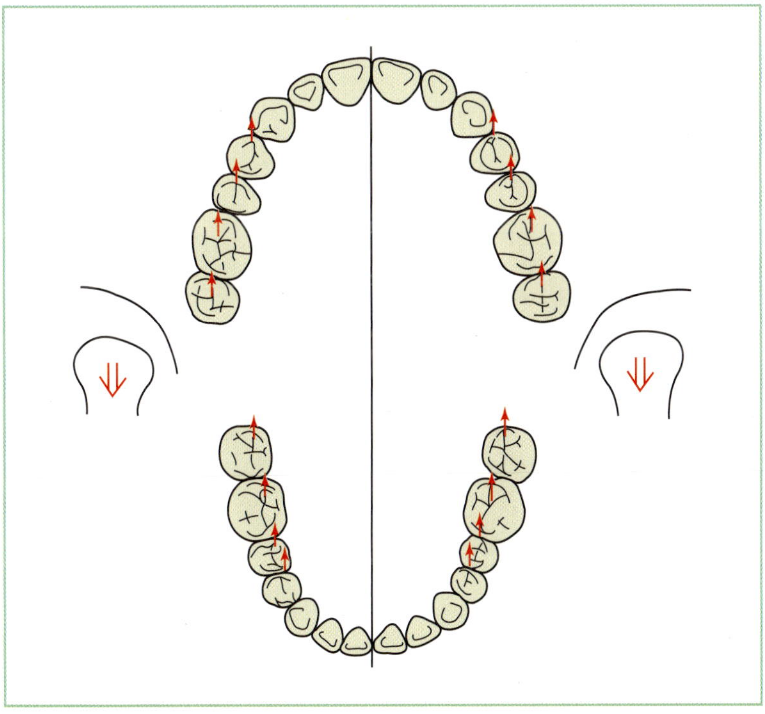

그림 4-51. 상·하악 교합면에서 본 전방 운동로

(3) 후방 운동(Retrusive movement)

하악의 후방 운동이란 중심교합 상태에서 전방 운동한 만큼 다시 중심교합 상태로 돌아오는 운동이 될 수도 있고, 중심교합에서 중심위까지의 운동을 말하기도 한다.

후자인 경우의 후방 운동은 다른 하악 운동에 비해 짧게(1~1.25㎜) 일어난다. 전자인 경우는 전방 운동과 반대이므로 구치에서는 반대 경사에서 접촉이 일어난다.

2) 기능교두의 운동로

하악이 편심 운동하는 동안 기능교두는 작업측, 비작업측 그리고 전방측으로 움직일 수 있다. Gothic arch tracing 위에 기록된 작업측, 비작업측, 전방측의 움직임은 하악의 운동로로 새의 발자국 모양을 닮았다(그림 4-52).

중심위에서 새발자국의 Apex는 하악 교합면에서는 근심쪽에, 상악 교합면에서는 원심쪽에 위치한다.

상·하악 치아의 교합면에서 이러한 세 방향의 구를 보면 마치 새가 하악 소구치로 들어와 하악 대구치를 지나 상악 대구치, 상악 소구치 순으로 걸어나가는 발자국을 연상시킨다(그림 4-52). 기능교두의 작업측 운동로와 비작업측 운동로가 이루는 각을 Arrow point angle이라 부른다.

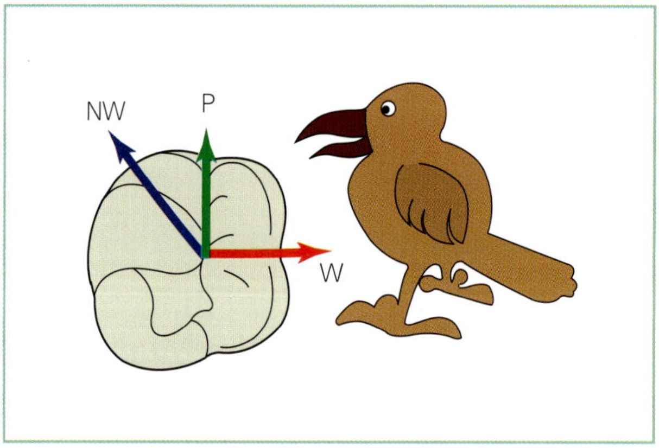

그림 4-52. 기능교두의 운동로

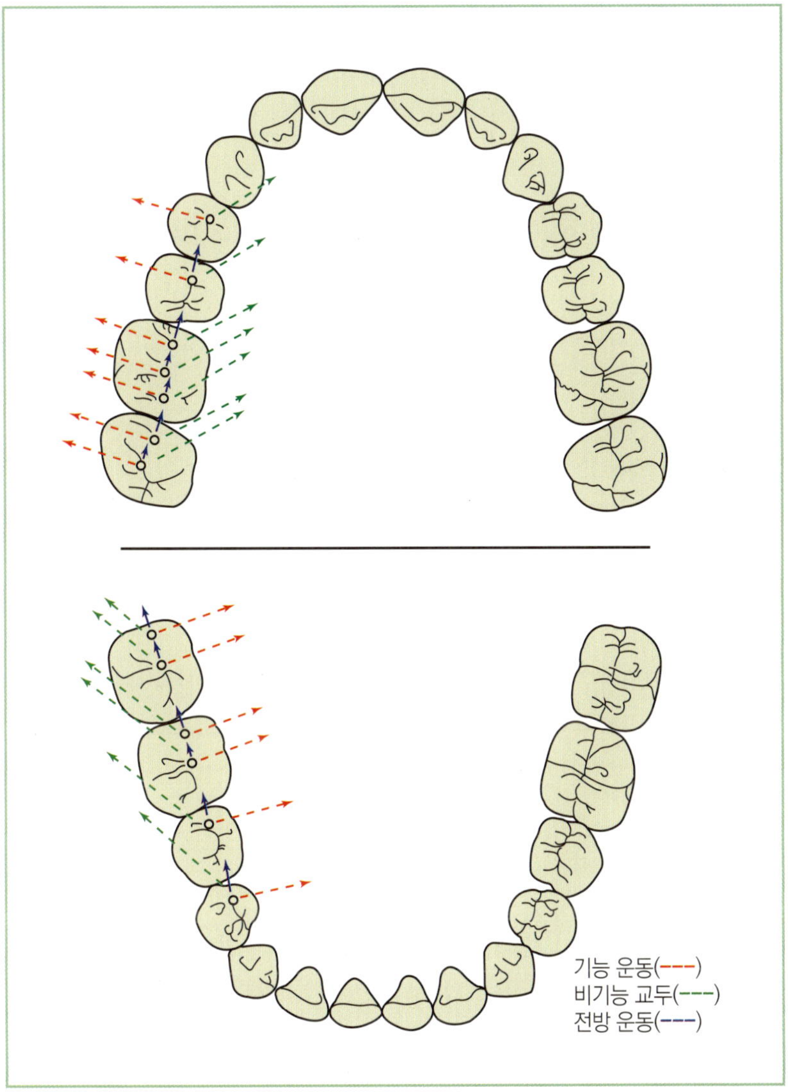

그림 4-53. 하악 운동시 기능교두의 운동로(Cusp to fossa type)

(1) 작업측 운동로

기능교두가 작업측 방향으로 움직이는 것을 보면 상악 구치가 하악 교합면에서는 설측으로, 하악 구치가 상악 교합면에서는 협측 방향으로 활주하는데 이것을 작업측 운동로라 한다. 예를 들면, 상악 대구치의 근심설측 교두는 하악 대구치의 설측구를 통해 탈출하고, 하악 대구치의 원심협측 교두는 상악 대구치의 협측구를 통해 탈출한다.

기능교두는 다른 교두보다 크기가 크므로 여러 기능운동을 할 때 교합면 위에서 잘 움직이도록 충분한 공간이 요구된다. 따라서 상악 치아의 두 협측 교두 사이와 하악 치아의 두 설측 교두 사이는 대합되는 교두가 충돌없이 지나가도록 충분히 넓어야 한다.

(2) 비작업측 운동로

기능교두가 비작업측 방향으로 움직이는 것을 보면 상악 구치는 하악 교합면의 원심협측방향으로, 하악 구치는 상악 교합면의 근심설측 방향으로 활주하는데 이것을 비작업측 운동로라 한다. 예를 들면 상악 대구치의 근심설측 교두는 하악 대구치의 원심협측 발육구를 따라서 원심협측 방향으로 지나간다. 또한 하악 대구치의 원심협측 교두는 상악 대구치 근심설측 교두의 근심 설측 방향으로 지나는데 이때 이 근심설측 교두가 지나가는 길에 부가구가 존재하는데 이것을 Stuart′s groove라고 한다.

(3) 전방측 운동로

전방 운동시 기능교두가 활주하는 것을 보면 하악의 기능교두는 상악의 근심 방향으로, 상악의 기능교두는 하악 원심 방향으로 움직이게 되는데 이것을 전방 운동로라 한다(그림 4-51). 예를 들면, 하악 대구치의 협측교두는 상악 대구치 삼각융선의 원심 경사면 위의 구를 따라 근심으로 지나가고, 상악 대구치의 설측 교두는 하악 대구치의 근심 경사면 위의 구를 따라 원심으로 지나간다.

(4) 부가구

부가구는 삼각융선의 근심과 원심 사면에 위치하는 선상의 함몰부로 기저부의 모양은 둥글고 분명한 구(Groove)라기 보다는 평탄한 함몰부 같은 양상으로 나타난다.

일반적으로 부가구는 한 쪽 삼각융선의 정점(Crest)과 부융선(Supplemental ridge)의 정점 사이에 위치하거나 부융선과 발육구 사이에 존재한다.

부가구는 삼각융선의 정점에 대체로 평행하거나 교합면 와로부터 협측과 설측 방향을 향해 다양한 각도로 바깥쪽으로 퍼진다.

부가구는 삼각융선과 부융선의 외형을 결정하며 삼각융선의 정점을 날카롭게 만들어서 저작이 잘 되도록 하고 대합되는 기능교두의 탈출구(Escapeway groove)가 된다. 또한 대개 발육구의 부수적인 역할로서 음식물의 배출로가 되거나 교합압을 감소시킨다.

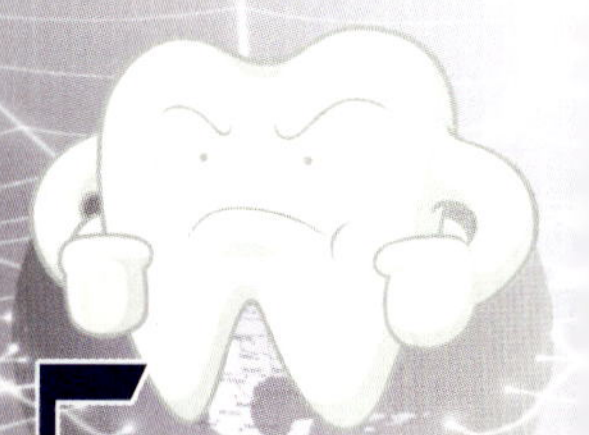

5 하악골의 위치와 운동

1. 하악의 기본위

1) 중심교합(中心咬合 : Centric occlusion, CO)

중심교합이란 치열에 대한 기본위로 과두와 관절원판 복합체의 위치나 배열과는 상관없이 치아가 최대 교합 접촉을 이룰 때의 상·하악 관계로 정의할 수 있다. 즉, 저작 기능을 수행하기 위해 상·하악 치아를 꽉 다물었을 때 상·하악 구치의 교두가 대합치의 교합면와나 변연융선에 최대의 면적으로 접촉되는 치아와 치아 사이의 관계(Tooth to tooth relationship)를 말한다(그림 5-1).

중심 교합시 상악 치아의 치아 장축(Long axis)이 하악 동명치(同名齒)의 장축보다 원심에서 하악을 피개(Overlap)하며 하악 중절치와 상악 최후방 치아를 제외한 모든 치아가 1치 대 2치의 관계에 있게 된다. 이때 상·하악 치열의 기능교두가 대합치의 와나 변연융선에 접촉하게 되는데 이러한 접촉을 Centric stops(Holding contact)이라고 한다.

측두하악관절(Temporomandibular joint)에서 과두와 하악와의 상태를 관찰하면, 중심교합은 중심위(CR)보다 과두가 약간 전방에 위치하게 되는데(그림 5-2) 이러한 상태를 습관성 중심교합(Habitual centric occlusion)이라고 하며 교두가 대합치에 최대한의 면적으로 접촉되므로 최대 교두감합위(Maximum intercuspal occlusion) 또는 교두감합위(Intercuspal occlusion position : IOP)라고도 한다. 또한 중심교합은 치아맹출 이후에 처음 성립되어 후천적으로 습득되므로 후천성 중심교합(Acquired centric occlusion) 또는 후천성 습관위(Acquired position)라고도 한다.

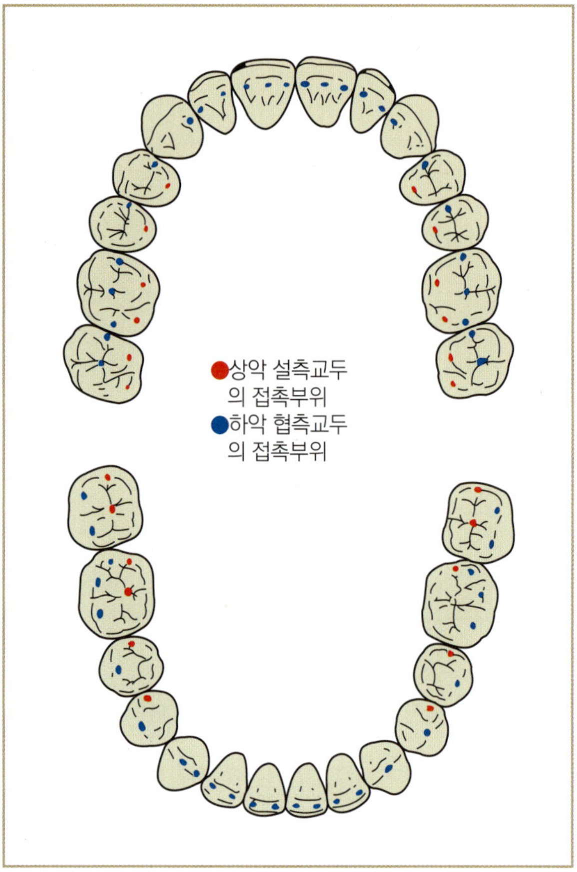

5-1. 중심교합

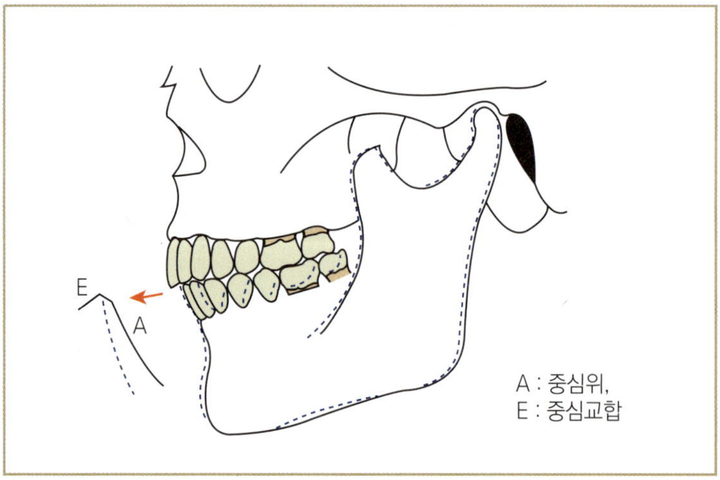

그림 5-2. 중심교합과 중심위

중심교합은 치아의 유무, 위치, 교합면의 형태에 따라 영향을 받는 치열의 기본위로 시간의 경과에 따라 그 위치가 변화될 수 있지만 유치악의 보철 임상에 매우 중요하다.

2) 중심위(中心位, Centric relation, CR)

중심위는 치아의 위치와 수직 고경에 관계없이 적절히 배열된 과두와 관절 원판 복합체가 관절 결절에 대하여 최상방의 위치에 있을 때의 상·하악 관계로 정의할 수 있다. 중심교합(Centric occlusion)은 치열에 대한 기본위를 나타내지만 중심위(Centric relation)는 악관절에서 하악의 위치에 대한 악궁관계이다. 이 위치는 치아의 접촉과는 상관없이 인대(ligaments), 관절원판, 근육 등에 의해 결정된다. 따라서 임상적으로 이 위치는 교합과 관계없이 재현성이 있기 때문에 구강 완전회복, 총의치 등 광범위한 교합 치료나 교합 분석시 기준 위치로 사용된다.

악구강계에서 가장 편안하고 기능적이며 중요한 악궁 대 악궁의 관계로 이것은 과두가 하악와에서 어떤 위치를 잡는가에 따라 서로 다른 견해가 있다.

과거에는 과두가 하악와의 최후방(Rearmost), 최상방(Uppermost), 정중앙(Midmost)에 위치한 "RUM" position이라고 하였으나 근래에는 측두 하악 관절(TMJ)에서 과두(Condyle)가 관절원판의 가장 얇은 부위에 개재(介在)하고 하악와의 최상방에 위치한 과두와 하악와의 관계(Condyle to fossa relationship)라 정의한다.

CR의 원조는 Gnathologist였던 McCollum이다. 1930년대말 McCollum이 총의치든, 자연치든 이상적인 교합의 기준점으로 삼고자 했던 hinge axis가 바로 CR의 출발점이 되었다. 당시 McCollum은 항상 재현 가능한 한 점을 기준으로 balanced occlusion을 얻길 원했다. 그래서 턱을 가장 뒤로 밀어서 condyle의 뒷면이 tubercle에 닿으면 condyle

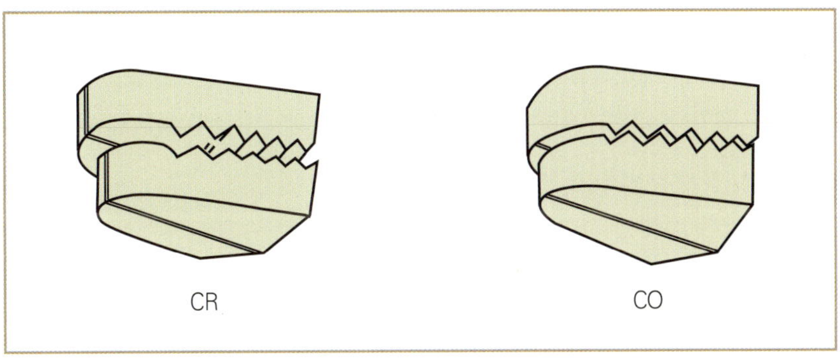

그림 5-3. 중심위와 중심교합시 치아 접촉의 차이

capsule안의 연조직이나 공간의 개입없이 항상 재현 가능한 point를 얻을 것이라 생각했다. 따라서 이것은 최 후방점(rearmost)의 한 점을 기준으로한 CR의 개념이다. Gnatholgist들이CR 개념을 point centric으로 정의한 것은 이렇게 재현 가능한 정확한 한곳을 얻으려는 시도에서 시작되었다. 이후 1960년대 Mccollum의 제자인 Granger에 의해 한점(uppermost)을 더하여 condyle은 최상방, 최후방에 있어야한다고 주장하였고 다시 Stuart가 또 한점인 midmost를 제안하여 1980년대 초반까지 Gnathologist의 CR 개념은 RUM(rearmost, midmost, uppermost)의 한 점(point centric)으로 정립되었다. 그러나 Posselt는 자연치의 교합을 검사한 결과 하악 전치의 움직임이 Posselt diagram과 같은 동작을 보였다고 발표하였다. Posselt가 발표한 것은 하악의 hinge axis(RCP)을 축으로 closing하는 path와 사람들이 습관적으로 closing하는 path는 다르며 대부분 하악의 rear position은 hinge axis(RCP)에 있는 것이 아니라 habitual axis of closure(ICP) 상에 있다는 것이다. 그래서 그는 CR과 CO 사이에 freedom(1mm 정도)이 있다는 것을 제안하게 되었고 이것이 Posselt`s Diagram의 핵심이다. 이것이 Gnathology학파의 주장인 point centric을 반박한 long centric이다.

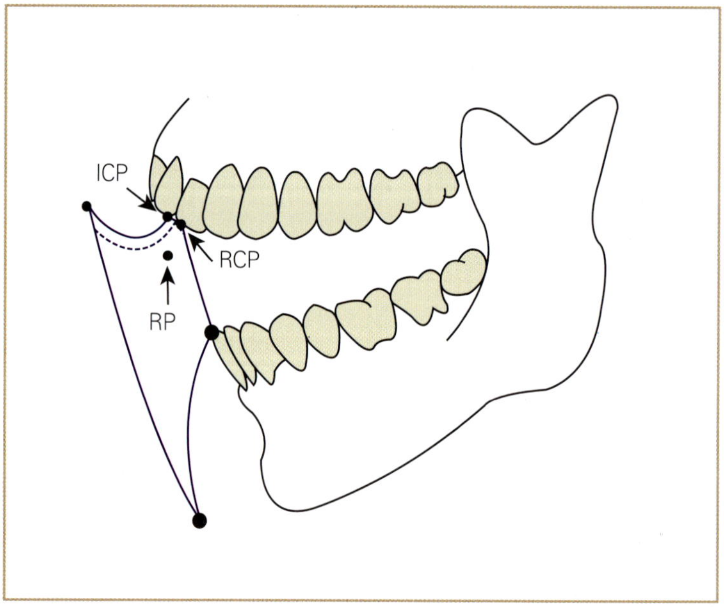

그림 5-4. Posselt diagram

중심위는 과두와 하악와와의 관계이지만 이때 상악과 하악의 치아를 관찰해 보면 인대나 근육의 허용 범위 내에서 하악이 상악의 최후방에 위치하게 되므로 중심위를 하악 후퇴위(Retruded contact position)라고도 부른다. 이 상태에서 하악 치아의 위치를 중심교합과 비교해보면 중심위일 때 하악 치아가 중심교합보다 약 1~1.25㎜ 정도 후방에 위치한다(그림 5-5).

과두가 중심위에 있을때 좌·우 과두를 연결한 가상 개폐축을 종말 개폐축(Terminal hinge axis)이라 하고 중심위 관계를 종말 접번위(Terminal hinge position : THP)라 부른다.

중심위는 치아에 대한 기준이 아니라 악관절의 위치에 대한 관계이므로 매우 재현성이 높고 안정된 위치이다. 따라서 무치악 보철 임상에 대단히 중요한 기본위일 뿐만 아니라 악교합학(Gnathology)에서 교합 재구성을 위한 이개교합(Organic occlusion)을 부여해 줄 경우에도 매우 중요하다.

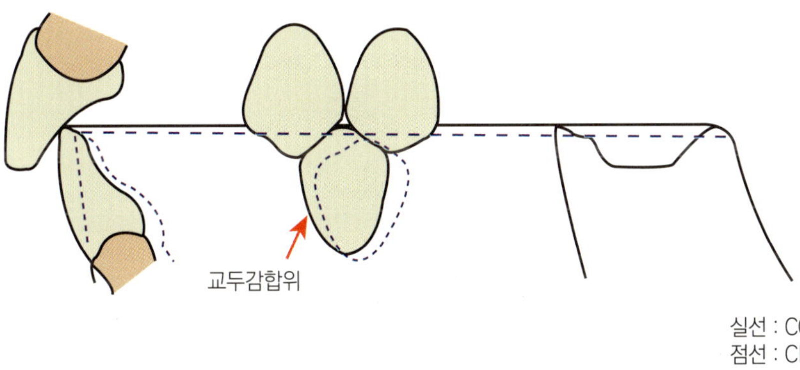

그림 5-5. 중심교합과 중심위에서의 하악 치아 위치

중심위는 중심교합보다 하악 치아가 후하방에 위치한다.

3) 중심위교합(中心位咬合, Centric relation occlusion : CRO)

상·하악 치아는 중심교합 상태이고, 측두하악관절은 중심위 관계를 이루는 교합 상태를 말한다(그림 5-6). 즉, 중심교합(centric occlusion)과 중심위(centric relation) 상태가 일치하는 경우로 Posselt에 의하면 성인 유치악의 10%만이 이러한 교합 상태가 되고 대부분은 중심교합시 과두가 중심위보다 전방에 위치하게 된다. 그러나 총의치를 제작하는 경우에는 환자가 무치악(無齒顎) 상태이므로 구강에서 중심교합을 채득하지 못하고 중심위 기록으로 모형을 교합기에 부착하여 인공치를 중심교합 상태로 배열하므로 결국 치아는 중심교합이 되고 악관절은 중심위 관계인 중심위 교합이 된다. 따라서 이 중심위 교합을 THIOP(Terminal hinge intercuspal occlusal position)이라고도 한다.

Gnathology 학파는 중심위를 가장 중요한 기능위로 인정해 중심위와 중심교합위를 일치시켜 소위 중심교합 양식을 부여하는 전악 재형성을 주장하였다.

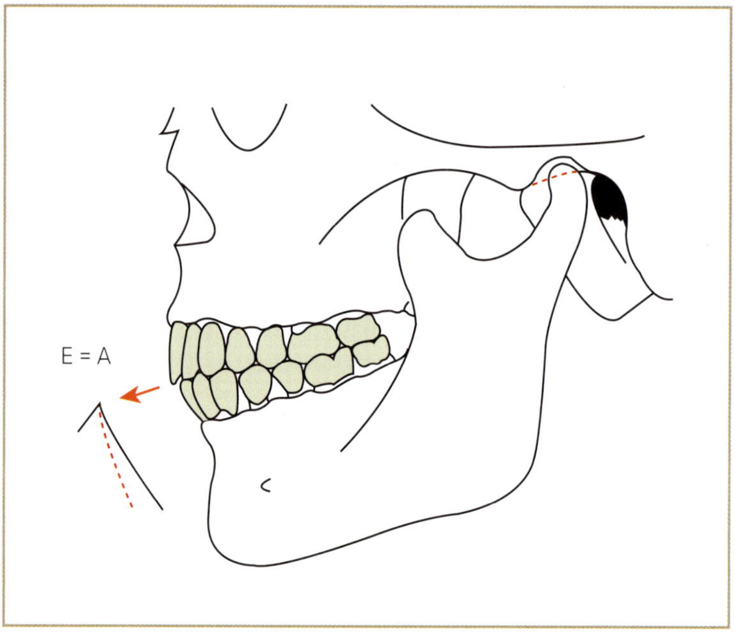

그림 5-6. 중심위교합

치아는 중심교합, TMJ는 중심위 상태인 교합

4) 안정위(安靜位, Rest position)

환자가 똑바로 서 있거나 올바른 자세에서 허리를 바로하고 감정을 진정시켜 가만히 호흡하며 전방을 직시하고 과두가 하악와 내에서 무긴장 상태에 있을 때 하악이 습관적으로 취하는 위치을 말한다. 안정위 자세는 하악이 이 위치에 유지시키기 위하여 거상 근육의 수축이 최소한 요구되는 위치이다. 안정위는 각 개인마다 같은 조건에서는 비교적 일정하나 근육의 긴장도에 영향을 줄 수 있는 생리적 요소(신체나 머리의 위치, 피로도, 흥분, 연령 등)와 병적 요소(근육, 골, 악관절 질병, 교합 장애 등)에 의해 변화된다. 안정위에서의 과두의 위치는 중심 교합위에서보다 0.5~2.5mm 전방, 중심위보다는 2~4mm 전방에 위치한다.

하악은 중심교합 상태보다 약간 하방에 위치하고 상·하악 치아는 접촉하지 않으며, 근육은 하악골의 중량을 유지하기 위해 최소한으로 긴장된 상태가 되므로 생리적 안정위(生理的 安靜位, Physiologic rest position)라고도 한다.

이러한 안정위 상태에서는 상·하악 중절치 사이에는 2~3㎜, 구치부에서는 0.4~0.5㎜의 간격이 생기는데 이것을 자유로간격(自由路間隔, Free way space)이라 한다. 또한 교합면간 거리(Interocclusal distance, Interocclusal gap, Interdental distance, 악간공격, 치간공격, 치간공극)라 하기도 하는데 이것은 안면안정고경(顔面安靜高徑)에서 안면교합고경(顔面咬合高徑)을 제외한 간격이 된다(그림 5-7).

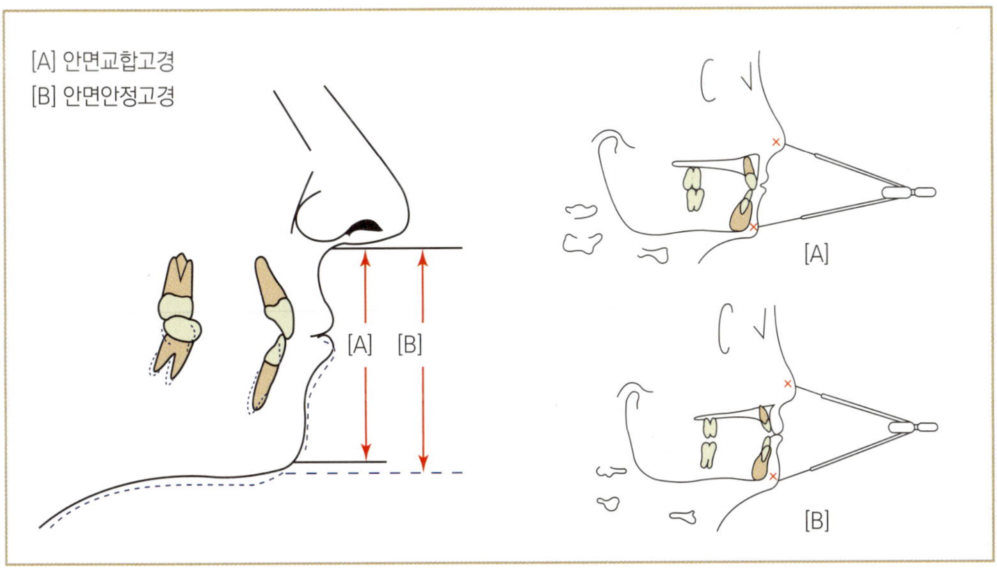

그림 5-7. 안면고경

중심교합이 상실된 무치악의 경우에도 안정위가 존재하므로 총의치를 제작할 때에는 일반적으로 안정위가 사용된다. 수직고경 또는 안면 수직고경이란 정중선 부위에서 상악과 하악에 임의의 두 점 사이의 거리를 측정한 것으로 두가지가 있다.

(1) 안면교합고경(顔面咬合高徑, Occlusal vertical dimension)

치아가 중심교합으로 접촉할 때 안면의 수직고경을 말한다.

환자의 안면에서 정중선 부위의 상·하악에 임의(일반적으로 비하점과 턱)의 두점을 설정한 후, 두점 사이의 거리를 측정하여 결정되는 악간관계로 안면 중심고경이라고도 한다(그림 5-7[A]). 일반적으로 수직 고경이란 용어를 단독으로 사용할 때에는 교합 고경을 의미한다.

보철물 제작시 교합고경이 너무 높으면, 교합압이 감소되어 저작 효과가 떨어지고 근신경에 나쁜 영향을 주며 너무 낮으면, 교합압이 증가되어 치아 마모, 치아 상실, 치주 질환, 치조골 흡수, 악관절 장애, 이상한 연하 습관, 하악 전돌현상 등이 생길 수 있다.

(2) 안면안정고경(顔面安静高徑, Rest vertical dimension)

치아나 교합제가 안정위(rest position)를 이룬 상태에서 안면의 수직고경을 안면안정고경이라하며 안정수직고경이라고도 한다(그림 5-7[B]). 보통 총의치 환자의 경우 안면안정고경을 측정하여 치아 배열시 자유로간격(Free way spcae) 만큼 교합제를 낮추고 배열한다.

5) Point centric과 Long centric

(1) Point centric

중심교합(CO)과 중심위(CR)가 일치하여 중심위교합(CRO)을 이룬 상태에서 모든 구치가 3점 접촉(Tripodism)을 하는 안정된 경우를 말하며 Intercuspation in centric relation 이라고도 한다(그림 5-8). 그러나 자연치의 일부만이 이런 상태이고 측방 운동이나 전방 운동시 생기는 간섭은 견치유도(Canine guidance)를 심하게 주어 주로 전악을 재형성할 때 사용된다. 기능교두가 대합치와 교두대 와와의 관계로 교합할 때 교합 양식 중 상호보호 교합은 폐구시 중심위와 중심교합이 일치되어 point centric 상태가 된다.

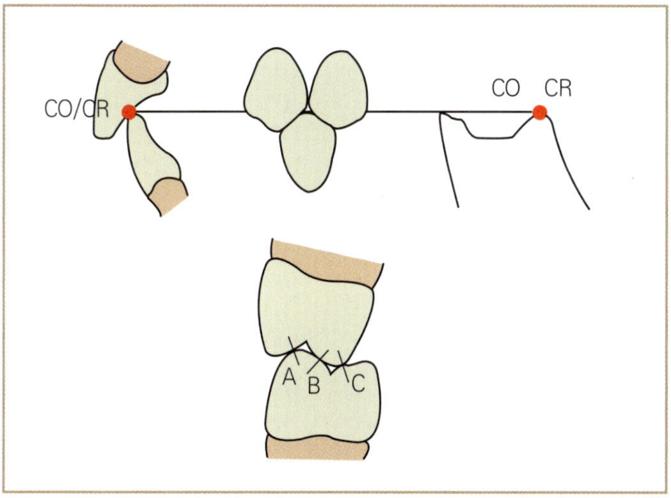

그림 5-8. point centric

중심교합과 중심위가 일치하고 3점 접촉을 하는 안정된 상태

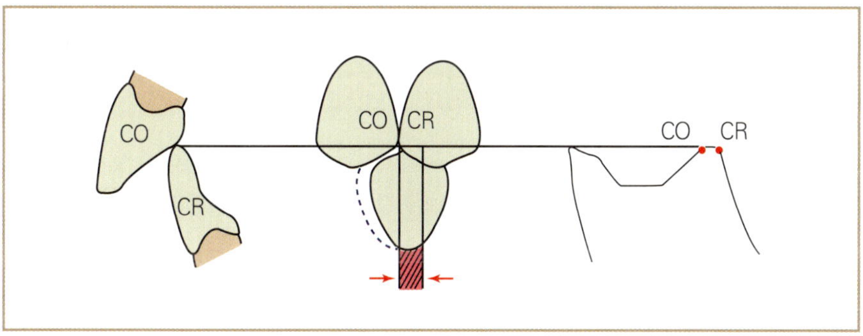

그림 5-9. Long centric

(2) Long centric

중심교합(CO)와 중심위(CR)이 일치하지 않는 상태를 말한다. 하악을 중심위(CR)로 폐구(閉口)할 때 조기 접촉(premature contact) 부위가 있으면 이것을 피하기 위해 악관절(TMJ)에서는 과두(Condyle)가 전방으로 움직인다. 이때 치열에서도 중심위 접촉 부위에서 중심교합 접촉 부위로 충돌되면서 미끌어진다.

이렇게 저작 운동에서 생기는 교두간섭을 피하기 위해 중심위에서 중심교합으로 미끌어지는 경사면을 없애고 치아면을 평편하게 만들어 주게되면(그림 5-9, 10) 교두가 대합치

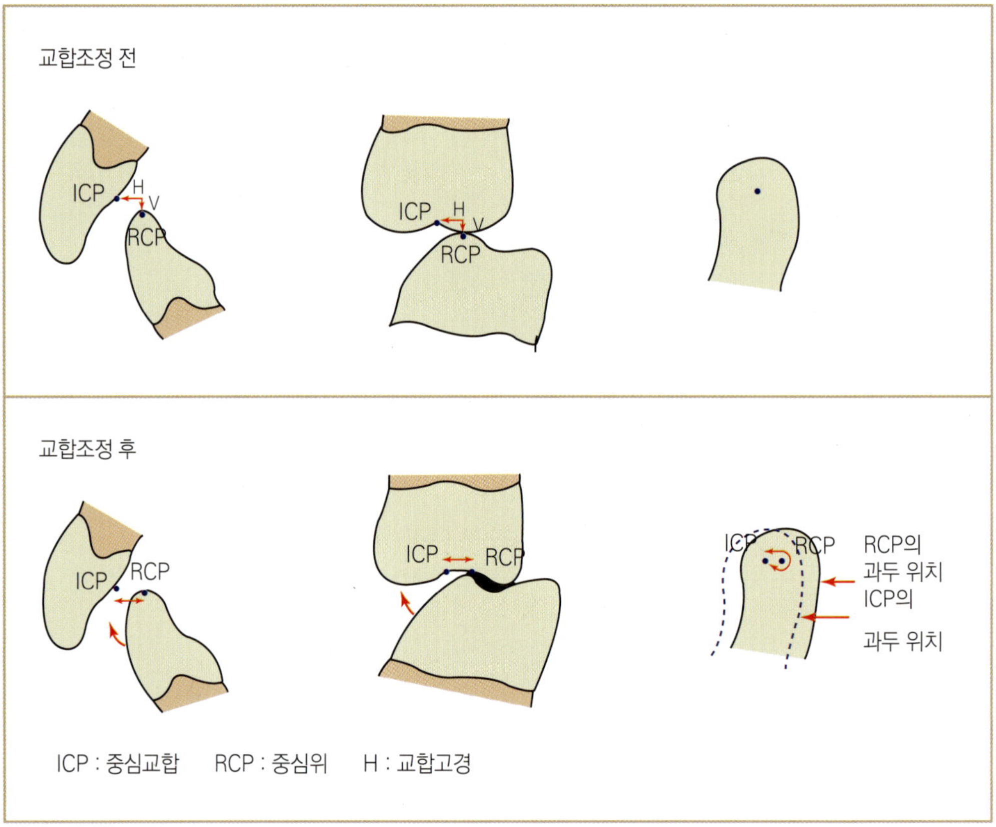

그림 5-10. 교합조정 전과 교합조정 후(Long centric)의 비교

의 와에서 약간의 여유가 생기게 되는데 이것을 유격(有隔, Freedom)이라 한다. 이 유격은 0.5㎜를 넘지 않도록 하고 중심위와 교두감합위 사이에 교합고경의 변화가 없도록 해야 한다(그림 5-11).

그러므로 Long centric은 중심위와 중심교합 사이에 치아가 간섭 없이 접촉되어 옮겨질 수 있는 교합의 개념으로 자연치의 교합면을 삭제하거나 보철물에서 만들어 줄 수 있다. 이것을 CRO plus centric occlusion, Freedom in centric, Area of centric, Slide in centric이라고도 부르며 측방 운동시의 Long centric을 Wide centric이라고 한다.

이런 Long centric은 기능교두가 교두대 변연융선과의 교합으로 접촉할 때와 편측성 균형교합일 때 적용된다.

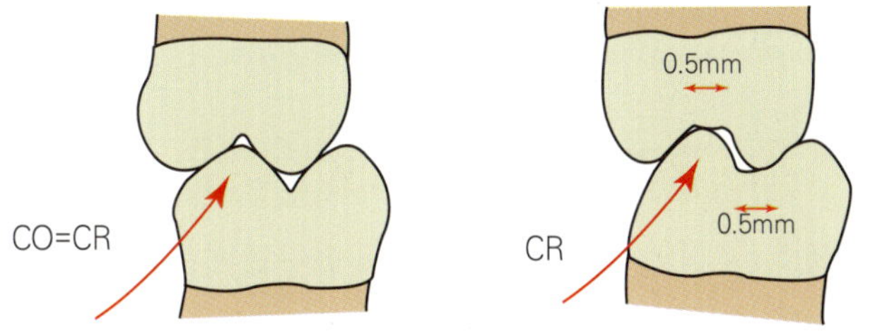

그림 5-11. Point centric과 Long centric

Long centric에서 유격은 0.5㎜ 정도로 하고, 중심위와 중심교합 사이에 교합고경은 같아야 한다.

표 5-1. Point centric과 Long centric 비교

	Point centric	Long centric
개념	CO=CR(CRO)	CRO + centric occlusion
치아접촉상태	ABC contact	cusp tip to pit contact
교합유형	상호보호교합	편측성 균형교합

6) Gnathology와 PMS(Pankey-Mann-Schuler)

1920년대 casting technique이 도입되면서 총의치에 적용하던 교합을 자연치에도 적용할 수 있는지에 관심이 모아졌다. 이때 Gnathology학파는 condyle이 교합을 지배한다고 한 반면, PMS학파는 치아의 교합이 condyle의 모양과 움직임을 guide하는 중요한 요소라고 하였다. 1926년 McCollum 주도로 Gnathology society가 창립된 이후 Gnathologist 등은 balanced occlusion을 자연치에 적용할 수 있는 이상적인 교합형태라고 주장하였다. 그러나 Schyler, Macmillan 등은 balanced occlusion이 총의치에는 적합한 교합이지만 자연치에 적용하는 것은 무리가 있다고 주장하였다. 그런데 1960년대에 이르러 Gnathologist들은 balanced occlusion이 자연치에는 적용하기 어렵다는 것을 인정하고 D′Amico의 이론을 받아들였는데 D`Amico의 연구는 canine guidance의 초석이 되었다. 그리하여 D′Amico 전·후로 교합양식의 논쟁은 Bilateral balanced occlusion : Unilateral balanced occlusion에서 Canine guidance : Group function으로 변화된 구도를 갖게 되었다.

2. 하악 운동

1) 하악 운동이 일어나는 평면

하악의 기본 운동은 서로 수직인 수평면, 시상면, 전두면에서 관찰할 수 있다(그림 5-12).

(1) 수평면(水平面, Horizontal plane, Transverse plane, 횡단면)

수평선에 평행한 면으로 치아나 인체의 장축과 직각을 이루는 평면이며 인체를 상·하로 나누는 면으로 시상면과 전두면에 수직이다.

(2) 시상면(矢狀面, Sagittal plane)

두개골의 시상봉합과 평행하거나 정중면과 평행한 면이며 인체를 좌·우로 나누는 면이다. 수평면과 전두면에 수직이다.

(3) 전두면(前頭面, Frontal plane, Coronal plane, 관상면)

두개골의 관상봉합과 평행하며 인체를 전·후로 나누는 면이며 수평면과 시상면에 수직인 면이다.

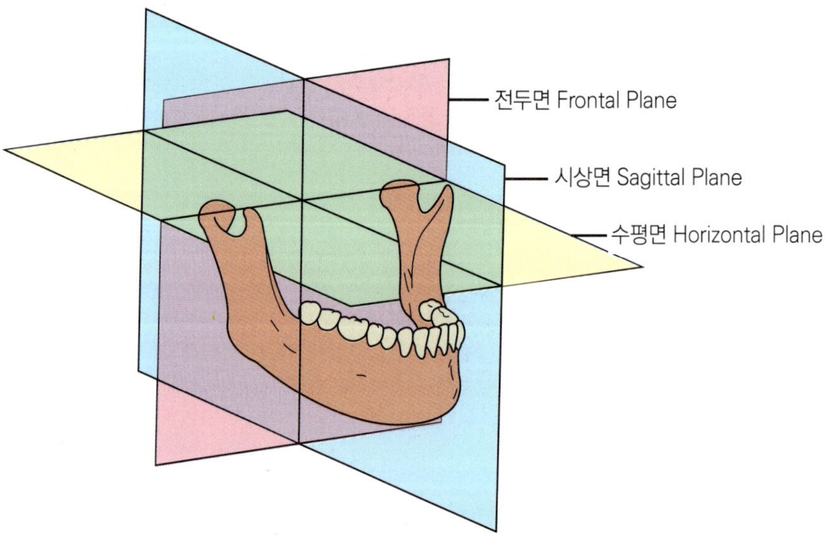

그림 5-12. 하악 운동이 일어나는 평면

보철물의 제작에 응용되는 수평면에는 다음 몇가지가 있다.

① Frankfort Horizontal plane(F. H. Plane)

하악의 회전 중심(Hinge axis) 또는 외이도(外耳道) 입구 최상부와 안와(眼窩)의 최하면을 연결한 평면을 말하고, Axis Orbital(A.O) plane 또는 eye-ear plane이라고도 한다(그림 5-13, 14). 이 평면은 직립시 두개골의 수평면과 가장 일치하는 평면으로 하악의 위치나 운동 측정시 기준이 되는 면이다. 상, 하대 사이의 거리가 넓은 교합기에 모형을 부착할 때 응용된다.

② Camper's plane(보철학적 평면)

이 평면은 외이도(外耳道)의 상연과 비익(鼻翁)의 하연을 연결한 평면으로(그림 5-15) 해부학적 평면과 거의 평행하다.

총의치 제작시 교합제를 구강내에 시적(try-in)하여 시상면에서 구치부 교합제를 관찰할 때 활용된다(그림 5-16).

비청도선(鼻聽道線)

외이도 하연과 비익의 하연을 연결한 평면으로 Gysi는 이 평면이 교합평면과 더 평행하다고 주장하였다.

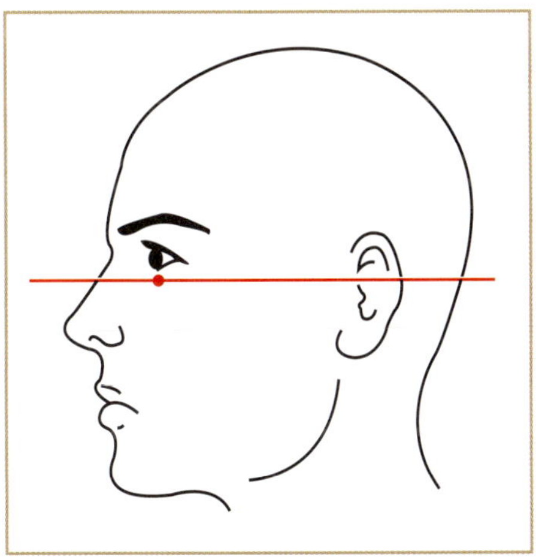

그림 5-13. Frankfort Horizontal plane

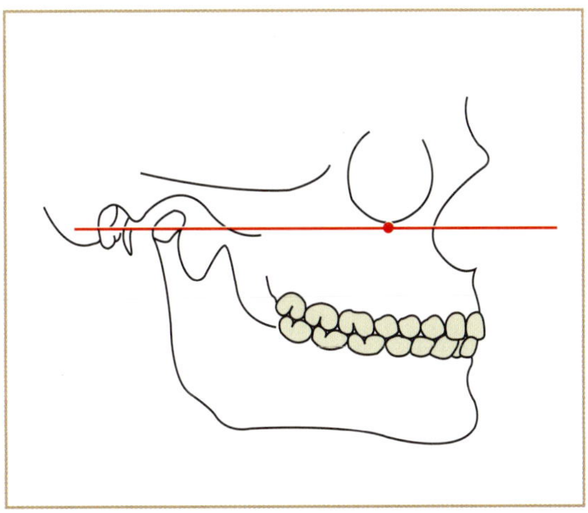

그림 5-14. Axis-orbital plane
(= eye-ear plane, 안이평면)

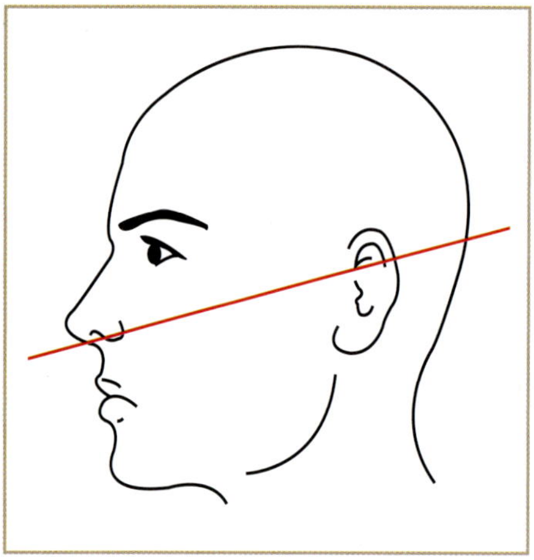

그림 5-15. Camper's plane

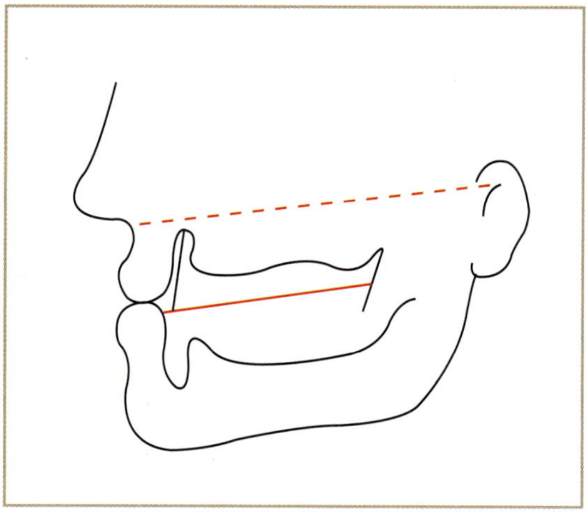

그림 5-16. Camper's plane과 교합제

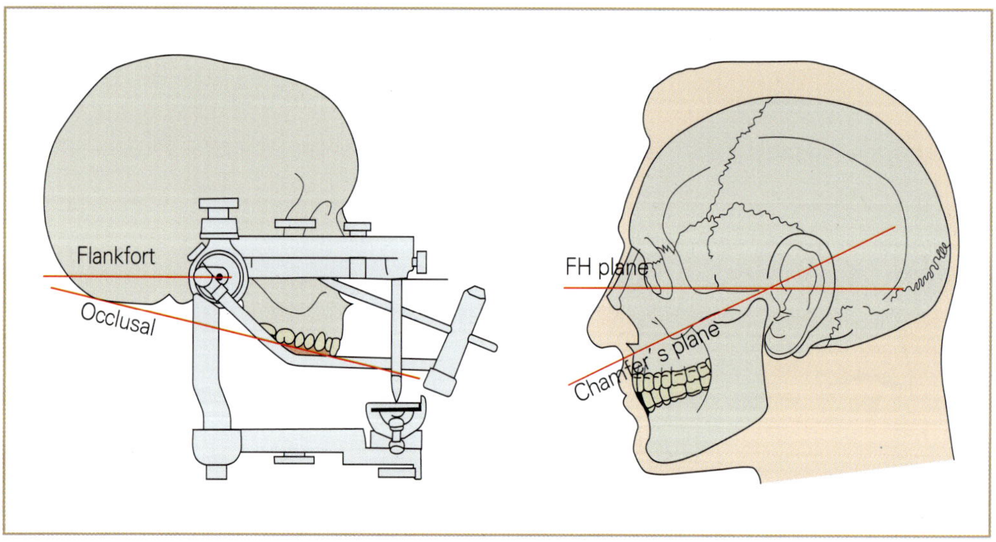

그림 5-17. 보철물 제작에 응용되는 수평면

③ Pupil of eyeline(Interpupillary line)

이 평면은 양측 동공(瞳孔)을 연결한 평면으로, 총의치 교합제를 환자 구강내에 시적하여 전치부 교합제의 교합평면을 관찰할 때 활용된다(그림 5-18).

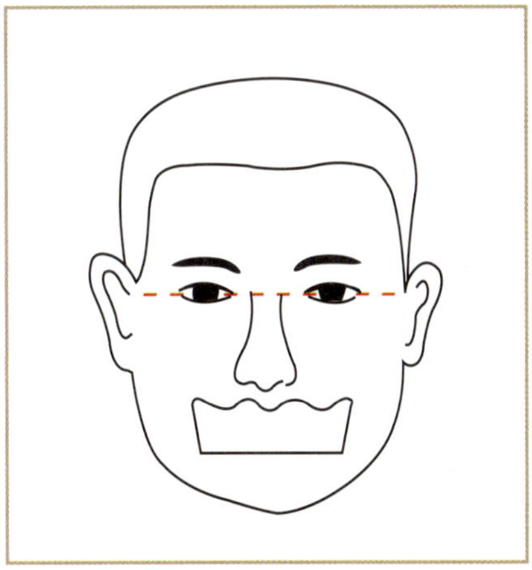

그림 5-18. Pupil of eyeline과 교합제

2) 하악 운동의 회전축(Axis of rotation)

여러가지 하악 운동은 하나 또는 그 이상의 축 주위에서 일어나는데 하악의 회전축에는 수평축, 수직축, 시상축 등이 있다(그림 5-19).

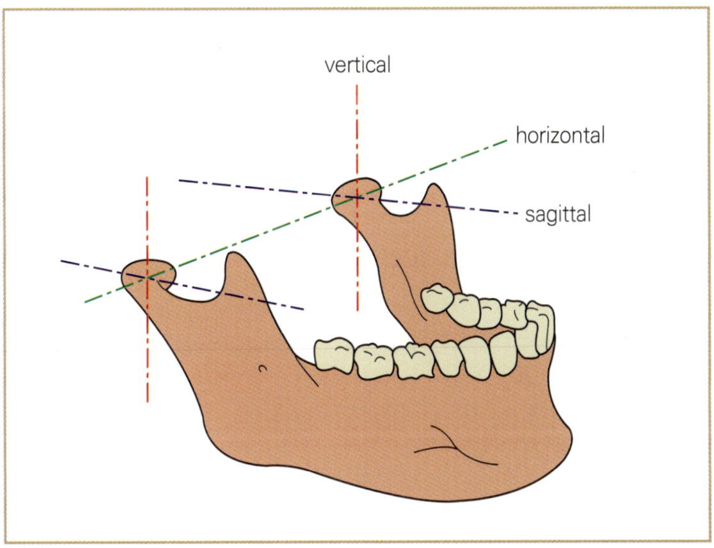

그림 5-19. 하악 운동의 회전축

(1) 수평축(水平軸, Horizontal axis, Transverse hinge axis, 접번축, 개폐축)

개폐 운동시 사용되는 가상축으로 시상면(Sagittal plane)에서 볼 수 있다.

하악두가 하악와 내에서 순수한 회전 운동을 할 때 좌우측 과두를 수평으로 연결한 하악의 개폐축으로 좌·우 모두 1개이다(그림 5-20). 특히 중심위(Centric relation)상태에 Hinge axis가 있을 때를 종말개폐축, 종말접번축, 최후개폐축(Terminal hinge axis : THA)이라 한다. 이때를 지나면 하악 운동은 회전 운동과 활주 운동의 합성 운동이 일어난다.

Terminal hinge axis를 피부까지 연장한 점을 과두점(Terminal hinge axis point)이라 하며 이 점은 이주(耳珠, Tragus)의 13㎜ 전방이 된다.

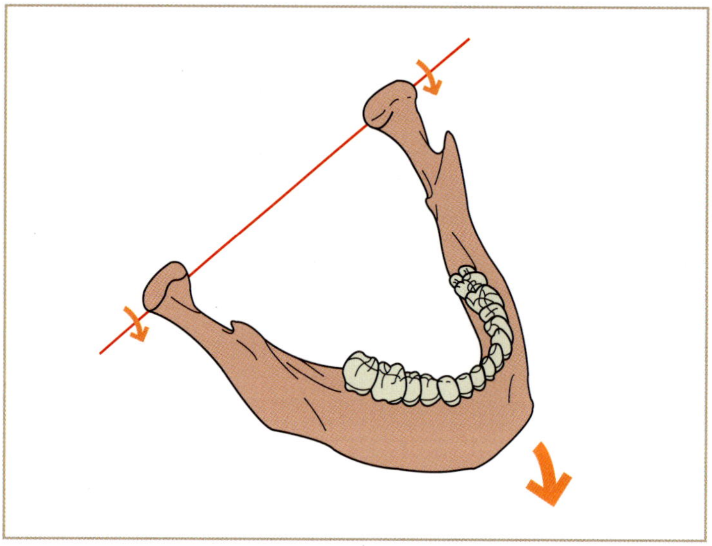

그림 5-20. horizontal axis(수평축)

(2) 수직축(垂直軸, Vertical axis, Frontal axis, 전두축)

좌·우 각각의 과두를 수직으로 통과하는 가상축으로 이 축의 움직임은 수평면(Horizontal plane)에서 관찰할 수 있으며 좌·우에 각각 1개씩 있다(그림 5-21). 측방 운동시 작업측 과두가 이 축을 중심으로 움직인다.

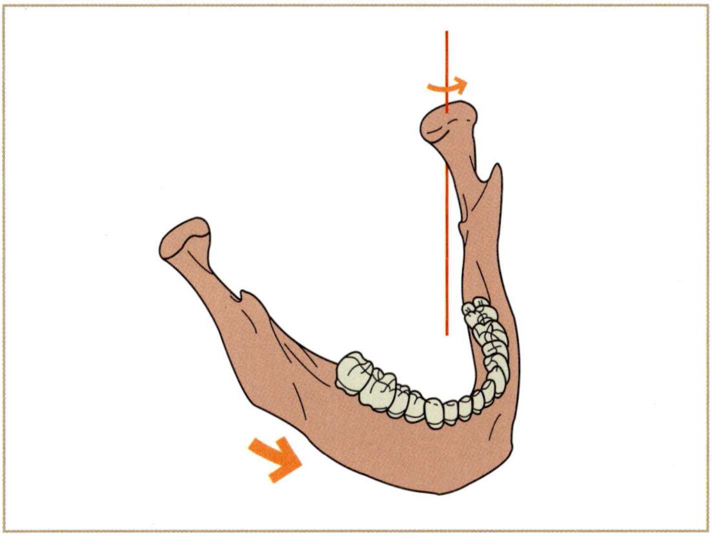

그림 5-21. Vertical axis(수직축)

(3) 시상축(矢狀軸, Sagittal axis)

이 축의 움직임은 전두면(Frontal plane)에서 관찰할 수 있으며 수직축과 마찬가지로 좌·우에 각각 1개씩 있다. 균형측 과두가 측방 운동시 정중 방향으로 움직이다가 관절결절(關節結節, Articular tubercle)과 부딪치면서 동시에 하방으로 움직일때 이 축을 중심으로 움직인다(그림 5-22).

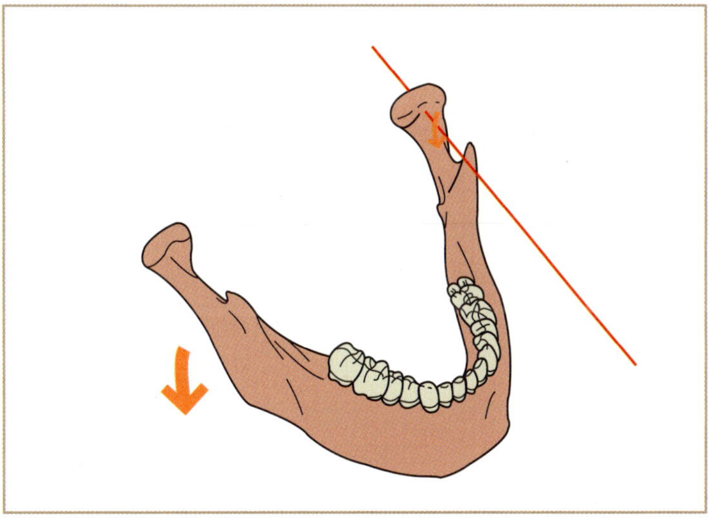

그림 5-22. Sagittal axis(시상축)

3) 하악 운동의 기본형태(Type of mandibular motion)

하악 운동시 과두가 하악와 내에서 움직이는 형태를 보면 회전 운동과 활주 운동이 나타난다. 하악이 하나 혹은 그 이상의 축을 중심으로 회전 운동을 하는 동안 또 다른 축은 공간에서 그 위치를 바꾸는 활주 운동을 하게 된다. 그러므로 엄밀히 말하면 하악의 개폐, 측방, 전방 운동은 모두 서로 관련된 3차원적인 활주와 회전 운동의 복잡한 연속 과정으로 일어나는 합성 운동이다.

(1) 회전 운동(回轉運動, Rotational movement)

과두가 과두의 상부면과 관절원판의 하부면 사이, 즉 하관절강에서 과두의 위치 변화없이 축 주위를 돌면서 움직이는 운동으로 하악의 작은 개폐 운동은 순수한 회전 운동이다. 과두가 축을 중심으로 돌면서 움직이는 것으로 어떤 점의 움직인 거리는 회전 중심부로부터 그 거리에 정비례한다.

(2) 활주 운동(滑走運動, Translational movement, Sliding movement, 병진운동)

과두가 상관절강, 즉 관절원판 상부와 관절와 하부면 사이에서 축을 중심으로 관절결절(Articular tubercle)의 후방 경사면으로 미끄러지는 운동으로 과두가 어느 축을 따라 동일한 방향, 속도, 양 만큼 이동되어지는 것을 말한다.

4) 하악의 기능 운동(Functional movement of mandible)

보철물을 제작할 때 하악 운동의 형태, 방향, 크기 등이 교합면에 미치는 영향 등을 고려하여 제작하여야 한다.

(1) 개폐 운동(開閉運動, Opening & Closing movement)

하악골이 후하방으로 이동(개구운동)했다가 다시 전상방(폐구 운동)으로 이동하는 것을 말하는 것으로 이때 측두 하악 관절(TMJ)에서는 과두가 회전하면서 전하방으로 이동했다가 다시 후상방으로 이동하고 회전하면서 끝나는 운동이 좌·우 대칭적으로 일어난다.

이 운동은 Hinge axis를 중심으로 하는 과두(condyle)의 순수 회전 운동으로 하악골의 작은 개폐 운동을 말한다. 과두가 초기에 전하방으로 이동하기 전에 하는 회전 운동과 후기에 후상방으로 이동한 후에 하는 회전 운동으로 이때 절치점이 움직인 거리는 약 20~30mm, 움직인 각은 10~13° 정도가 된다(그림 5-23).

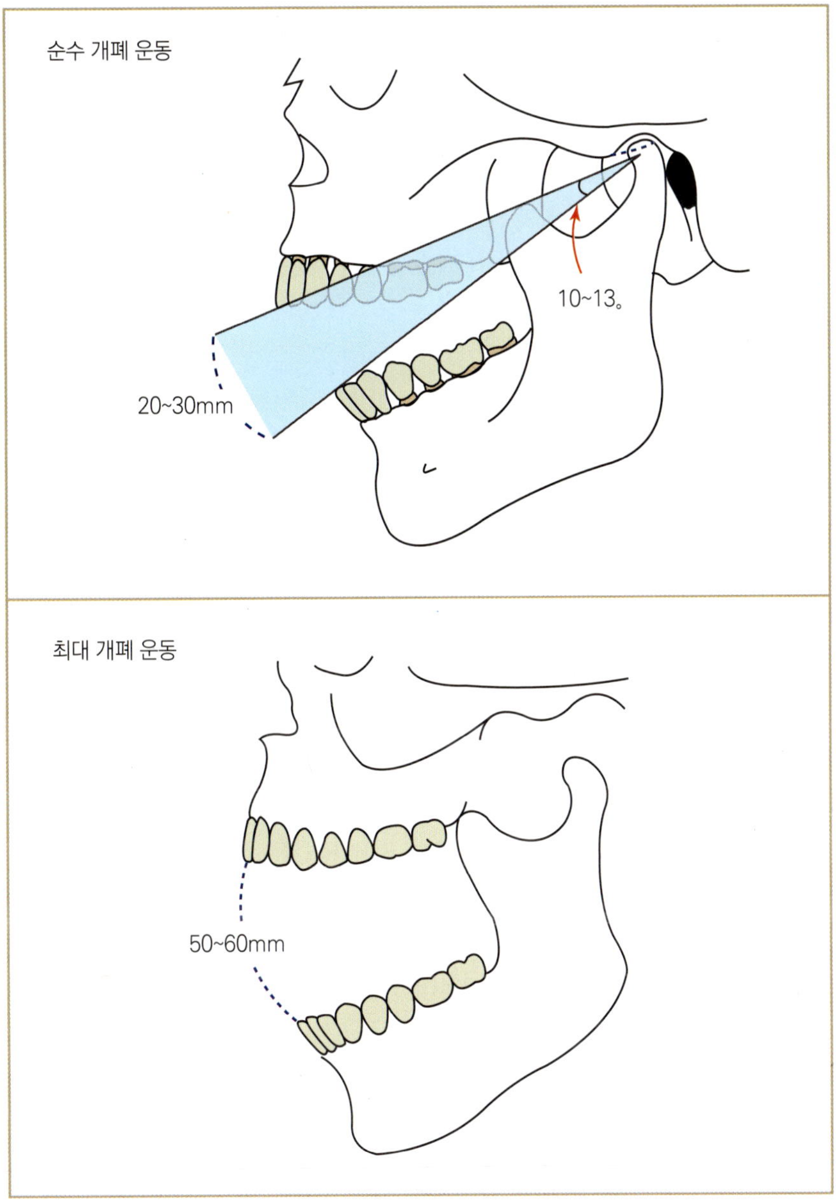

그림 5-23. 시상면에서 관찰한 개폐 운동

활주 운동은 하악골이 하악와를 따라 후하방으로 이동했다가 전상방으로 이동하는데 이때 최대 개폐 운동이 일어난다. 이때 하악의 절치점은 50~60㎜ 이동하게 된다(그림 5-23).

(2) 전·후방 운동(前後方運動, Protrusive & Retrusive movement)

전방 운동은 하악 치아가 중심위에서 중심교합 상태로 움직인 후 계속해서 전하방으로 움직여 하악 전치 절단이 상악 전치부 설측을 따라 활주하여 절단교합 상태가 된 후 계속 전상방으로 움직이는 것을 말하고, 후방 운동은 반대로 이동되는 운동을 말한다.

전·후방 운동시 측두 하악 관절에서는 과두가 하악와를 따라 전하방으로 활주(Sliding) 했다가 다시 후상방으로 이동하는 좌우 대칭운동을 하게 되는데(그림 5-24) 이때 절치점의 최대 전방 운동은 8~11㎜, 중심교합에서 중심위 상태로 움직인 후방범위는 1㎜ 정도이다.

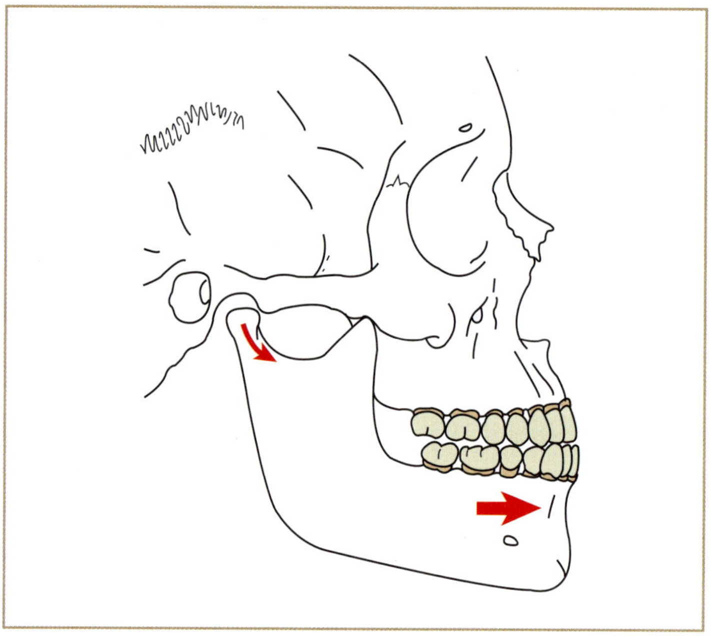

그림 5-24. 전·후방 운동

(3) 측방 운동(測方運動, Lateral movement)

하악골이 좌측 또는 우측으로 움직이는 운동을 말하는 것으로 이때 측두 하악 관절의 작업측(working side)과 비작업측(balancing side) 과두는 비대칭적인 운동을 한다(그림 5-25).

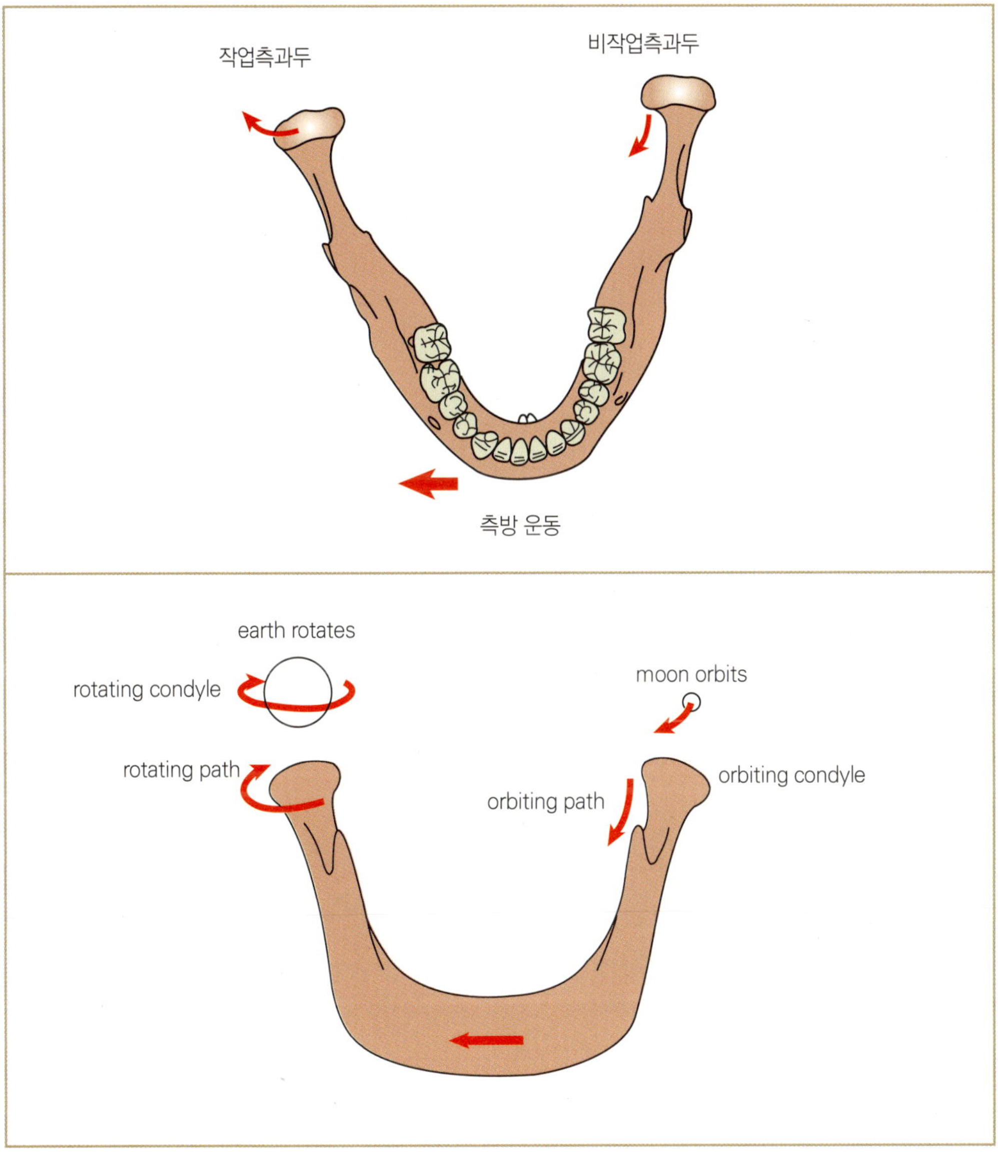

그림 5-25. 하악의 측방 운동시 작업측 과두와 비작업측 과두

① **작업측 과두(Working condyle)**

하악골이 측방 운동할 때 하악골이 움직인 방향에 있는 과두를 작업측 과두(Working condyle) 또는 기능과두(functional condyle)라하고, 작업측 과두는 회전하므로 회전과두(rotational condyle)라고도 한다(그림 5-25).

회전과두는 외측으로 작은 회전 운동을 하는데 이 회전 운동은 전개각 60°, 높이 3㎜의 원추형(Guichet's perimeter of cone) 범주에서 움직인다(그림 5-26). 이러한 움직임은 처음으로 Bennett에 의해 기술되었기 때문에 Bennett movement(Lateral shift, Mandibular side shift, Bennett shift, 측방변위)라고 한다.

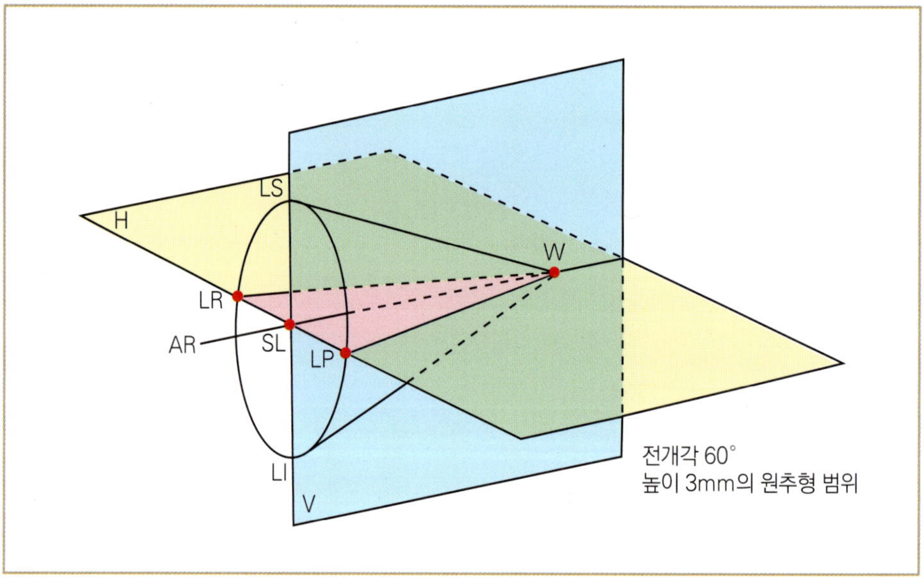

그림 5-26. 측방 운동시 작업측 과두의 운동

H : horizontal plane
W : 시발점
LP : lateral and protrusive(측전방)
LS : lateral and superior(측상방)
AR line : 과두의 회전중심
V : vertical plane
SL : straight outward lateral(직외측방)
LR : lateral and retrusive(측후방)
LI : lateral and inferior(측하방)

② 비작업측 과두(Nonworking condyle)

하악골이 측방 운동할 때 하악이 움직인 쪽의 반대편에 있는 과두를 비작업측 과두(Nonworking condyle) 또는 균형과두(Balancing condyle)라고 하며, 회전과두의 주위를 궤도운동하기 때문에 궤도과두(Orbiting condyle)라고도 한다(그림 5-25).

이 궤도과두는 하악와(Mandibular fossa)내에서 처음에는 정중(正中)방향으로 약간 움직이다가 전내하방(前內下方)으로 이동한다(그림 5-27).

처음에 정중 방향으로 움직이는 것을 Immediate side shift(ISS)라 하며 이것을 ㎜로 계측하면 보통 0~3㎜ 범위내에서 움직이고, 나중에 전내하방으로 움직이는 것을 Progressive side shift(PSS)라 부르며 이것은 일반적으로 5~7.5° 범위에서 움직인다. 이때 하방으로 이루는 각도를 시상과로 경사도라 하고, 시상면에서 내방으로 향하는 각도를 Bennett Angle라고 한다.

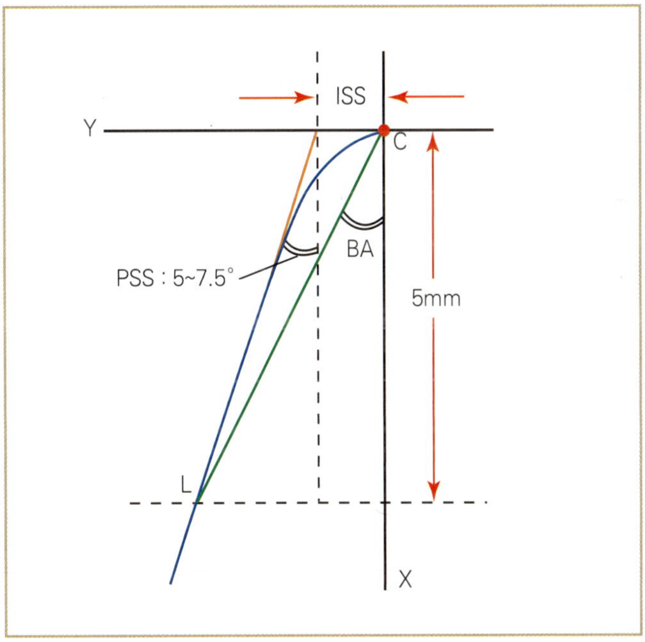

그림 5-27. 측방 운동시 비작업측 과두의 운동

C : 시발점 CX line : 전방 운동로
CL line : 측방 운동로 BA : Bennett angle

5) 하악의 한계 운동(限界運動, Border movement, 극한 운동, 경계 운동)

하악 운동은 무한한 범위의 운동이 아니라 치아의 형태나 배열 상태, 악관절과 악관절의 근육, 인대, 그리고 입술 등에 의해 운동에 제한을 받는다. 이렇게 제한을 받는 범위내에서 하악이 움직일 수 있는 최대의 운동 영역을 한계운동이라 한다. 하악의 모든 기능운동은 이 한계 운동 내에서 이루어진다.

한계 운동은 3차원적인 복잡한 운동으로 축도기(Pantograph)나 고딕악궁 추적기(Gothic arch tracer)에 의해 기록되고, 하악 절치점의 움직임은 각 기준면에서 관찰할 수 있다(그림 5-28).

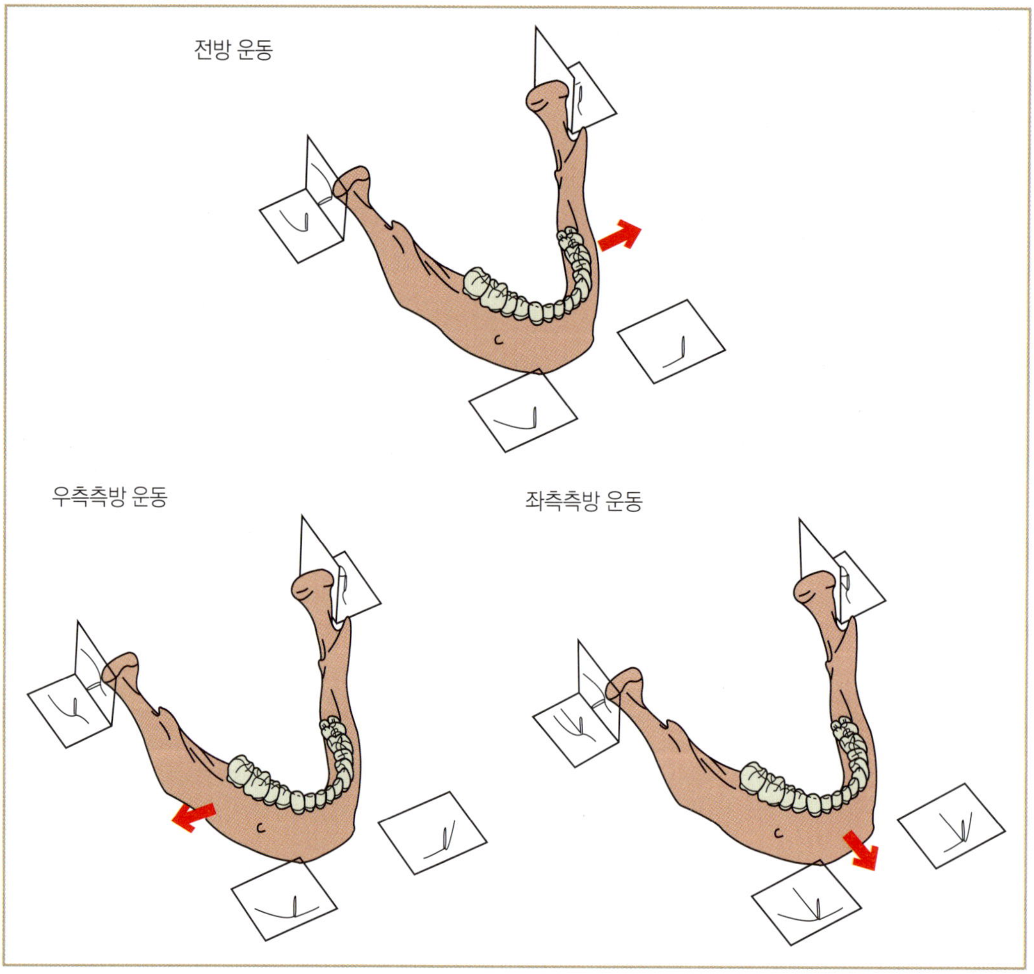

그림 5-28. pantograph에 의해 기록된 하악 운동로

Pantograph(縮圖機)

Mocollum과 Gnathological society 회원들이 1930년대에 과두 운동로를 연구하다가 개발한 하악 운동 측정법이다.

구강외에서 수평면과 시상면에 전방 운동과 측방 운동을 기록하는 방법으로 전조절성 교합기를 사용할 때의 전 준비나 교합 진단 등에 사용된다.

Pantograph을 이용하는 방법은 상악과 하악에 Clutch를 고정시키고 이것을 각각의 Pantograph에 장착한 다음, 전방 좌우측에 수평기록판 1개씩, 좌우측 악관절 부위에 수평 기록판과 시상 기록판을 각각 1개씩 총 6개를 설치한다. 이 기록판에는 하악 운동이 묘기되도록 수직침이 연결되어 있는데 이 축도기는 모든 한계 운동을 기록하여 완전조절성 교합기를 조절하는데 사용된다.

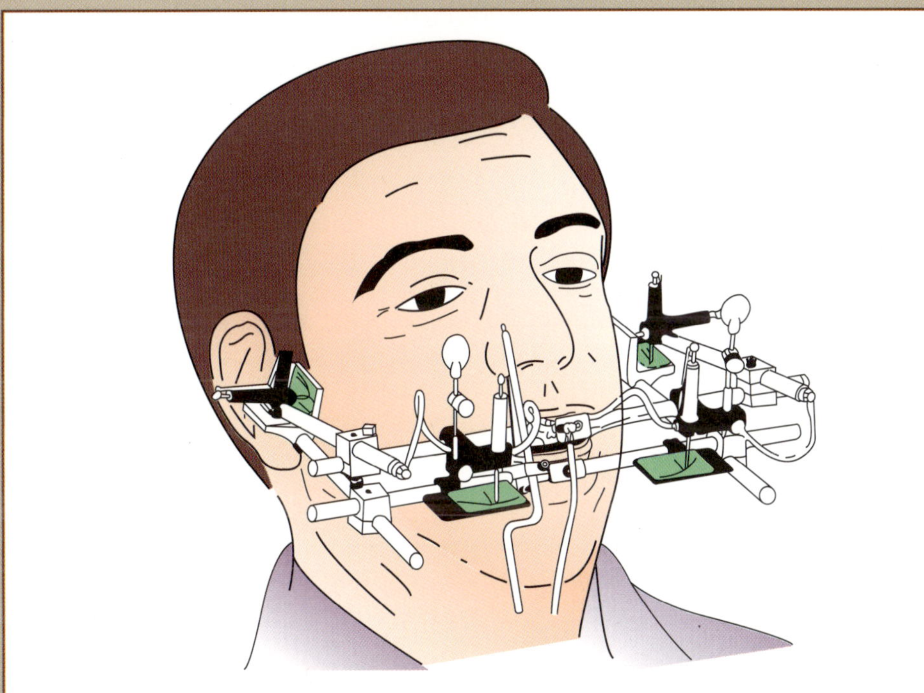

Pantograph를 장착한 상태

(1) 시상면에서 본 한계 운동

이 면에서 관찰되는 절치점의 움직임은 바나나 모양과 유사하다고 하여 Posselt banana라 부른다(그림 5-29). 여기에서 전후방 운동과 개폐 운동을 관찰할 수 있다.

① 전후방 운동

전방 운동은 중심위 상태에서 중심교합으로 전상방으로 1.25(±1)㎜ 정도 움직이고(CR-CO), 다시 하악 절치 절단이 상악 전치 설면을 따라 전하방으로 움직인다(CO-a).

다시 그 상태에서 전방으로 움직이는데 이 때에는 상·하악 절치 절단이 서로 교차하는 상태가 된다(a-b). 절단의 교차가 끝나면서 하악 전치는 전상방으로 움직이며 구치부는 접촉하게 된다(b-c). 최대 전방 운동은 구치나 인대에 의해 제한을 받는데 중심위에서 최대 전방까지 운동은 평균 8~11㎜ 정도가 된다(그림 5-29).

② 개폐 운동

하악이 개폐 운동할 때 중심위 상태에서 순수 최대 개구(開口)까지의 운동을 종말 접번 운동(終末接番運動, Terminal hinge movement) 또는 순수 개폐 운동(Pure opening movement)이라 하며 이때 순수회전 운동 범위인 상·하악 절치 절단간 거리를 측정하면 20~30㎜(약 1inch) 정도가 된다.

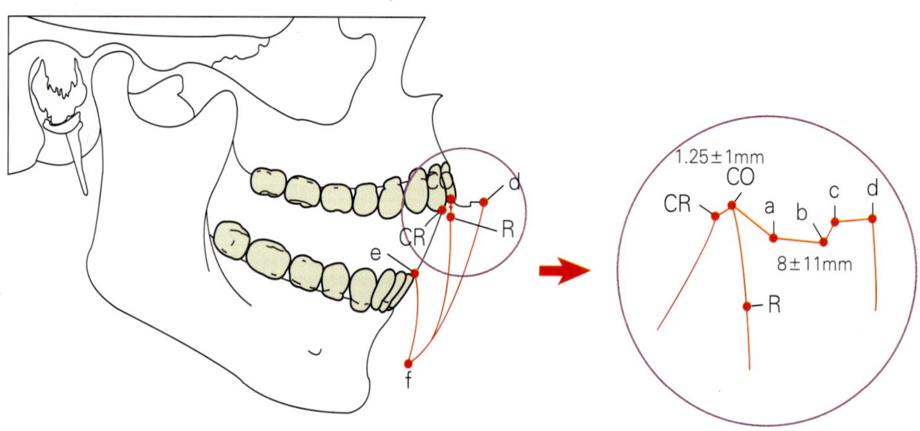

그림 5-29. 시상면에서 본 한계 운동(전·후방 운동과 개폐 운동)

중심위 상태에서 순수 최대 개구를 지나 최대 개구까지의 운동을 후방 개구 한계 운동(Posterior opening border movement)이라 하며 회전과 활주의 합성 운동으로 이때 상·하 절치 절단 사이의 거리를 측정하면 50~60㎜ 정도이다(CO-f).

중심교합에서 안정위(R점, CO의 20~30㎜ 하방)를 지나 최대 개구(Maximum opening)까지의 운동을 습관성 개폐 운동(Habitual opening movement)이라 하며 주로 하품을 할 때 하악의 움직임이다. 최대 전방위에서 최대 개구까지의 운동을 전방 개구 한계 운동(Anterior opening border movement)이라 하고 이때 안정위가 이 경로상에 있다.

(2) 수평면에서 본 한계 운동

수평면에서 하악 운동을 기록하는데는 고딕 악궁 추적기(Gothic arch tracer)가 사용된다. 이 추적기는 상악 치아에 부착된 기록판과 하악 치아에 부착된 기록침으로 되어 있는데 하악이 운동을 하면 그 운동 경로를 그리게 된다.

수평면에서 절치점의 움직임은 4가지 방향의 측방 운동이 마름모 형태로 나타난다. 이때 마름모의 측방 각도는 예각이고, 전후방 각도는 둔각이 된다(그림 5-30). 이 한계 운동은 하악의 개구(開口) 정도에 따라 달라지며 최대 개구시에는 거의 측방 운동이 일어나지 않는다(그림 5-31).

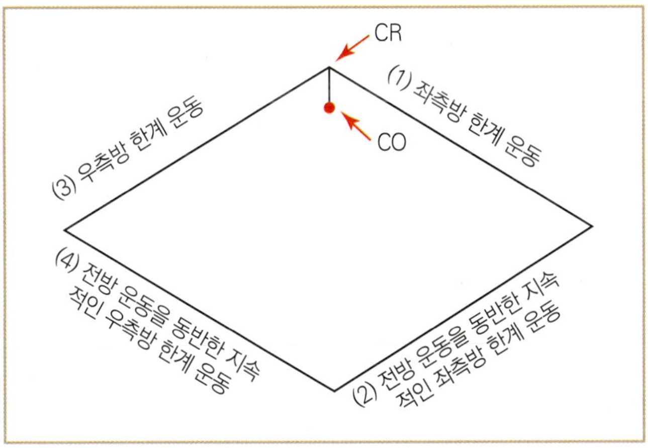

그림 5-30. 하악 한계 운동(수평면)

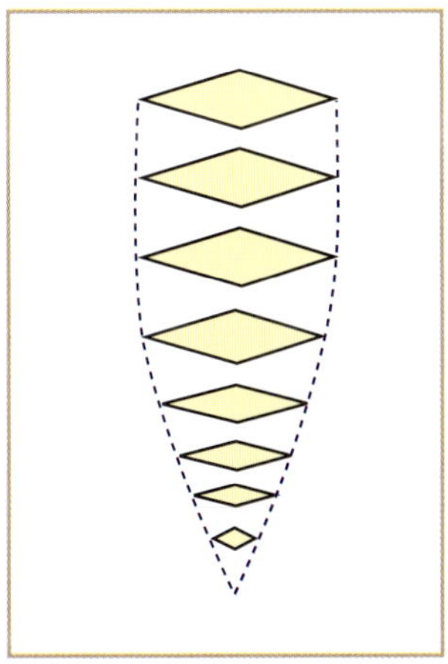

그림 5-31. 개구 정도에 따른 수평면에서의 한계 운동

① **좌측방 한계 운동(Left lateral border movement)**

좌측 측방 운동을 할 때 좌측 과두는 중심위에서 회전 운동을 하고, 우측 과두는 전내하방(前內下方)으로 움직이게 된다. 이때 절치점의 움직임이 좌측방 한계 운동이 된다.

② **전방 운동을 동반한 연속적인 좌측방 한계 운동 (Continued left lateral border movements with protrusion)**

하악 좌측방 한계에서 좌측 과두가 전방과 우측으로 움직이면, 우측 과두는 좌측방 한계 운동에서 이미 최전방에 있으므로 절치점은 정중선 부위에 오게 된다.

③ **우측방 한계 운동(Right lateral border movement)**

우측 측방 운동을 할 때 우측 과두는 중심위에서 회전 운동을 하고 좌측 과두는 전내하방(前內下方)으로 움직인다. 이때 절치점의 움직임이 우측방 한계 운동이 된다.

④ **전방 운동을 동반한 연속적인 우측방 한계 운동 (Continued right lateral border movement with protrusion)**

하악이 우측방 한계에서 우측 과두가 전방과 좌측으로 움직이면, 좌측 과두는 우측방 한계 운동에서 이미 최전방에 있으므로 절치점은 정중선 부위에 오게 된다.

(3) 전두면에서 본 한계 운동

전두면에서 절치점의 움직임은 4가지 종류의 운동을 가진 방패(防牌)모양으로 나타난다(그림 5-32).

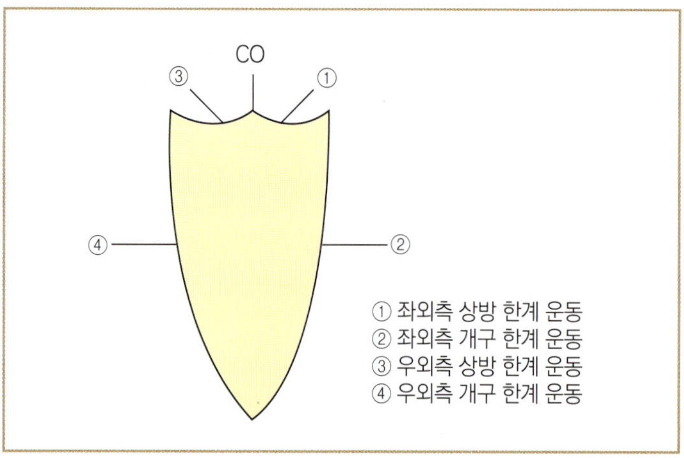

그림 5-32. 하악 한계 운동(전두면)

① 좌외측 상방 한계 운동(Left lateral superior border movements)

하악이 중심교합 상태에서 좌측으로 측방 운동을 하면, 절치점에 의해 하방으로 오목한 경로가 나타난다.

② 좌외측 개구 한계 운동(Left lateral opening border movements)

하악이 최대 좌외측 상방 위치에서 개구 운동을 하면, 외측으로 볼록한 경로가 나타나며 내측으로 운동을 하다 정중선과 일치된다.

③ 우외측 상방 한계 운동(Right lateral superior border movements)

하악이 중심교합 상태에서 우측 측방 운동을 하면, 하방으로 오목한 경로가 나타난다.

④ 우외측 개구 한계 운동(Right lateral opening border movements)

하악이 최대 우외측 상방 위치에서 개구운동을 하면, 좌측과 유사한 경로가 생겨서 정중선에서 끝나게 된다.

3. 하악 운동에 영향을 미치는 요인 (Determinants of mandibular movement)

양측 측두 하악 관절(TMJ)과 접촉하는 치아는 두개(頭蓋, Skull)에 매달려 있는 역 삼발이 형태의 3개의 다리와 같다.

하악 운동에 영향을 미치는 요인은 후방 결정 요인인 좌·우 측두 하악 관절, 전방 결정 요인인 치아 그리고 신경 근육계의 세가지 요인이 있다.

치아는 가까이 있는 결정 요인에 더 많은 영향을 받는데 전치부에 가까이 위치한 치아는 절치유도에 의해 큰 영향을 받지만 악관절(TMJ)에 의해서는 상대적으로 적게 받는다. 후방에 있는 치아는 악관절의 구조에 더 큰 영향을 받고 전치의 해부학적 구조에서는 영향을 적게 받는다(그림 5-33).

1) 후방 요인(Posterior determinants)

우측 측두 하악 관절(Right TMJ)과 좌측 측두 하악 관절(Left TMJ)로 주로 구치부에 영향을 미치는 요인으로 이들은 임의로 변경할 수 없다.

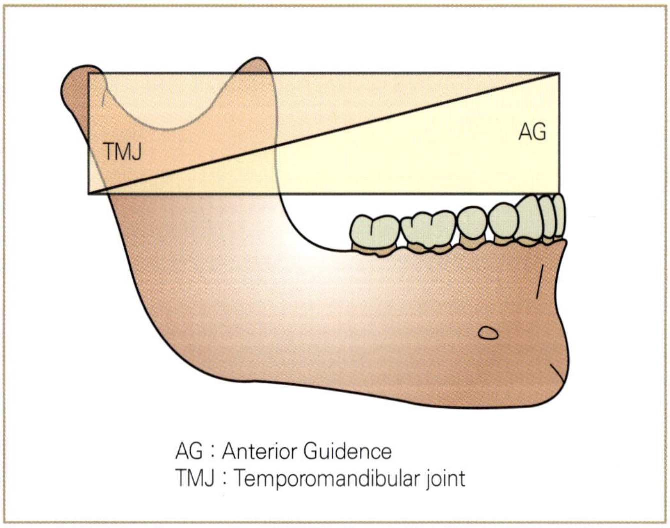

그림 5-33. 결정요인

2) 전방 요인(Anterior determinants)

주로 전치부에 영향을 미치는 요인으로 상·하악 치아가 여기에 속한다. 치아는 후방 요인과는 달리 자연적인 마모나 보철물, 선택 삭제, 교정, 발치, 치아 우식, 습관 등에 의해 변화할 수 있다. 전치는 전방이나 측방 운동시 하악을 유도하고, 구치는 폐구시 vertical stopper역활을 한다. 구치는 최대 교합위의 위치로 하악을 유도하게 되는데 이 위치는 과두가 관절와내의 최적 위치일 수도 있고 그렇지 않을 수도 있다.

3) 신경 근육 요인(Neuromuscular determinants)

신경과 근육은 치아에 의해 결정되는 것으로 저작, 발음, 연하와 같은 생리적 활동에서 비롯되는 의식적 반응일 수도 있고 이갈이(Bruxism)와 같은 무의식적 반응일 수도 있다.

신경과 근육 자체는 임의로 변경할 수 없으나 악관절과 조화되도록 치아를 위치시켜 간접적으로 조절할 수는 있다.

4. 절치유도와 과로

1) 절치유도(切齒誘導, Incisal guidance)(전치유도(前齒誘導, Anterior guidance)

하악이 전방 운동이나 측방 운동을 할 때 하악 전치 절단은 상악 전치의 설면에 접촉하면서 상악 전치 설면(Lingual concavity)의 형태를 따라 움직이게 된다. 상·하악 전치가 서로 접촉되면서 이동함에 따라 하악이 움직이게 되므로 절치유도는 하악 운동의 전방 결정요소가 된다. 또한 인체에서 상악은 고정되어 있고 하악이 움직이므로 하악 양 중절치 절단의 절치점이 움직인 길과도 같으므로 절치로(切齒路, Incisal path)라고도 한다(그림 5-34).

절치 유도의 활주로는 상악 전치와 하악 전치 사이의 수직 피개 및 수평 피개의 양, 상악 전치부 형태에 따라 영향을 받는다. 정상적인 전치부 악간 관계에서는 3~5mm의 수직 피개가 있다.

(1) 절치유도각(Incisal guidance angle, 전치유도각)

전방 운동과 측방 운동시 생긴 절치유도(전치유도)와 수평면이 이루는 각을 말하며 여기에는 두 종류의 각이 있다.

① 전방 절치 유도각(前方切齒誘導角, Protrusive incisal guidance angle)

시상면에서 보았을 때 전방 운동시 생긴 절치유도와 수평면이 이루는 각을 말하며 전방 절치로각 또는 시상 절치로각이라고도 한다(그림 5-34[B]).

이 시상 절치로각은 일반적으로 40~80° 범위이며 평균 60° 정도이다.

② 측방 절치 유도각(側方切齒誘導角, Lateral incisal guidance angle)

전두면에서 보았을 때 측방 운동시 생긴 절치유도와 수평면이 이루는 각을 말한다(그림 5-35).

이 각의 범위는 100~140°이며 평균 120°이다.

(2) 절치 유도판(切齒誘導板, Incisal guide table, Anterior guide table)

절치 유도각을 교합기에서 조절할 수 있는 장치로 이 절치유도판은 교합기에 따라 전·후, 좌·우로 조절이 되는 것(Mechanical incisal table)과 평편하게 고정되어 있는 것이 있는데 대부분은 평편하게 고정되어 있다(그림 5-36).

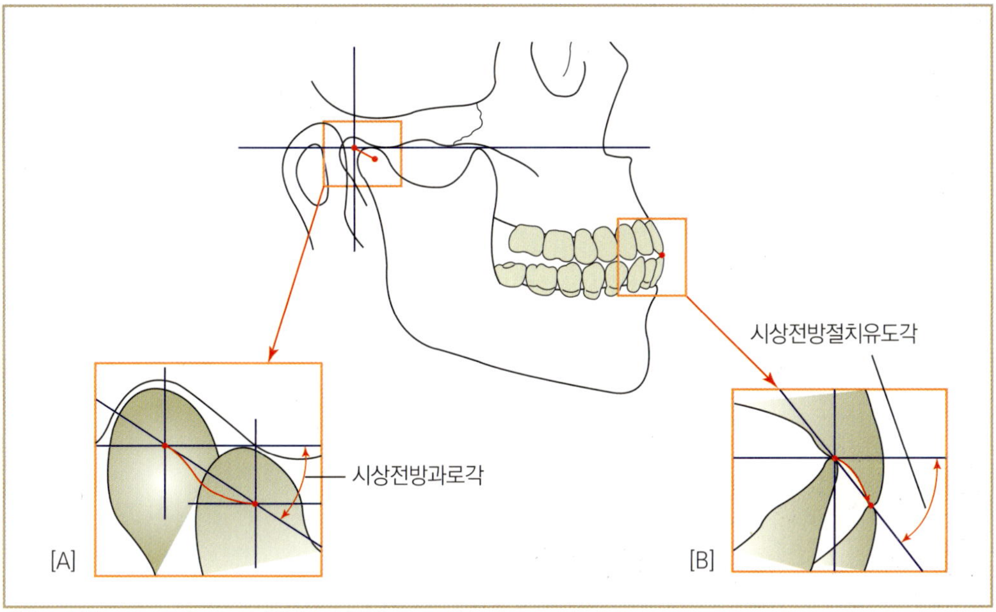

그림 5-34. 전방 운동시 절치유도와 과로

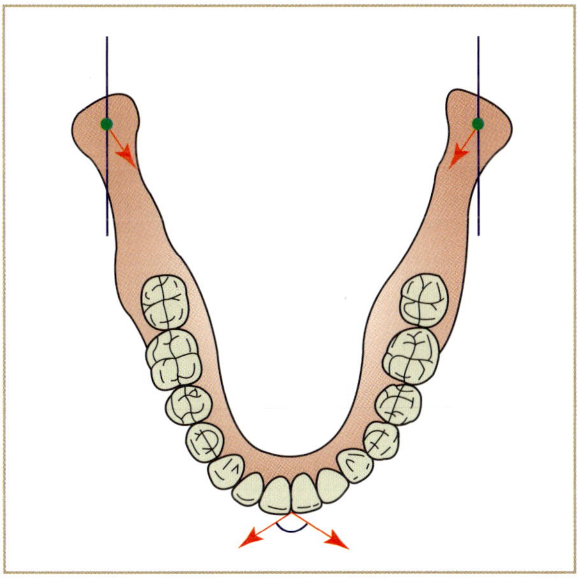

그림 5-35. 측방절치로각

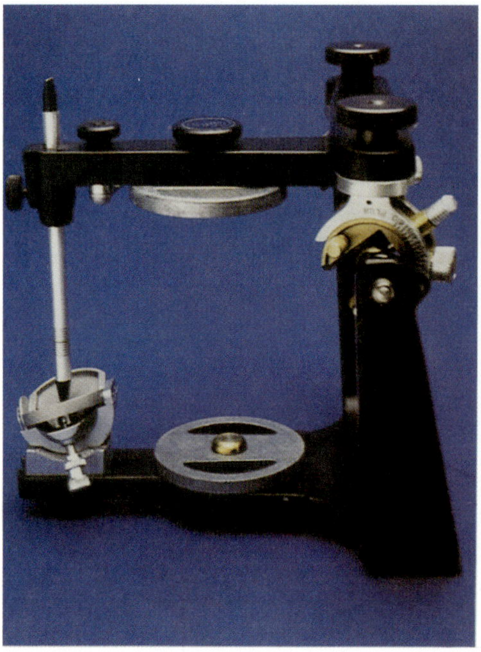

[A] 전후 경사

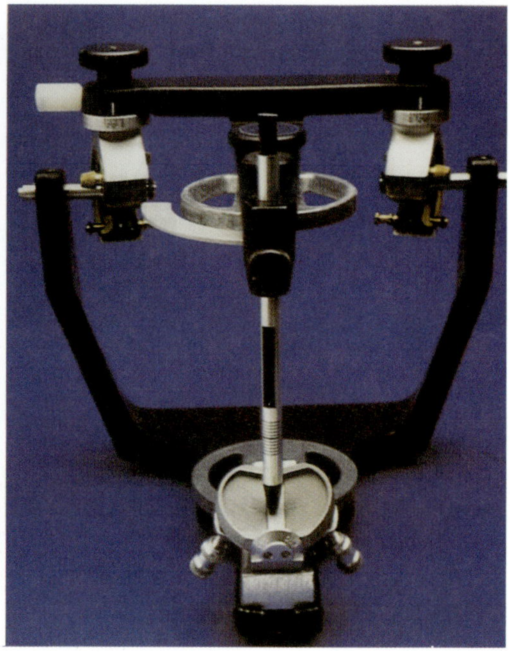

[B] 좌우 경사

그림 5-36. Hanau 교합기의 절치 유도판

① 절치 유도판의 조절

a. 전·후방 각도 조절

총의치를 배열할 때 6 전치를 먼저 배열한 다음 교합기의 상대를 후방으로 움직이면 전방 운동된 상태가 되는데 이때 절치유도봉은 절치 유도판에서 뜬다. 그러면 절치 유도판 아래의 고정나사를 풀어 절치유도봉이 판에 접촉될 때까지 절치 유도판을 전방으로 경사시켜 나사를 고정한다(그림 5-37). 이때 시상면에서 절치 유도판과 수평면이 이루는 각은 전방 절치 유도각이 된다.

b. 좌·우 측방 각도 조절

교합기를 우측으로 측방 운동시킨다. 만약 구강내의 자연 치열에서 우측으로 측방 운동시키면 하악이 움직이므로 하악이 우측으로 옮겨져서 상·하 견치의 첨두가 접촉되지만 교합기는 상대가 움직이므로 교합기의 상대를 좌측으로 움직여서 인공치나 모형상의 우측 치아의 상·하 첨두가 접촉되도록 한다.

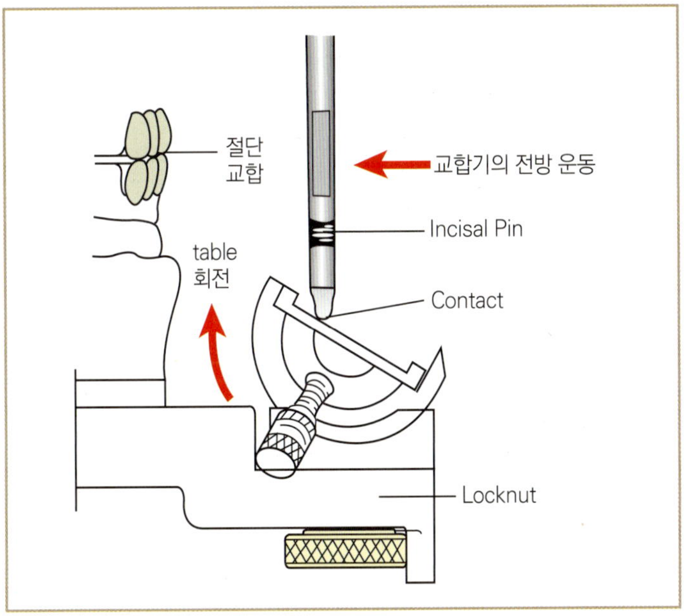

그림 5-37. 절치 유도판의 전·후방 각도 조절

그러면 교합기의 상대가 좌측으로 움직였으므로 절치 유도봉도 좌측으로 움직이며 절치 유도판에서 떨어져 그 사이에 간격이 생긴다. 이때 절치 유도판과 유도봉이 접촉되도록 절치 유도판의 좌측 날개를 나사를 돌려서 올려준다.

똑같은 방법으로 좌측으로 측방 운동시켜 절치 유도판의 우측 날개를 올려 절치유도봉과 접촉하도록 한다(그림 5-38). 이때 전두면에서 좌·우 절치 유도판과 수평면이 이루는 각은 측방 절치 유도각이 된다.

② 절치 유도판의 제작

교합기의 절치 유도판이 조절되지 않는 경우에는 그 환자에게 맞는 절치 유도판을 자가온성수지로 제작(Custom incisal table)한다(그림 5-39).

제작순서는

- vaselin을 절치 유도봉 끝에 도포한다.
- 절치 유도판에 resin액을 1방울 떨어뜨린다.
- resin을 mixing하여 절치유도판 위에 후면이 두꺼워지게 쌓아준다.
- 상악과 하악의 치아 사이에 셀로판 종이나 비닐을 깔아 모형의 교합면 마모를 방지한다.

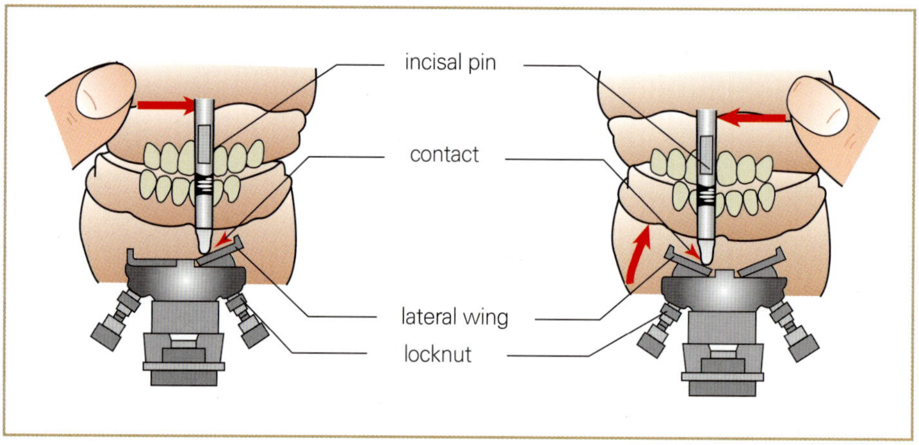

그림 5-38. 절치 유도판의 측방 각도 조절

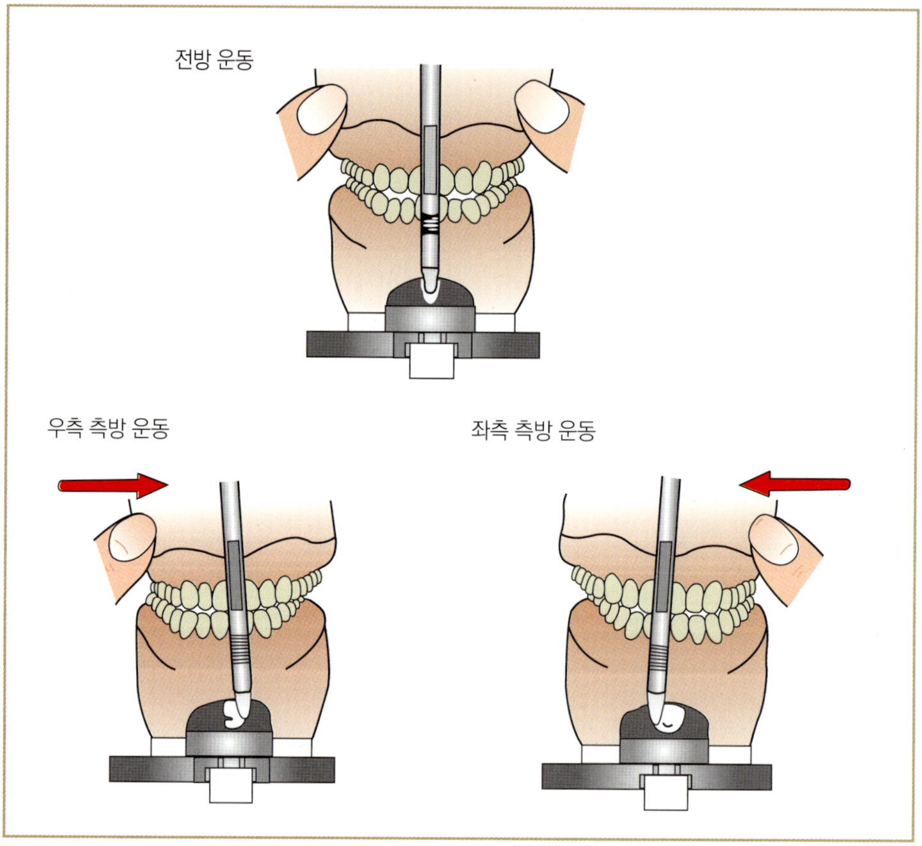

그림 5-39. 절치 유도판 제작

- 전방 운동과 좌, 우 측방 운동을 시킨다.
- resin이 경화되면 절치유도봉 아래에 교합지를 넣어 각 운동로가 잘 나타나게 한다.
- denture bur를 이용하여 교합지가 묻지 않은 부위를 삭제하면 그 환자에게 맞는 절치 유도판이 완성된다.

2) 과로(顆路, Condylar path)

측두 하악 관절의 하악와 내에서 과두가 이동한 길을 말한다. 이 과로는 하악와의 형태나 관절결절의 각도 그리고 하악 운동에 관여하는 근육이나 신경에 따라 결정된다. 이 과로에는 시상과로(Sagittal condylar path)와 측방과로(Lateral condylar path)가 있다.

사람마다 다양한 과로를 교합기에 그대로 재현시키는 것이 중요한데 과로는 인체에서는 곡선적 운동이나 대개의 교합기에서는 직선적으로 재현된다(그림 5-40).

(1) 과로각(顆路角, Condylar guidance angle)

과로가 기준면과 이루는 각을 말하며 과로 경사각 또는 과로 유도각이라고도 한다. 이 각은 하악 운동의 후방 결정 요인이 되며 여기에는 두 종류가 있다.

① 시상 과로각(矢狀顆路角, Sagittal condylar angle)

시상면에서 보았을 때 과로와 수평면이 이루는 각을 말한다. 시상 과로각에는 전방 운동시 생긴 과로가 수평면과 이루는 각인 시상 전방 과로각(Sagittal protrusive condylar angle, 수평 과로 경사각)과 측방 운동시 균형측 과로의 움직임과 수평면이 이루는 각인 시상 측방 과로각(Sagittal lateral condylar angle)이 있다.

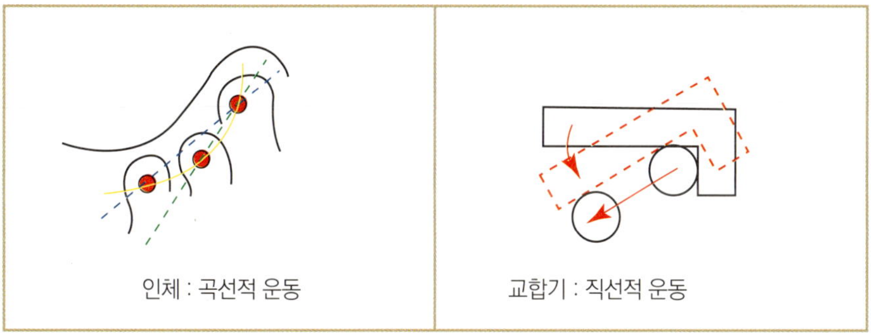

그림 5-40. 과 로

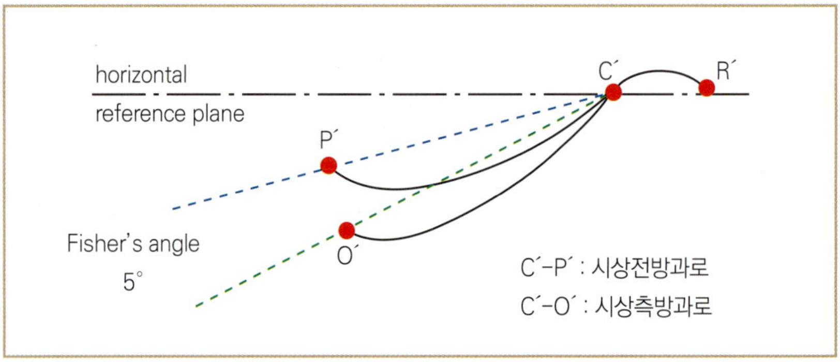

그림 5-41. Fisher's angle

이때 두 과로를 비교하면 시상 전방 과로는 시상 측방 과로보다 짧고 완만한 경사를 보이는데 이것은 하악와의 내측벽(Medial wall)이 관절결절보다 경사가 심하기 때문이다. 대개 시상 측방 과로각이 시상 전방 과로각보다 5° 정도 큰데 이것을 Fisher's angle이라고 한다(그림 5-41).

② 측방 과로각(測方顆路角, Lateral condylar angle)

수평면에서 측방 운동시 균형측 과로가 시상면과 이루는 각을 말하며 이것을 Bennett angle이라고도 한다.

(2) 과로 유도 장치(顆路誘導裝置, Condylar guidance mechanism)

과로각은 보철물 제작시 교합면 형태에 영향을 주므로 교합기에 적용해야 한다. 악관절에서 과두가 취하는 운동 경로와 유사한 운동 양상을 교합기상에 재현시키기 위해 교합기의 과로 조절기전에 부착되어 있는 기계 장치를 과로 유도 장치라 한다.

여기에는 시상 전방 과로각을 적용시키는 수평 과로 유도장치와 측방 운동시 균형측과 작업측을 조절하는 후방유도(後方誘導, Posterior guidance)가 있다.

① 시상 전방 과로각의 적용

시상 전방 과로각을 교합기에 재현시키기 위해서는 시상 Christensen 현상을 이용한다.

환자의 상·하 교합면 사이에 교합면간 기록재(Wax, plaster, ZOE paste)를 놓고 전방 운동 시키면 후방이 두꺼운 교합면간 기록(Interocclusal record)이 생긴다. 이것을 전방 교합간 기록(Protrusive check bite)이라 하며 Mounting된 모형의 상·하 교합면 사이에 놓고 구강내와 마찬가지로 전방 운동시켜 교합기의 수평 과로각의 눈금을 읽고 나사를 고정시킨다(그림 5-42).

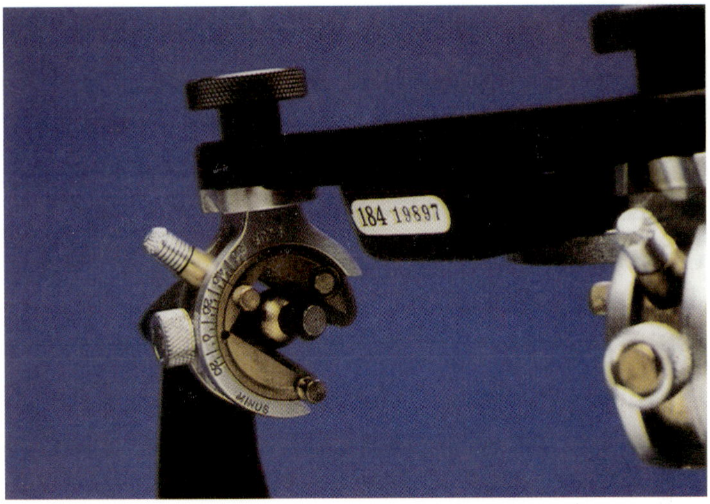

그림 5-42. Hanau Articulator의 수평 과로각 조절 장치

예를 들면, 평편한 교합제를 사용하여 중심위에서 전방위로 움직이면 전치부 교합제는 접촉되고 교합제는 후방으로 가면서 삼각형의 공간이 생긴다. 이러한 이개는 전방 운동시 과두가 하악와 내에서 전하방으로 이동할 때 관절결절을 따라 하강함으로써 나타난다. 그러므로 교합면상의 이개량을 측정하여 교합기에 적용하게 되면 생체와 교합기가 조화를 이루게 된다.

② 측방 과로각의 적용

측방 과로각을 교합기에 적용시키기 위해서는 측방 Christensen 현상을 이용한다.

환자의 하악을 측방으로 이동시켜 작업측의 상·하 견치의 첨두가 서로 접촉하는 위치에서 교합면간 기록을 채득한 것을 측방 교합간 기록(Lateral check bite)이라 한다. 교합기에 부착된 상·하 모형사이에 이것을 올려 놓고 똑같이 측방 운동을 시켜 측방 과로각을 조절한다. 특별히 Hanau 교합기에서는 시상 전방 과로각 또는 수평 과로 유도각만 알면 L=H/8+12라는 공식에 대입시켜 측방 과로각을 구하고(L=측방과로각, H=수평과로각) 이 측방 과로각을 교합기에 적용시킨다(그림 5-43).

(3) 과로각과 교합면과의 관계

① 시상 전방 과로각이 크면 과두가 하방으로 운동하는 양이 크므로 구치는 쉽게 이개되고 교두가 높아지며 교합면와는 깊어진다.

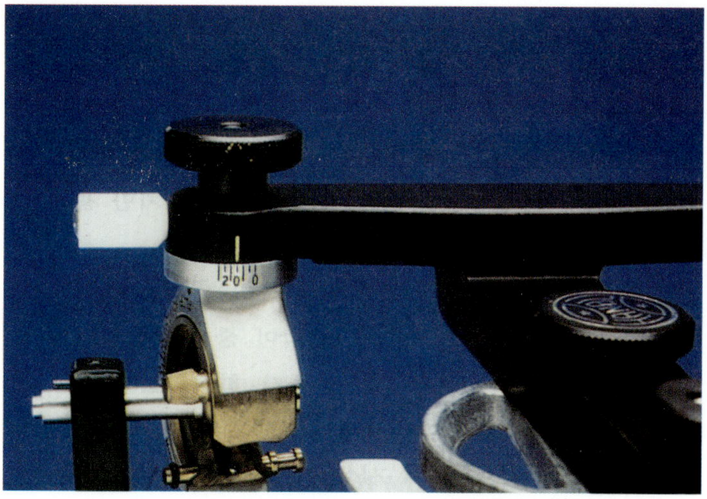

그림 5-43. Hanau Articulator의 측방 과로각 조절 장치

② 측방 과로각이 크면 하악이 측방으로 많이 움직이는 것이므로 교두가 낮아지고 교합면와는 얕아진다. 또 하악 구치의 교합면에서 작업측구와 비작업측구는 조금 더 근심에 위치한다.

5. 절치유도와 과로와의 관계

과로는 생체의 고유한 것으로 해부학적으로 사람마다 다르다.

절치유도는 술자에 따라 어느정도 변경이 가능하나 보철학적으로 상당히 중요하므로 교합기에서 원래 환자의 절치유도를 정확히 재현하여야 한다. 절치유도가 과로를 제한하는 것은 아니지만 생체에서는 절치유도와 과로가 자연적으로 조화되고 있다.

하악 운동은 후방의 양측 측두 하악 관절의 작용과 전방에 있는 상·하악 치아가 서로 접촉 활주함으로써 유도된다. 하악이 중심위에서 전방으로 활주 운동을 하면 측두 하악 관절에서는 과두가 하악와를 따라서 활주나 회전하면서 전방으로 이동한다. 이때 전치부에서는 하악 절단이 상악 전치의 설면을 따라서(즉, 시상 절치 유도를 그리며) 활주 이동하여 구치부를 이개시킨다. 이와같이 구치부가 이개되려면 시상절치유도각이 시상 전방 과로각보다 5° 정도 큰 것이 바람직하다(그림 5-44).

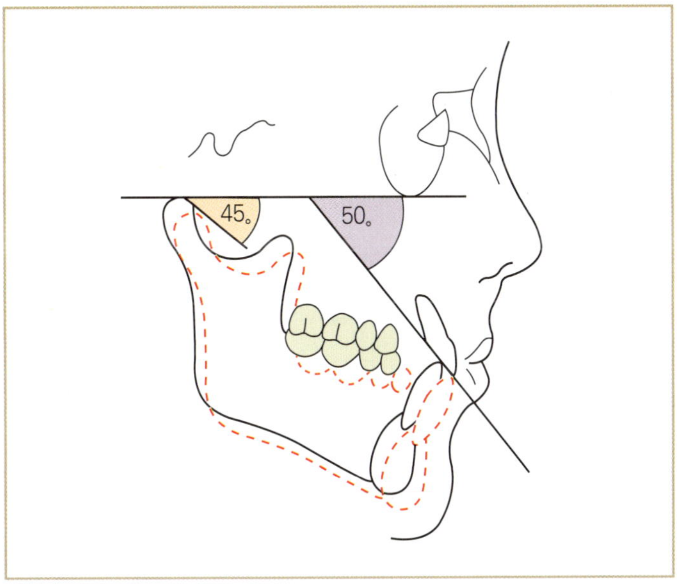

그림 5-44. 절치 유도와 과로와의 관계

시상 절치 유도각이 시상 전방 과로각보다 5° 정도 큰 것이 전방 운동시 구치를 이개시키는데 유리하다.

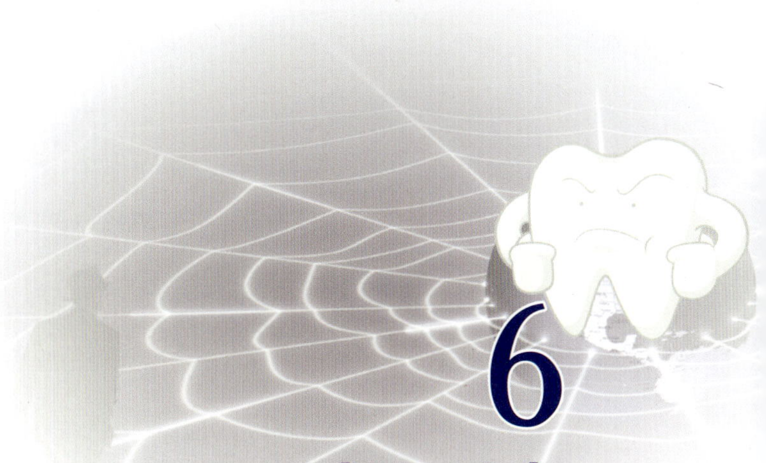

6 이상적인 교합의 유형

1. 양측성 균형교합 (兩側性均衡咬合, Bilateral balanced occlusion)

양측성 균형교합은 Bonwill과 Spee 그리고 Monson의 연구에 기초를 둔 교합으로 완전균형교합(Fully balanced occlusion) 또는 균형교합(Balanced occlusion)이라고도 한다.

이 교합은 중심교합뿐만 아니라 측방 운동시 작업측과 균형측이 모두 접촉되는 교합 형식으로 총의치에 적용된다(그림 6-1).

과거에는 치아접촉이 많으면 저작시 생기는 측방압을 많은 치주조직으로 분산시켜 구강의 건강 유지에 도움을 줄 것이라는 생각으로 적용하였으나 불필요한 치아 접촉을 오히려 치아 마모 또는 동요가 일어나고 치주조직에 많은 부담을 주며 무리한 교합압에 의해 악관절이나 저작근육에 동통을 유발한다. 그러므로 현재는 유치악의 교합 형식으로는 사용되지 않는다. 그러나 총의치에 있어서는 교합압을 많은 치아가 분담하고 비작업측의 접촉으로 교합 활동시 의치가 들리는 것(Lift)을 막아주므로 치열궁과 의치의 균형과 안정에 도움을 주는 목적으로 양측성 균형 교합이 사용된다.

양측성 균형교합에서 상·하악 치아의 접촉상태는 다음과 같다.

① 중심교합시 전치는 접촉하거나 또는 접촉하지 않을 수 있고 구치는 모두 접촉된다.

② 측방 운동시 작업측에서는 상악 협측교두의 내사면과 하악 협측교두의 외사면이, 상악 설측 교두의 외사면과 하악 설측 교두의 내사면이 접촉한다. 이것을 Cross tooth balance라고 한다.

표 6-1. Bilateral Balanced Occlusion

중심위		전방위	측방위	
교합 접촉상태	상·하악의 관계		작업측	비작업측
point centric. 전치와 구치 모두 접촉 또는 전치는 이개될 수 있다.	1치 대 2치 관계 . cusp to marginal ridge관계	전치와 구치 모두 접촉	상·하악 구치의 협설 교두 모두 접촉하여 cross tooth balance를 이룬다.	상악 구치 설측 교두와 하악 구치 협측 교두가 접촉하여 cross arch balance를 이룬다.

③ 측방 운동시 균형측에서는 상악의 설측 교두의 내사면과 하악 협측교두의 내사면이 접촉하는데 이러한 균형측의 접촉을 Cross arch balance라고 한다.

④ 전방 운동시 전치부에서는 상악 6전치의 절단이나 하악 제1소구치를 포함한 8전치의 절단이 접촉하게 된다. 그리고 구치부에서는 상악 설측교두의 원심 경사와 대합하는 와나 변연융선의 근심 경사가 접촉하고, 하악 협측교두의 근심 경사와 대합하는 와나 변연융선의 원심 경사가 접촉하게 된다.

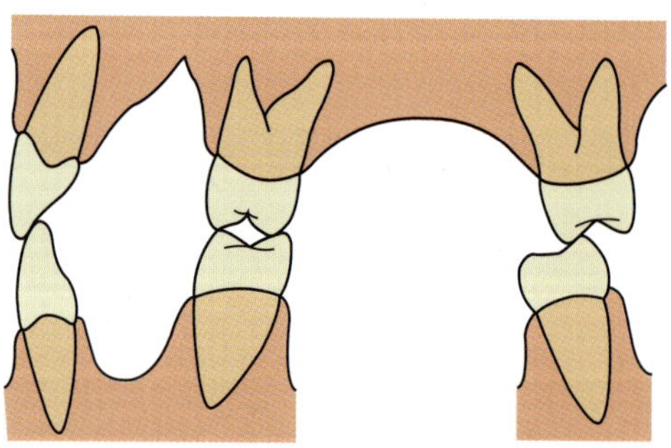

그림 6-1. 양측성 균형교합

2. 편측성 균형교합 (片側性均衡咬合, Unilateral balanced occlusion)

편측성 균형교합은 Schuyler가 제창한 보철학적 이상 교합의 하나이다.

일측성 균형교합, 군기능 교합(Group function occlusion), Segmented group function occlusion, Working side occlusion이라고도 한다(그림 6-2).

편측성 균형교합에서 상·하악 치아의 접촉상태는 다음과 같다.

① 중심교합시 전치는 접촉하거나 또는 접촉하지 않을 수도 있고 구치는 모두 접촉된다.

② 측방 운동시 전치는 대개 접촉되지 않으나 때로는 작업측의 견치가 접촉되기도 한다. 작업측의 상악 협측교두 내사면과 하악 협측교두 외사면이 접촉되고, 상악 설측 교두 외사면과 하악 설측 교두 내사면이 접촉된다. 작업측에서 이러한 설측 교두끼리의 접촉상태를 Cross tooth balance라 하는데(그림 6-2[A]) 이러한 설측 교두의 접촉은 교두 간섭이 발생되어 외상성 교합의 요인이 되므로 피하는 것이 좋다.

③ 균형측에서는 접촉이 일어나지 않는다. 그러므로 작업측의 상하 협측교두는 서로 접촉하나 설측 교두와 균형측에서는 접촉되지 않는 경우가 일반적인 편측성 균형 교합 상태이다(그림 6-2[B]).

④ 전방 운동시 전치는 상·하악 6전치 절단이 접촉하고 구치는 접촉하지 않는다.

이 교합은 양측성 균형교합에서 측방 운동시 균형측의 접촉과 전방 운동시 구치의 접촉을 제외한 상태이므로 비기능 교두의 마모를 방지한다. Schuyler는 균형측에서의 치아 접촉을 총의치의 유지에는 바람직하나 자연치에서는 외상성 교합과 악관절증의 요인이 되므로 좋지 않다고 하였다.

젊을 때는 상호 보호 교합이었으나 오랜 기간 동안의 교모나 마모 등으로 나이 든 환자의 대부분이 이런 교합 상태이고 고정성 보철물(Fixed prosthodontics)에 적용된다. 상호 보호 교합은 측방 운동시 작업측 견치가 측방압을 모두 감당하지만 이 교합은 작업측의 모든 치아가 분담하는 장점을 지닌다.

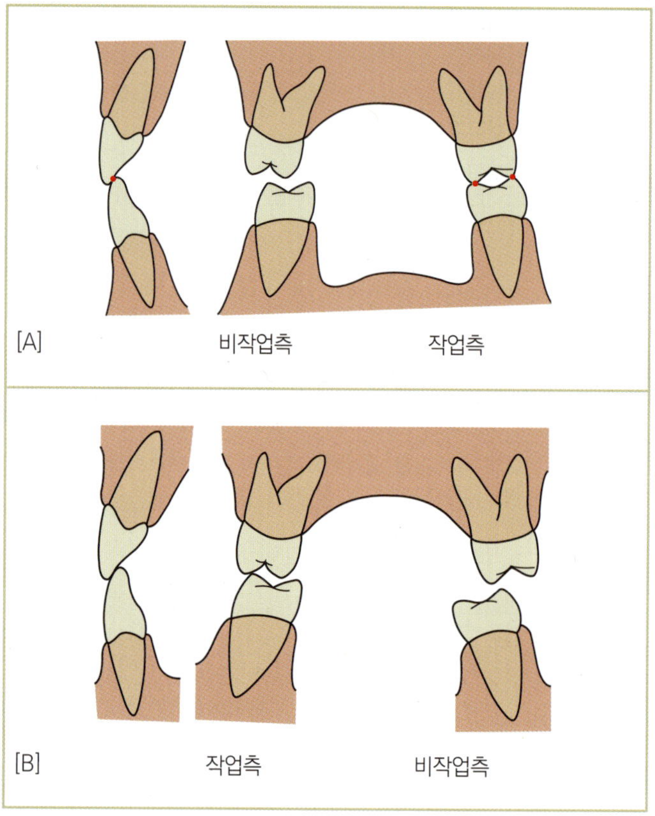

그림 6-2. 편측성 균형교합

표 6-2. Unilateral Balanced Occlusion

중 심 위		전 방 위	측 방 위	
교합 접촉상태	상·하악의 관계		작업측	비작업측
long centric. 전치는 접촉하거나 접촉하지 을 수 있고 구치는 모두 접촉	1치 대 2치 관계. cusp to marginal ridge 관계	상·하악 전치가 접촉되고 구치는 이개	상·하악 구치의 협측 교두끼리 접촉	모두 이개

3. 상호 보호 교합 (相互保護咬合, Mutually protected occlusion)

과거에는 자연 치열에서도 양측성 균형교합이 구강 회복의 최적이라고 생각하여 환자에게 시술하였으나 계속 실패하게 되었다. 그러므로 양측성 균형교합을 자연치에 적용시키지 못하는 이유를 찾고자 노인 환자들 중에서 치아에 교모가 거의 일어나지 않는 사람들을 선택하여 조사하던 중에 발견된 교합 양식이다.

D'amico, Stallard, Stuart 등에 의해 유래되었다. 이 교합은 중심교합을 할 때는 구치가 접촉하고 전치는 이개되어 보호되며, 전방 운동시는 전치만 접촉되어 구치가 보호된다. 또한 측방 운동시에는 견치만 접촉되어 절치와 구치가 견치에 의해 유도되므로 견치유도교합(Canine guided occlusion), 또는 견치 보호 교합(Canine protected occlusion)이라 한다(그림 6-3).

그리고 보호되는 부분이 교합되지 않고 이개(離開)되므로 이개 교합(Disclusion)이라고도 한다. 같은 의미로 Stallard와 Stuart는 Organic occlusion이라고 불렀다.

이 교합은 치아의 접촉이 적으므로 치아가 최소한으로 마모되고 치주 조직에 부담이 적어 건강한 치주 조직을 갖게하는 자연치의 이상적인 교합형태이다. 그러나 이 교합은 견치에 부담이 크므로 견치가 결손되었거나 위치상에 이상이 있을 경우에는 사용할 수 없다.

구치의 치근은 분지(Furcation)되어 치조골에 단단히 식립되어 있으므로 교합압의 수직적인 힘에는 강하나 상악 구치는 협측, 하악 구치는 설측의 치조골이 얇아서 측방압에는

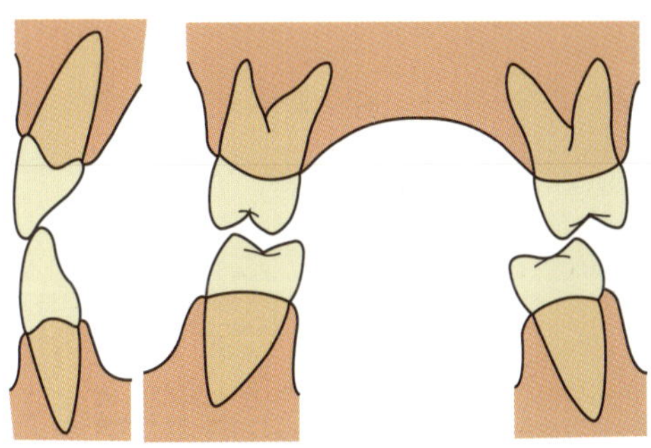

그림 6-3. 상호보호교합(전방 운동시)

표 6-3. Mutually Protected Occlusion

중심위		전방위	측방위	
교합 접촉상태	상·하악의 관계		작업측	비작업측
point centric. 구치만 접촉되고 전치는 약 30μ 정도 이개	1치 대 1치 관계. cusp to fossa 관계. 대합치와 3점접촉(tri-podism)	상·하악 전치는 접촉되고 구치는 이개	상·하악 견치만 접촉되고 나머지 치아는 이개되나 때로는 다른 절치도 접촉될 수 있다.	모두 이개

약하다. 이에 비해 전치는 단근치이므로 수직압에는 약하나 지점(Fulcrum)이 되는 측두하악 관절(TMJ)에서 멀리 위치하므로 측방압을 감소시킬 수 있다. 특히 견치는 치관과 치근이 길고 치조골 내에 깊이 식립되어 있으며 또한 치조골벽이 조밀하므로 측방압을 잘 감당할 수 있는 치아이다.

상호 보호 교합의 치아 접촉 상태를 보면 다음과 같다.

① 중심교합시에는 수직압이 작용하므로 구치가 접촉되어 수직압을 담당하고 수직압에 약한 전치는 이개되어 보호받는다. 이 때 구치는 1치 대 1치의 관계로 3점 접촉을 한다(그림 6-4).

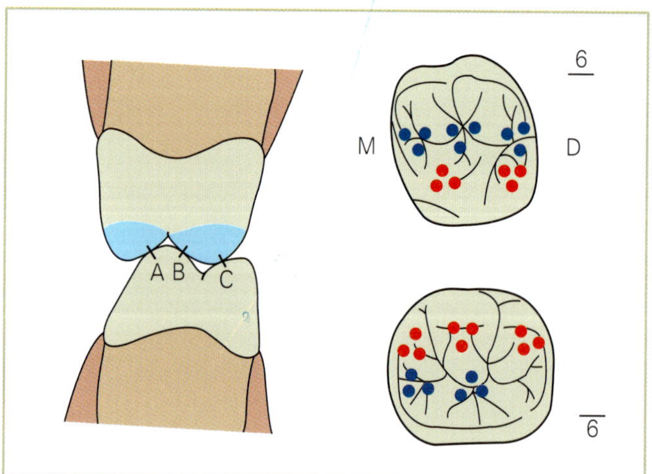

그림 6-4. 상호 보호 교합에서 상·하악 구치의 접촉관계(1치 대 1치, 3점접촉)

② 측방 운동시에는 작업측의 상·하악 견치의 첨두만 접촉되어 측방압에 강한 견치가 감당하고 나머지 절치와 구치가 보호된다.
③ 전방 운동시 전치는 지점인 악관절에서 멀고 치아가 전방으로 경사져 있으므로 상·하악 6 전치의 절단이 접촉되고 구치는 모두 이개되어 보호된다(그림 6-5).

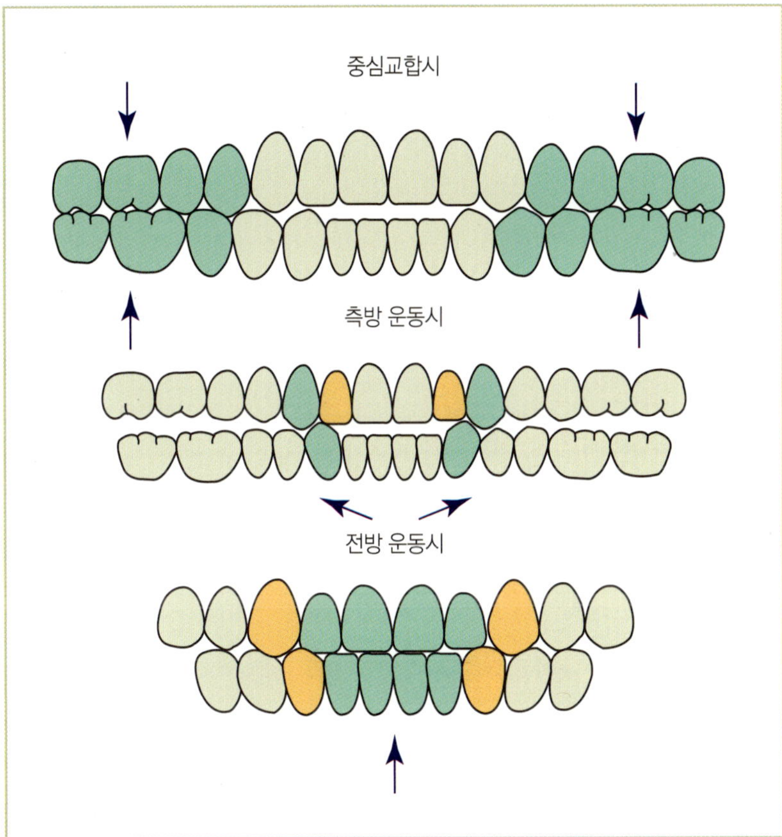

그림 6-5. 상호 보호 교합시 치아 접촉 상태

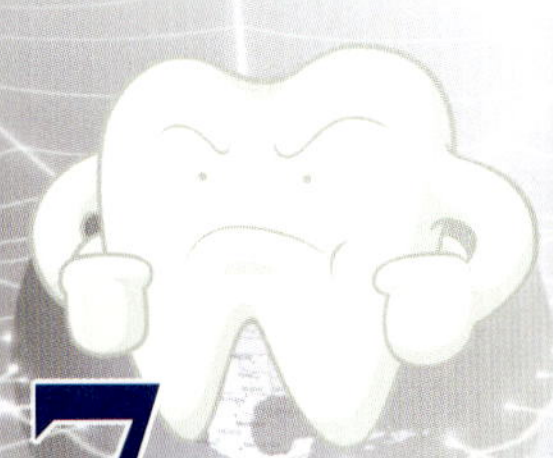

7 교합면 형태에 관여하는 요인

보철물을 제작하기 위해 교합면을 형성할 때 교두의 위치나 높이, 융선과 구의 방향과 위치, 상악 전치 설면와의 깊이 등은 하악골의 기능운동과 조화를 이루어야 한다.

만약 하악 운동과 조화를 이루지 못하면 악관절이나 근육 이상, 치주 조직 파괴와 같은 현상이 나타날 수 있다. 측방 운동을 할 때 작업측 하악두는 회전하면서 외측방으로 이동하고, 균형측 하악두는 초기에는 정중 방향으로 움직이며(ISS) 그 후 전내 하방으로 회전하면서 이동한다(PSS). 이와같이 하악의 측방 이동은 교합면 형태를 결정할 때 구치 중심구의 폭, 구(대합치 교두 통과로)의 방향과 그것에 따른 교두의 위치, 교두 경사 및 교두의 높이, 전치 설면 형태 등에 의해 영향을 받는다.

본 장에서는 교합면 형태에 영향을 미치는 요인으로 수직적 결정요인, 수평적 결정요인, 상악전치 설면와와의 관계 등으로 나누어 설명하고자 한다.

1. 수직적 결정 요인(Vertical determinents)

하악 운동은 전방에 있는 상·하악 치아의 접촉 활주와 후방에 있는 좌우 악관절에 의해 유도된다. 교합면에서 교두의 높이나 와의 깊이에 영향을 미치는 요인을 수직적 결정 요인이라 한다.

1) 피 개

(1) 수평 피개

전치의 수평 피개가 감소하면 편심으로 운동할 때 하악이 하방으로 이동하기 용이하므로 구치가 이개되기 쉽다. 따라서 구치 교두의 높이는 높아지고, 절치유도각(절치로각)은 커진다. 반대로 수평 피개가 증가하면 편심 운동시 하악이 수평으로 이동하므로 구치는 이개하기가 쉽지 않다. 따라서 구치의 교두는 낮아지고 절치유도각(절치로각)은 작아진다(그림 7-1).

(2) 수직 피개

전치의 수직 피개가 감소하면 구치의 교두는 낮아지고 절치 유도각도 작아진다. 수평 피개가 증가하면 구치의 교두는 높아지고 절치 유도각도 커진다(그림 7-2).
수직 피개는 같고 수평 피개가 증가된 경우 절치로 각은 감소되며 수평 피개는 같고 수직 피개가 증가된 경우 절치로 각은 증가된다.

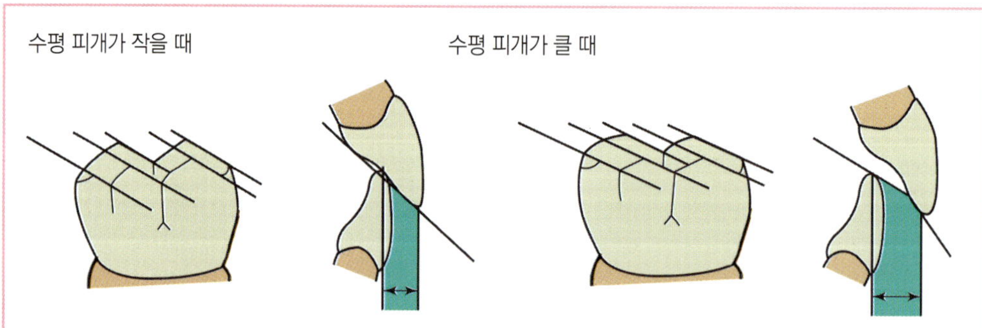

그림 7-1. 수평 피개와 교두와의 관계
전치의 수평 피개가 작으면 교두는 높아지고, 절치 유도각은 커진다.
전치의 수평 피개가 크면 교두는 낮아지고, 절치 유도각은 작아진다.

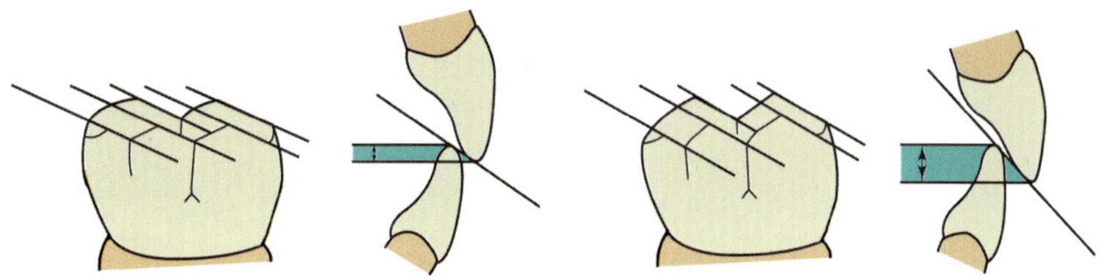

그림 7-2. 수직 피개와 교두와의 관계

전치의 수직 피개가 작으면 교두는 낮아지고, 절치 유도각은 작아진다.
전치의 수직 피개가 크면 교두는 높아지고, 절치 유도각은 커진다.

수직 피개가 적고 수평 피개가 큰 경우는 하악의 절치점이 상악 전치 설면의 영향을 받기 어렵기 때문에 절치유도는 완만하다. 수직 피개가 적고 수평 피개가 작은 경우는 하악 절치점이 상악 전치 설면의 영향을 받기 쉬우므로 절치로의 경사는 급하다.

2) 하악의 측방 전이 운동(Bennett movement)

(1) 운동량

하악의 측방전이(side shift)가 작으면 구치 교두의 높이가 높아지고, 측방전이가 크면 구치 교두의 높이는 낮아진다(그림 7-3).

(2) 방 향

① 외측상방(Laterosurtrusion)

회전 과두가 외측상방으로 움직이면 작업측 비기능교두의 내사면이 완만하게 되어 구치의 교두는 낮아진다.

② 외측하방(Laterodetrusion)

회전 과두가 외측하방으로 움직이면 비 기능 교두의 경사가 급하게 되어 구치의 교두는 높아진다.

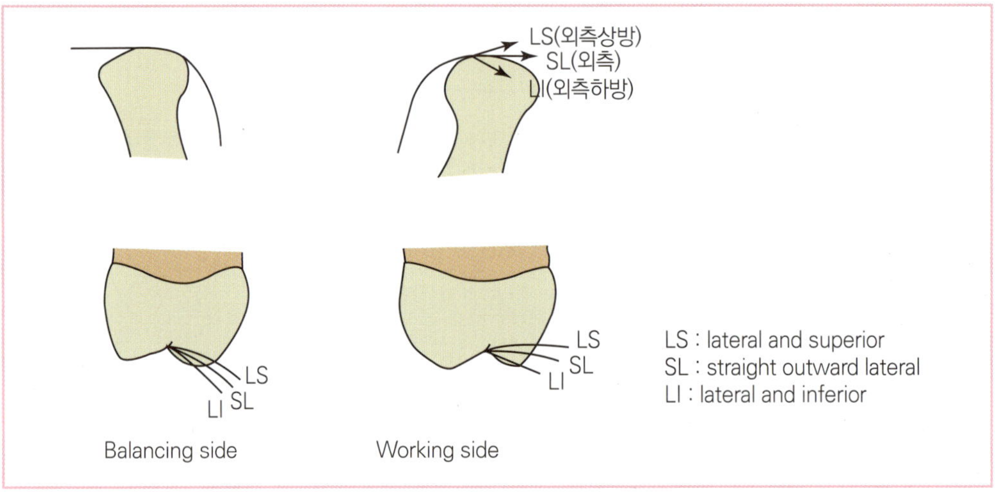

그림 7-3. 전두면에서 회전 과두의 운동방향과 교두의 높이 관계

회전 과두가 외측 상방으로 움직이면 구치의 교두는 낮아지고,
외측 하방으로 움직이면 교두는 높아진다.

3) 관절결절의 각도(관절 경사각, Angle of the eminentiae)

하악이 전방 운동할 때 과두는 하악와의 면을 따라 관절결절 부위까지 전하방으로 움직인다. 그러므로 이 관절결절의 각도가 작으면, 상악 설측교두의 협측 사면과 하악 협측교두의 설측 사면의 경사도가 완만해져 구치 교두가 낮아지고 교합면와도 얕아지며 절치유도각도 작아진다. 반면에 관절결절의 각도가 크면, 구치 교두는 높아지고 교합면 와도 깊어지며 절치유도각도 커진다(그림 7-4).

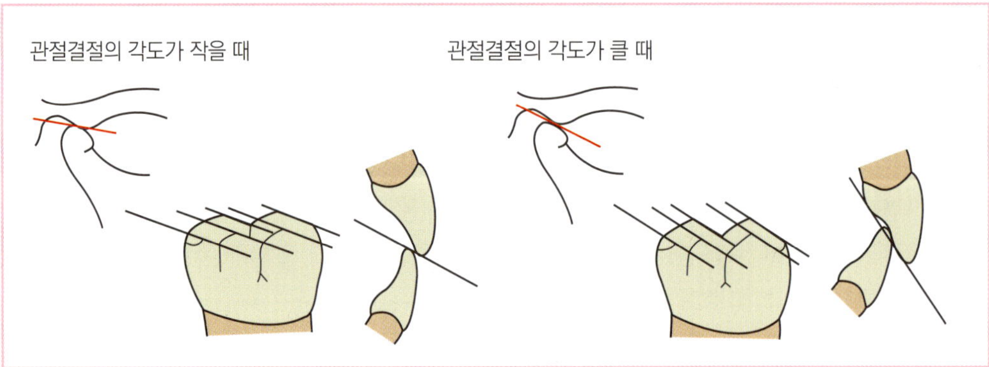

그림 7-4. 관절결절 각도와 구치 교두 경사, 절치유도각과의 관계

관절 결절의 경사 각도가 작으면 교두는 낮아지고, 절치 유도각은 작아진다.
관절 결절의 경사 각도가 크면 교두는 높아지고, 절치 유도각은 커진다.

4) Spee 만곡

시상면 보았을 때 하악 견치의 첨두와 소·대구치의 협측 교두정을 연결한 Spee 만곡의 반경이 작으면 교합평면이 오목하여 하악의 운동의 범위가 작아지므로 전방 운동시 구치가 이개가 어렵게 되어 구치 교두는 낮아진다.

반면 Spee 만곡의 반경이 크면 교합평면이 편평하여 하악의 운동 범위가 커지므로 전방 운동시 구치가 이개가 쉽게되어 교두는 높아진다(그림 7-5).

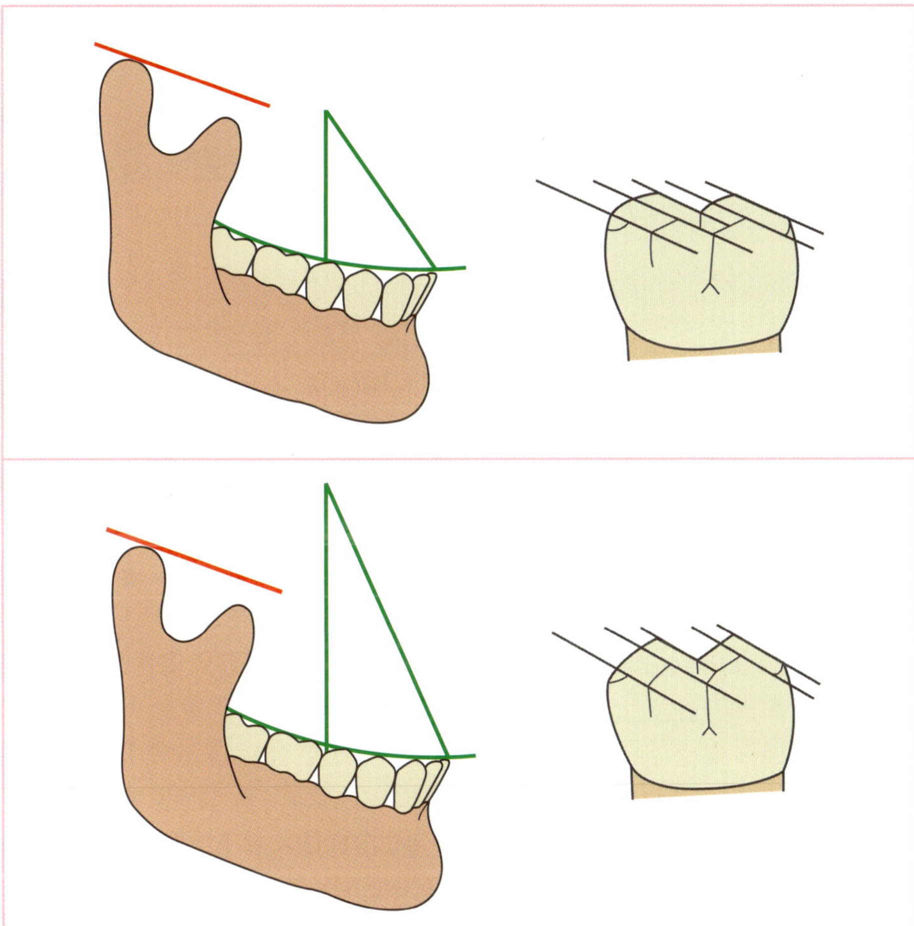

그림 7-5. Spee 만곡의 반경과 교두와의 관계

Spee 만곡의 반경이 작으면 교두는 낮아지고 반경이 크면 교두는 높아진다.

5) 교합평면과 시상전방과로

시상면에서 보았을 때 교합평면과 시상 전방 과로가 평행에 가까우면 전방 운동시 구치가 이개되기 어려우므로 구치 교두는 낮아진다. 그러나 교합평면과 시상 전방 과로가 평행에서 어긋날수록 구치는 이개되기 쉬우므로 구치 교두는 높아진다(그림 7-6).

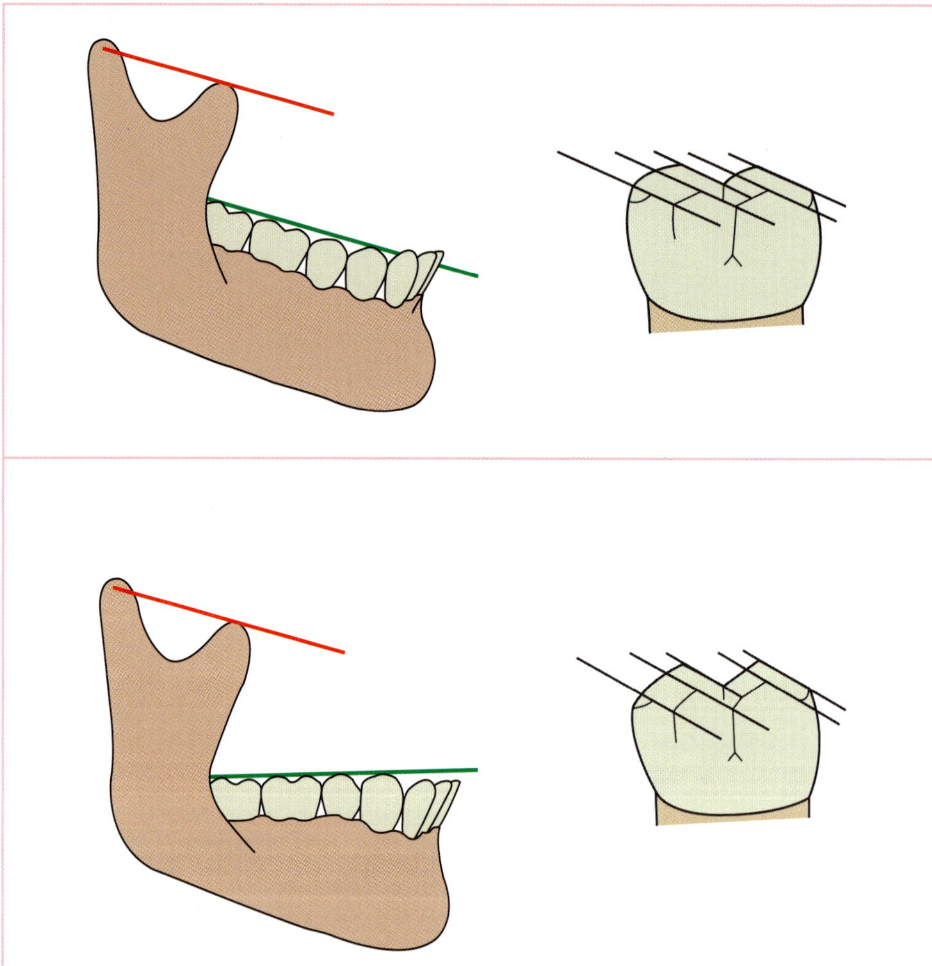

그림 7-6. 교합평면과 시상 전방 과로와의 관계

교합 평면과 시상전방과로가 평행에 가까우면 교두는 낮아지고,
평행에서 어긋나면 교두는 높아진다.

6) ISS

하악이 측방 운동을 할 때 균형측 과두가 처음에 정중 방향으로 움직이는 양에 따라 교두의 높이가 달라진다.

ISS가 작으면 상악 설측교두의 내사면과 하악 협측교두의 내사면에 큰 영향을 미치지 않으므로 구치의 교두는 높아지고 중심구의 폭은 좁아지며 절치유도각은 커진다.

그러나 ISS가 크면 균형측 치아가 서로 접촉하는 위치로 용이하게 이동하기 위해 구치 교두는 낮아지고 중심구의 폭은 넓어지며 절치유도각은 작아진다(그림 7-7).

ISS는 주로 중심구의 폭에 영향을 미치고 PSS는 균형측에서 구치부 교두의 협측 경사면, 융선과 구에 영향을 미친다.

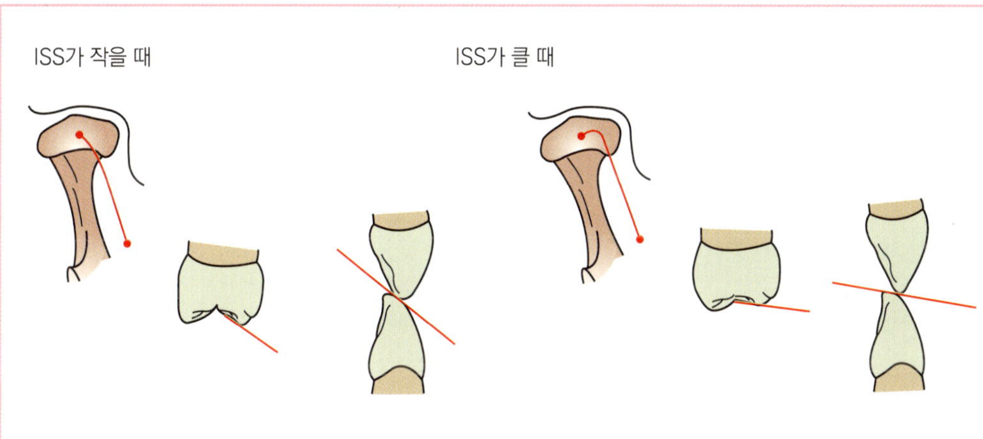

그림 7-7. ISS와 교두 높이, 절치유도각과의 관계

ISS가 작으면 교두는 높아지고, 절치 유도각은 커진다.
ISS가 크면 교두는 낮아지고, 절치 유도각은 작아진다.

2. 수평적 결정 요인(Horizontal determinents)

교합면의 융선과 구의 방향을 결정하는 요인을 수평적 결정 요인이라고 한다. 하악이 편심운동을 할때 기능교두는 대합치의 함몰부인 구를 따라 지나간다. 측방 운동시 작업측 운동로와 비 작업측 운동로 두개의 운동로가 있는데 과두가 작업측 방향으로 움직이면 교두는 대합치 교합면상의 구를 따라 이동하게 되는데 이 길을 작업측 운동로 또는 작업측구라고 한다. 반대로 교두가 비작업측 방향으로 이동될 때 통로가 되는 길을 비작업측 운동로 또는 비작업측구라 한다.

이 작업측구와 비작업측구가 서로 교차하여 이루는 각은 Gothic arch의 전개각과 유사한 형태를 이루는데 이것을 Arrow point angle이라 한다. 이 Arrow point angle이 작다는 것은 작업측 운동로와 균형측 운동로 사이 각이 작다는 뜻으로 상악 구치의 교합면에서는 작업측구와 비작업측구가 좀 더 근심에 위치한다는 것이고 하악 구치의 교합면에서는 좀 더 원심에 위치한다는 것이다. 반대로 Arrow point angle가 크다는 것은 상악 구치의 교합면에서는 좀 더 원심에, 하악 구치의 교합면에서는 좀 더 근심에 위치한다는 것이다.

Arrow point angle에 영향을 주는 요인은 과두간 거리, 회전 중심이 되는 작업측 과두로부터의 거리, 정중 시상면과 치아의 위치, Bennet movement, 균형측 과두의 측방전이 등이 있다.

1) 회전 과두로부터의 거리

회전 과두 즉, 작업측 과두로부터 치아의 거리가 가까울수록 Arrow point angle이 작아지고 멀수록 Arrow point angle은 커진다. 즉, 회전 과두에 좀더 가까운 대구치는 각이 작고 먼 소구치는 각이 커진다(그림 7-8).

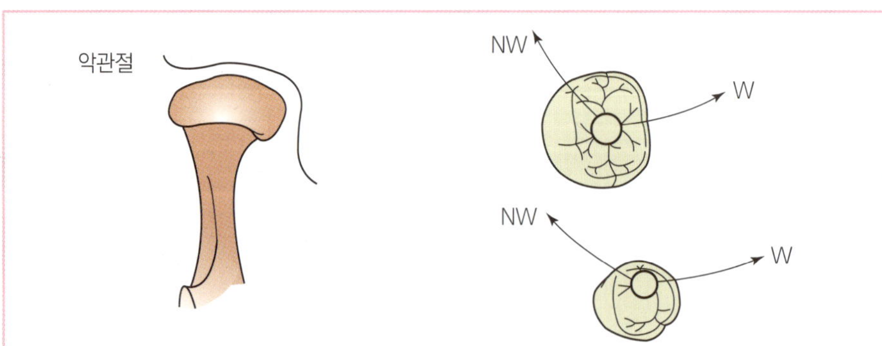

그림 7-8. 회전 과두로부터의 거리와 Arrow point angle과의 관계

회전 과두로부터 거리가 멀면 Arrow point angle이 크다.
회전 과두로부터 거리가 멀면 Arrow point angle은 크고, 가까우면 작다.

2) 정중시상면에서의 치아 위치

치아가 정중 시상면에 가까이 있으면 Arrow point angle은 작고 멀리 있으면 Arrow point angle은 커진다. 즉, 치열궁이 좁은 사람은 넓은 사람보다 Arrow point angle이 작아진다(그림 7-9). 수평면에서 작업측 과두가 측후방으로 움직일 때 측전방으로 움직일 때보다 allow point angle은 커진다. 측방 운동시 균형측 과두는 전내하방으로 움직일 때보다 커지면 Arrow point angle은 커진다.

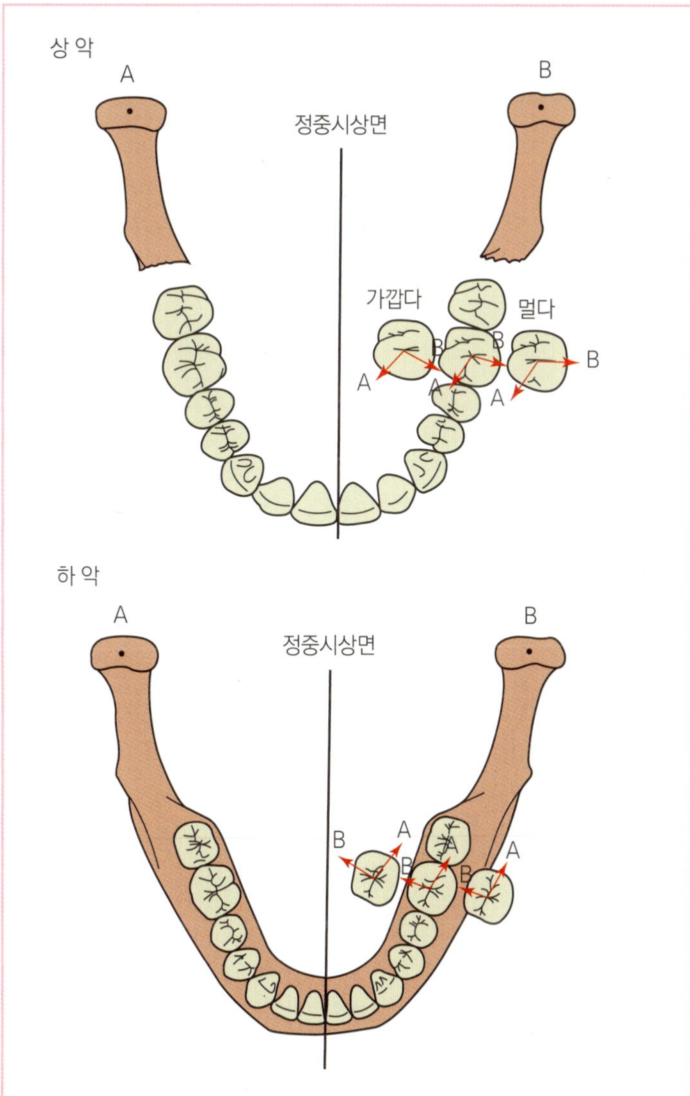

그림 7-9. 정중 시상면에서의 치아의 위치와 Arrow point angle과의 관계
치아가 정중 시상면에 가까이 있으면 Arrow point angle은 작고, 멀리 있으면 커진다.

3) 과두간의 거리

좌·우측 과두간의 거리가 차이가 난다는 것은 회전 중심의 위치에 변화를 주므로 교합면의 운동 경로에 영향을 미친다. 과두간의 거리가 가까우면(A2B2) Arrow point angle이 커지고 거리가 멀면(A1B1) Arrow point angle이 작아진다(그림 7-10).

상악 치아는 과두간의 거리가 가까울수록 Arrow point angle이 커지며, 작업측 운동로와 균형측 운동로가 원심에 위치한다.

하악 치아는 과두간의 거리가 가까울수록 Arrow point angle가 커지며, 작업측 운동로와 균형측 운동로가 근심에 위치한다.

따라서 생체에서 측정한 과두간의 거리를 교합기에 정확히 재현하는 것이 중요하다.

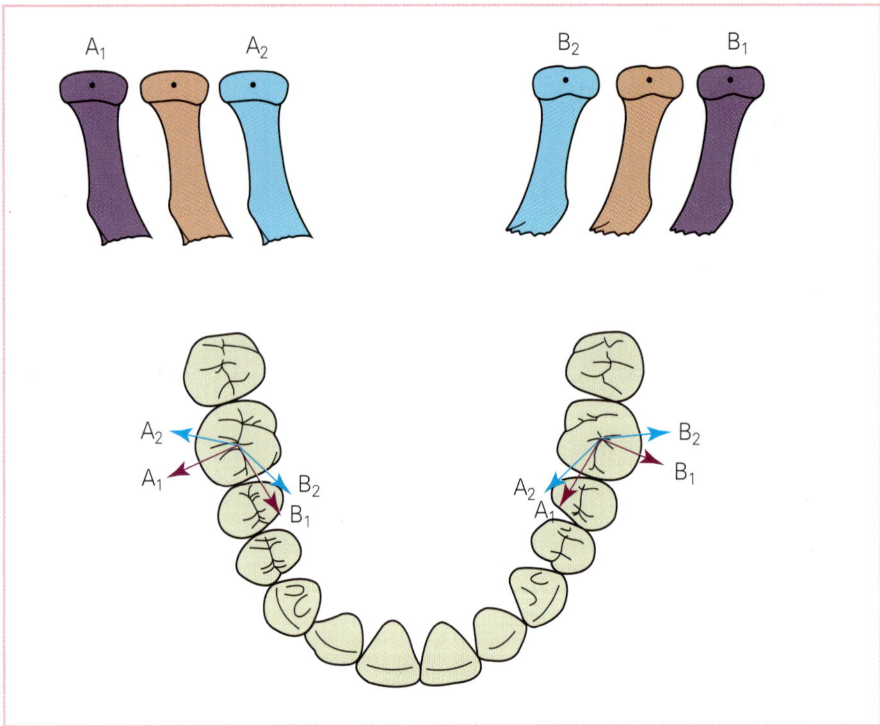

그림 7-10. 양측 과두간의 거리와 Arrow point angle과의 관계

과두간의 거리가 가까우면 Arrow point angle이 커지고, 멀면 작아진다.

4) Bennett movement

(1) 운동량

하악이 측방운동할 때 작업측 과두의 측방 전이가 작으면 Arrow point angle이 작아지고, 반대로 측방 전이가 크면 이 각이 커진다(그림 7-11).

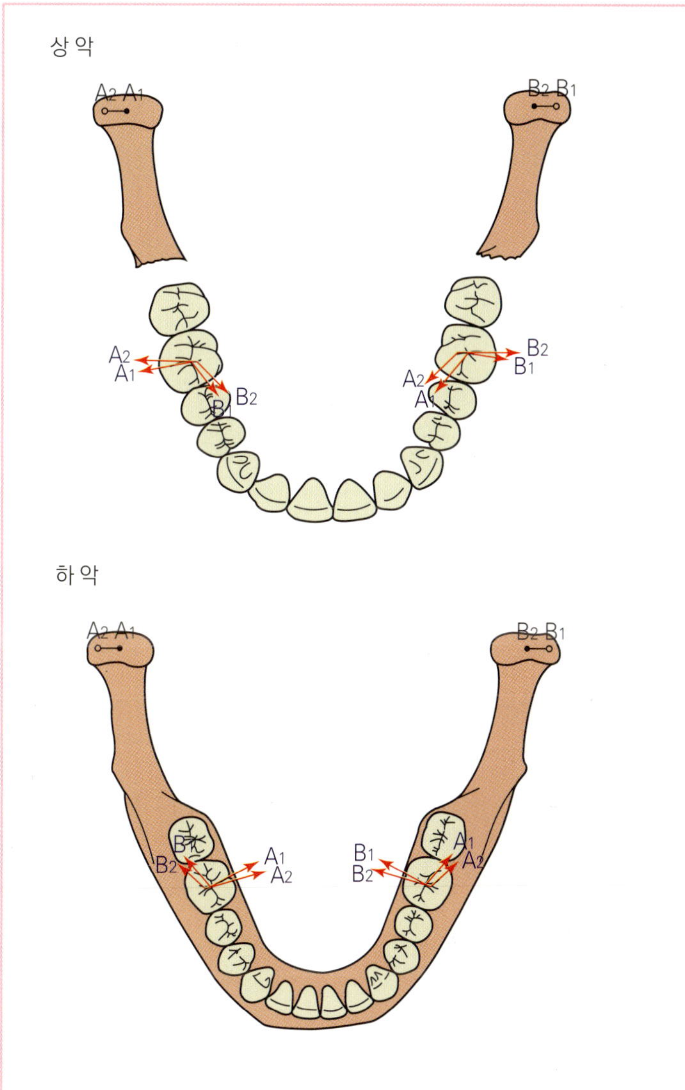

그림 7-11. Bennett movement의 양과 Arrow point angle의 관계

측방전이가 크면 Arrow point angle이 커지고,
측방전이가 작으면 Arrow point angle이 작아진다.

(2) 방 향

하악이 측방운동할 때 작업측 과두가 측전방으로 움직이면 Arrow point angle이 작아지고, 측후방으로 움직이면 이 각이 커진다(그림 7-12).

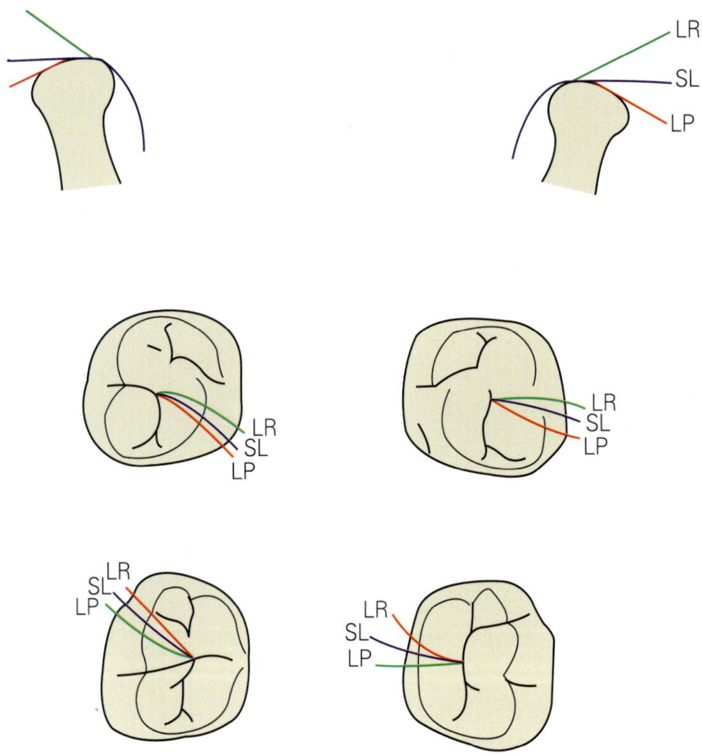

그림 7-12. 회전과두의 운동방향과 Arrow point angle과의 관계(수평면)

5) 측방과로각

측두하악관절에서 과두가 측방운동을 할때 생긴 측방과로각이 커지면 Arrow point angle도 커진다.

3. 상악 전치부 설면와를 결정하는 요인(Determinants of lingual concavity)

상악 전치 설면와는 악관절의 형태나 운동에 영향을 받는다.

1) Bennett movement

(1) 운동량

하악의 측방 전이가 작으면 상악 전치 설면와는 얕아지고, 측방 전이가 크면 설면와는 길어진다.

(2) 방 향

① 회전 과두가 측전방으로 움직이면 상악 전치 설면와는 깊어지고, 측후방으로 움직이면 얕아진다.

② 회전 과두가 측상방으로 움직이면 상악 전치 설면와는 깊어지고, 측하방으로 움직이면 얕아진다(그림 7-13).

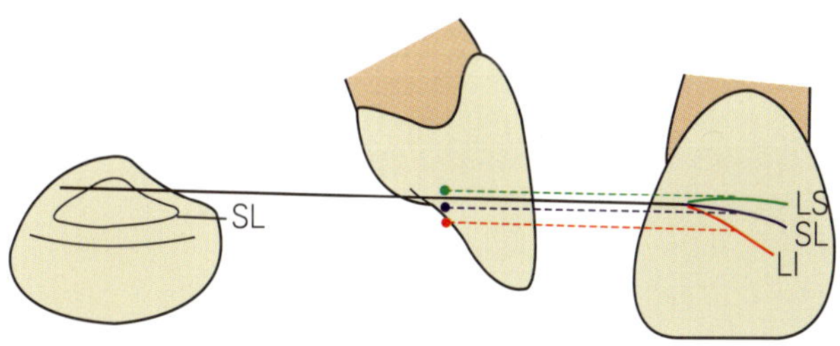

그림 7-13. 회전 과두의 운동 방향과 전치 설면와와의 관계(시상면)

2) 과두간의 거리

양 과두간의 거리가 가까우면 상악 전치 설면와는 얕아지고, 멀면 깊어진다.

3) 관절 결절의 각도

관절 결절의 각도가 작으면 상악 전치 설면와는 얕아지고, 각도가 크면 설면와는 깊어진다.

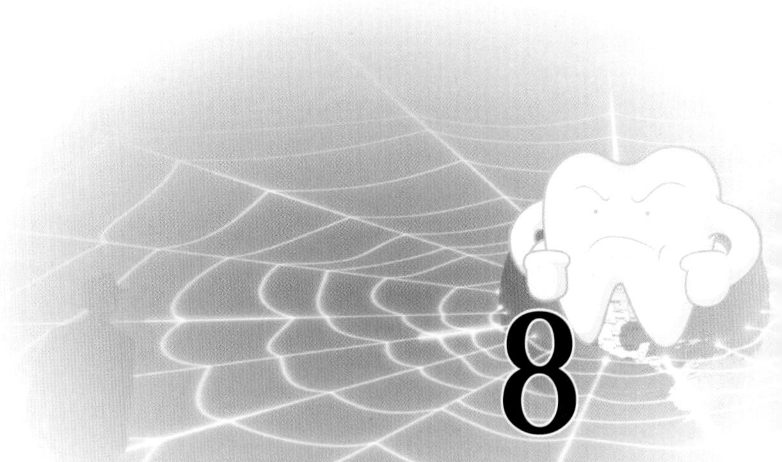

8 Cone technic에 의한 교합면 형성법

Die나 Model상에 Wax를 올리는 방법에는 지대치에 Wax를 반복적으로 떠올리면서 치아의 형태를 만드는 반복첨가법(addition menthod)과 die를 용융된 Wax가 있는 Wax pot에 담그면서 형태를 만드는 침적법(Dipping method), Inlay 와동 형성시 사용하는 가압형성법(pressure menthod) 등이 있다. 그러나 이러한 방법들을 이용하여 교합면을 형성할 때에는 Wax를 과잉되게 올린 후 교합기를 폐구시켜 대합치에 의해 Wax가 눌려진 형태를 보면서 교합면의 형태를 부여함으로써 Wax의 변형이 생길 수 있으며 또한 기능적 교합면을 형성하기 곤란하다. 그러므로 치과보철물 제작시 교합장애없이 환자에게 편안감을 줄 수 있는 Waxing up 방법으로 개발된 방법이 Wax added technique이다.

이 Wax technique는 교두정, 교두융선, 변연융선, 부융선, 발육구, 삼각구, 부가구 등과 같은 교합면의 해부학적 형태를 체계적으로 형성하여 하악 운동과 하악 운동이 교합면 형태에 미치는 영향을 용이하게 반영할 수 있다.

이 Wax added technique은 일반적으로 Cone technique이라 하고 또는 'Drop on technique'이라고도 한다. 이 방법은 교두가 대합치와 접촉되는 위치에 따라 고안한 학자가 다른데 교두와 변연융선의 관계(Cusp to marginal ridge type)의 Waxing technique는 E. V. Payne가 최초로 창안하여 H. C. Lundeen이 완성하였다.

교두와 와의 관계(Cusp to fossa type)의 Waxing technique은 P. K. Thomas가 제창하였다.

1. 교합 1/3 부위 형성 Cone technique

Cone technique을 연습하기 위해 교합 1/3 부위만을 삭제하여 교합면의 각 요소를 Color wax로 재형성하는 방법이다.

1) 교두와 와의 관계

(1) 사용기구 및 재료

① 교합기(Articulator)

하악 운동을 재현할 수 있는 반조절성 교합기(Semi-adjustable articulator)나 전조절성 교합기(Fully-adjustable articulator)를 사용한다.

② 모형(Model)

Cone technique을 처음 연습할 때에는 상·하악 모형의 교합 1/3부위를 삭제하여 교합면 Wax-up 만을 연습한 다음 어느 정도 숙달되면 치관을 제작하기 위해 삭제된 Die 상에서 Wax-up한다. 본 교재에서는 P. K. Thomas의 교두대 와와의 관계(Cusp to fossa type) 모형과 Columbia Dentoform의 교두대 변연융선관계(Cusp to marginal ridge type)의 모형을 사용하여 Waxing-up하는 방법을 설명하고자 한다(그림 8-1).

③ 조각도(Waxing instruments)

Cone technique으로 Wax를 축성하기 위해 1번에서 5번까지의 PKT 조각도가 필요하다(그림 8-2).

1번과 2번 조각도는 모두 Wax를 떠올릴 때 사용하며 1번이 2번보다 굵다. 따라서 Wax를 많이 올릴때에는 1번을 사용하고 적은 양의 Wax를 올릴 때에는 2번 조각도를 사용한다.

3번 조각도는 발육구(Developmental groove)나 부가구(Supplemental groove), 삼각구(Triangular groove) 등을 형성할 때 사용하는데 3번 조각도는 양쪽의 모양은 동일하나 크기와 굵기가 다르므로 구(Groove)를 형성할 때 필요에 따라 적절한 굵기를 선택, 사용한다.

4번 조각도는 Wax로 올린 부위를 매끈하게 다듬을 때 사용하는데 이 조각도의 모양은 일반적인 Wax-up 시 사용하는 3번 조각도와 유사하나 조각도의 좌·우 날의 모양이 차이가 있다.

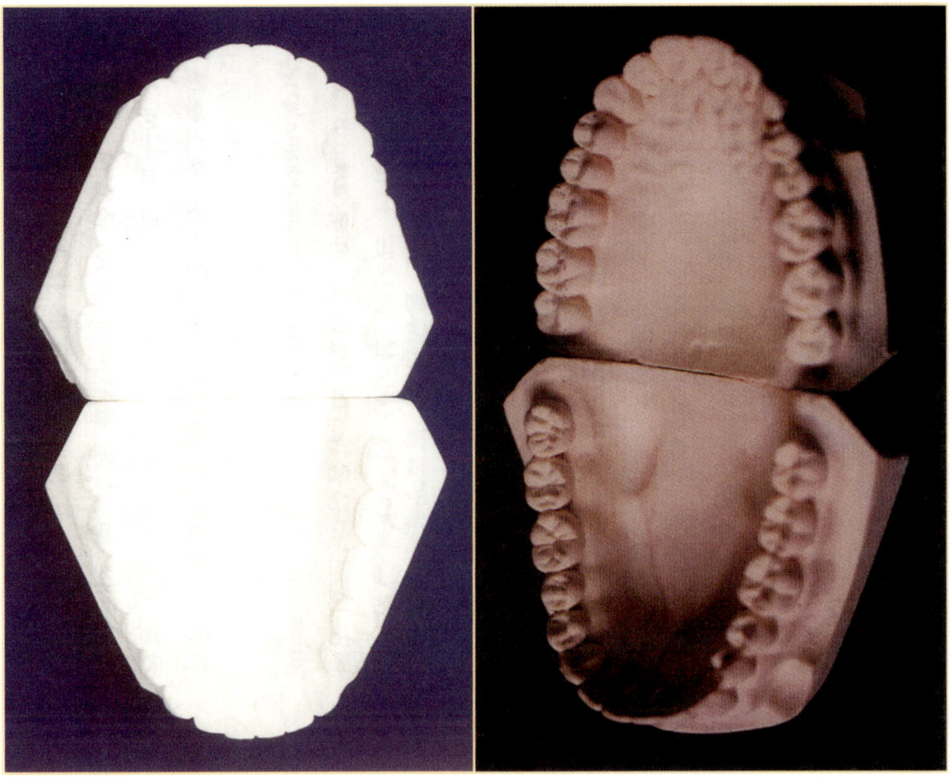

[A] P.K. Thomas modal
(cusp to fossa type)

[B] Columbia Dentoform model
(cusp to marginal ridge type)

그림 8-1. 모형의 Type

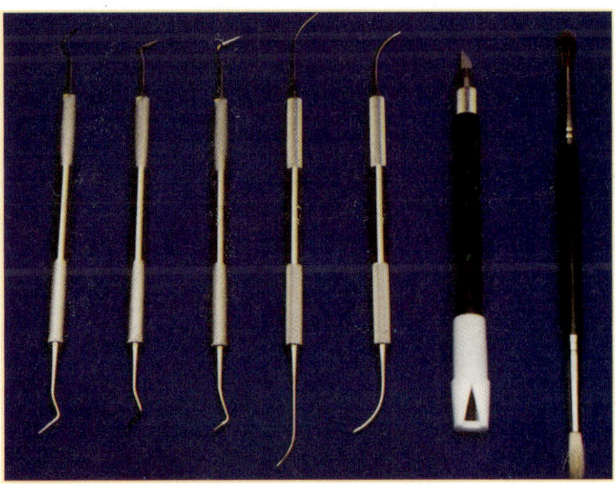

그림 8-2. P.K.T. 조각도, 칼, 붓

5번 조각도는 삼각융선(Triangular ridge) 부위의 Wax를 다듬을 때 사용한다. 삼각융선이 너무 풍융하거나 중심교합점(Centric stop)이 너무 크게 찍혀 교합점을 작게 다듬을 때 사용한다. 대합치와 접촉되는 삼각융선 부위를 낮게 깍아줄 때도 사용한다.

④ Color wax

Cone technique으로 교합면을 형성할 때 Color wax(그림 8-3)를 사용하여 교합면의 각 해부학적 형태를 형성한다. 즉 교두정 부위(Yellow), 근·원심융선 부위(Green), 협·설융선 부위(Red) 그리고 변연융선 부위(Blue) 등 각기 다른 색깔의 Wax로 형성하므로써 교합면 각 요소의 형태적 특징을 잘 나타낼 수 있는 방법이다.

⑤ 붓과 칼

여기서 사용하는 붓은 자루를 중심으로 양쪽(Double ended brush)에 붓이 있는데 빳빳한 붓은 Wax 부스러기를 털어내는데 사용되고, 부드러운 붓은 중심교합점(Centric stop)을 찾기 위해 Wax로 형성한 교합면 위에 Zinc stearate powder를 도포할 때 사용한다.

칼은 모형면의 기포를 제거하거나 모형면을 다듬을 때 사용된다.

⑥ 연 필

치아 면에 지침선을 표시할 때 사용되는데 Wax-up할 때 참고가 되므로 치아 조각이 끝날때까지 잘 지워지지 않는 Indelible pencil을 사용하는 것이 좋다.

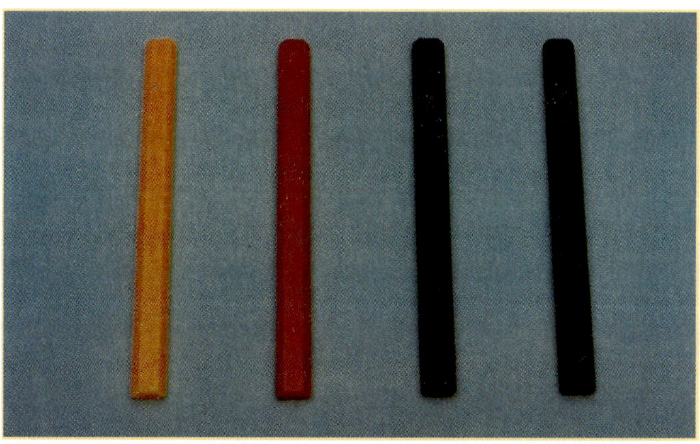

그림 8-3. Color wax

⑦ Zinc stearate powder 또는 Talcum powder

Wax로 형성한 교합면이 대합치와 바른 위치에서 교합 접촉하는지를 알아보기 위해 Wax 면 위에 도포하는 흰색 가루이다. 부드러운 붓으로 도포하고 교합기를 폐구시켰다가 열어보면 상·하 교합면이 서로 접촉되는 부분은 가루가 벗겨져 있는 것을 알 수 있다. 이때 중심교합점이 아닌 곳에 불필요한 접촉이 나타나면 깍아내고, 필요 부위에 접촉이 나타나지 않았으면 Wax를 더 올려 접촉을 형성하고 다듬어준다.

(2) 교합기 부착 및 교합면 형태 연구

① 모형의 교합기 부착

모형을 교합기에 부착하기 전 교합면에 생긴 양성기포(Positive bubble)는 칼을 이용하여 제거한다. 교합기에 모형을 부착할 때는 편의상 임의모형 부착법(Arbitrary mounting)에 의해 부착한다(그림 8-4).

상·하 모형을 중심교합 상태로 잡고 전치부와 양 구치부 세 곳을 Sticky wax로 고정한다. 상·하 교합면 사이가 교합기의 상대와 하대의 중간에 오도록 하고 모형의 정중선 부위가 교합기의 중앙에 오도록 조정한 후 하대에 clay를 올린다. 교반(Mixing)한 석고를 상악 모형의 기저부(Base)와 상대의 Mounting ring에 올린 후 상대를 닫고 석고가 경화되기 전에 Spatula로 매끈하게 다듬는다.

상악 모형을 부착한 석고가 경화되면 교합기를 뒤집어 하악 모형 저면에 있는 Clay를 제거한 후 석고를 교반하여 하악 모형을 부착한다.

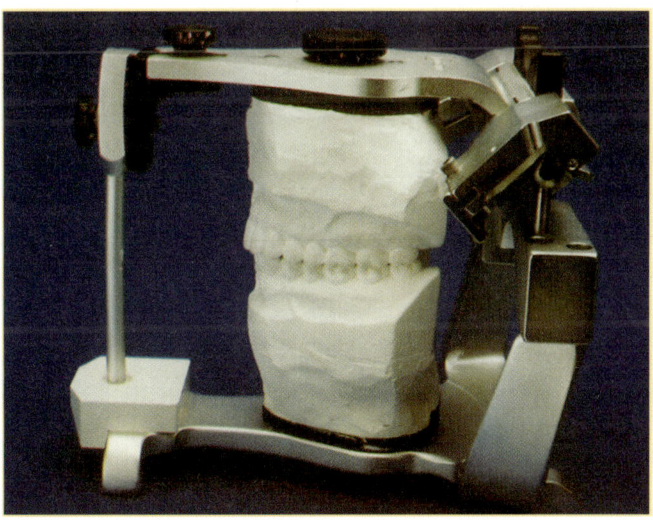

그림 8-4. 상·하 모형을 교합기에 부착한 상태

② 모형상에 지침선 표시

교합면 각 부위의 형태를 정확히 파악하여야만 Wax로 교합면을 올바르게 형성할 수 있으므로 모형에 Indelible pencil을 이용하여 Wax-up 하는데 참고가 되는 여러 지침선을 그린다. 이때 초보자는 각 지침선을 서로 다른 색깔의 색연필을 이용하여 그리면 교합면을 이해하는데 도움이 된다.

각 구치의 교두정을 중심으로 "+"자 모양의 융선이 4방향으로 주행하므로 그 4가지의 교두융선과 변연융선 그리고 중심 교합점을 표시한다. 이렇게 표시해 봄으로써 교두정의 근원심과 협설의 위치, 또 각 융선의 방향과 위치, 교합판(Occlusal table)의 크기 등을 확실히 알수 있다.

· 근·원심 교두융선(Mesial and Distal cusp ridge)
  연필과 교두가 직각이 되도록 모형을 잡고(그림 8-5[A]) 교합면에서 볼 때 협측과 설측의 교두정에서 근·원심 우각부까지의 근·원심 교두융선에 지침선을 그린다(그림 8-5[B]). 이렇게함으로써 교두정의 협·설적 위치를 파악알 수 있다.

· 변연융선(Marginal ridge)
  교합면에서 볼 때 협측 근심 우각부에서 설측 근심 우각부까지의 근심변연융선과 협측 원심 우각부에서 설측 원심 우각부까지의 원심변연융선을 표시한다.

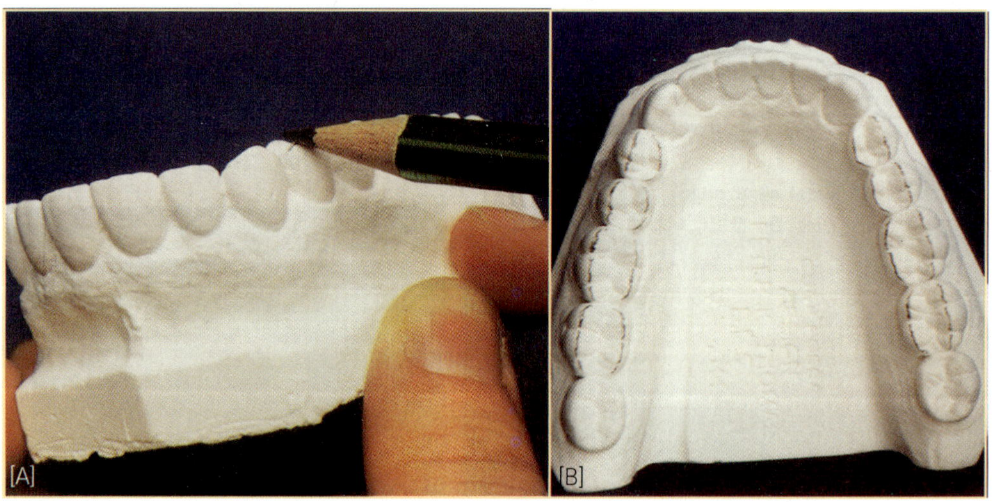

그림 8-5. 근·원심 교두융선 표시

근·원심 교두융선과 변연융선에 지침선을 그리고 나면 교합면의 외형 즉 교합판(Occlusal table)이 그려지는데 상악 대구치의 설측면 부위만 설측구에 의해 떨어져 있는 것을 알 수 있다(그림 8-6).

· 삼각융선(Triangular ridge)

교두정에서 중심구까지의 삼각형의 융선이 삼각융선이므로 이 삼각융선의 정점(頂点)을 표시한다(그림 8-7).

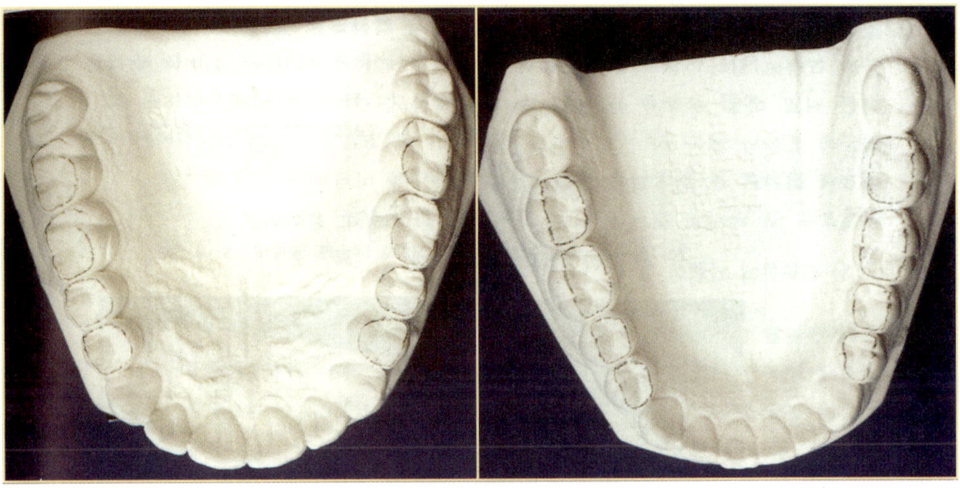

그림 8-6. 변연융선 표시

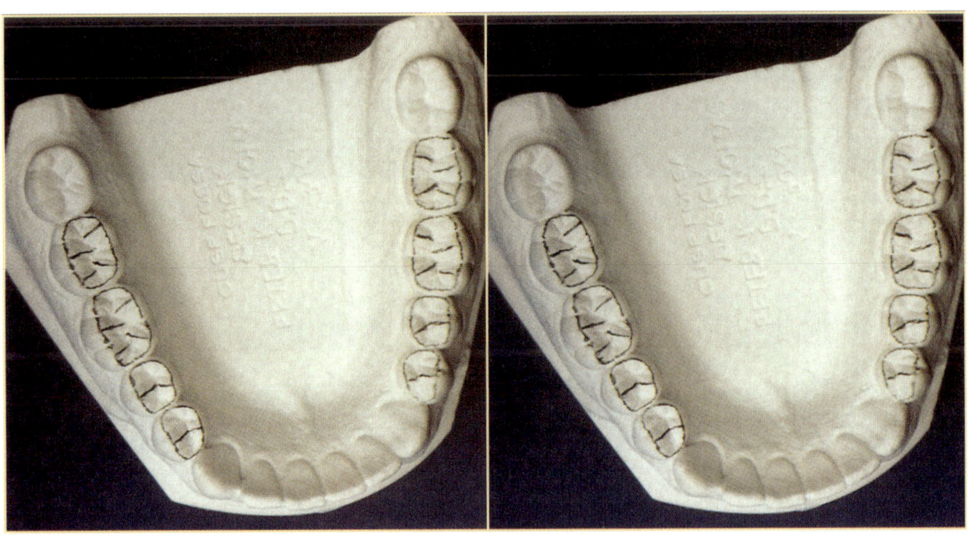

그림 8-7. 삼각융선 표시

· 협설융선(Buccal and lingual ridge)

협측과 설측의 각 교두정(Cusp tip)에서 치은(Gingival crest) 정점까지의 협면융선과 설면융선 정점(Crest)을 표시한다(그림 8-8, 9).

이렇게 지침선을 다 그리고나면 근·원심융선과 삼각융선 그리고 협·설융선이 서로 교차되는 곳이 나타나는데 이곳이 바로 교두정 부위가 된다.

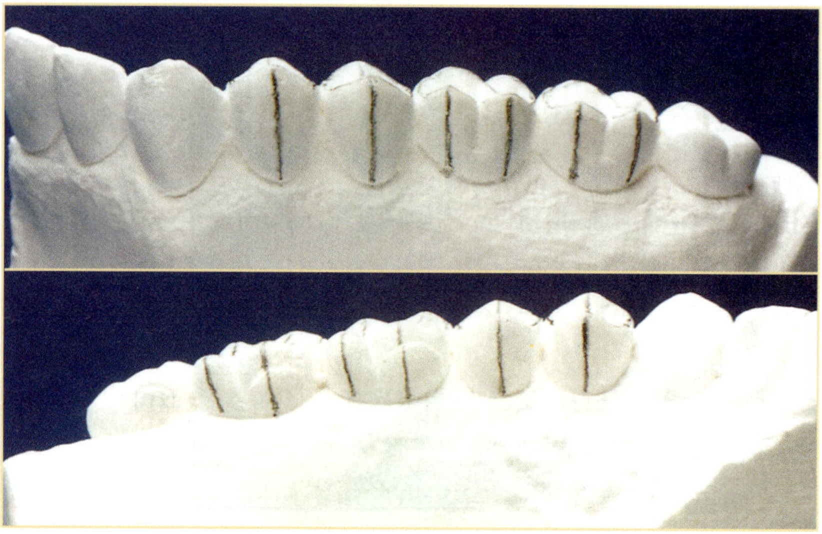

그림 8-8. 협면융선과 설면융선 표시(상악)

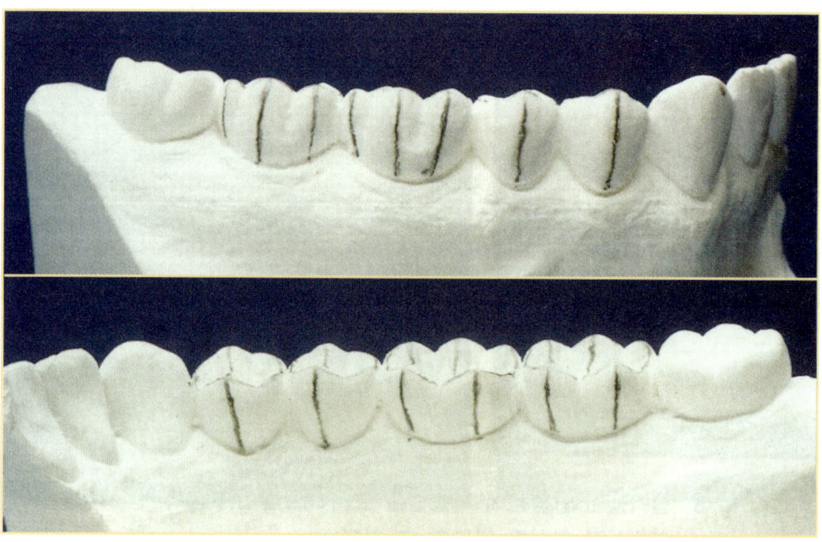

그림 8-9. 협면융선과 설면융선 표시(하악)

· 중심교합점(Centric stop)

중심교합(Centric occlusion)으로 접촉할 때 상·하악 구치의 기능 교두가 대합치(對合齒)에 접촉되는 부위를 교합면에 표시한다(그림 8-10). 이것은 Wax-up 과정 중이나 완성 후에 중심교합점이 생기는 곳을 참고하기 위해서이다.

그림 8-10, 11에서는 교두와 와의 관계가 표시되어 있다. 교두와 와의 관계에서는 중심 교합점이 교두정을 중심으로 근심 사면, 원심 사면 그리고 삼각융선상에 각 한점씩 모두 3 개가 약 1㎜ 정도의 크기로 나타낸다(그림 8-11).

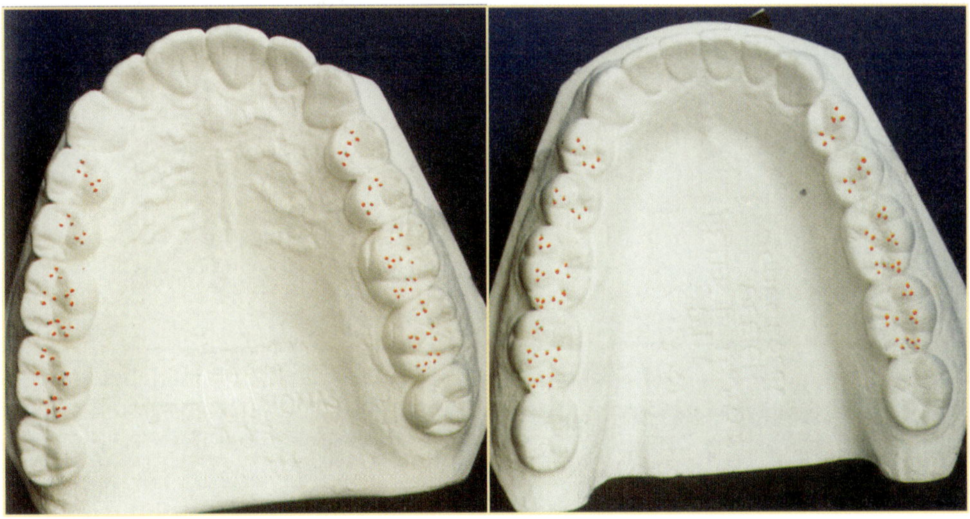

그림 8-10. 교합점 표시

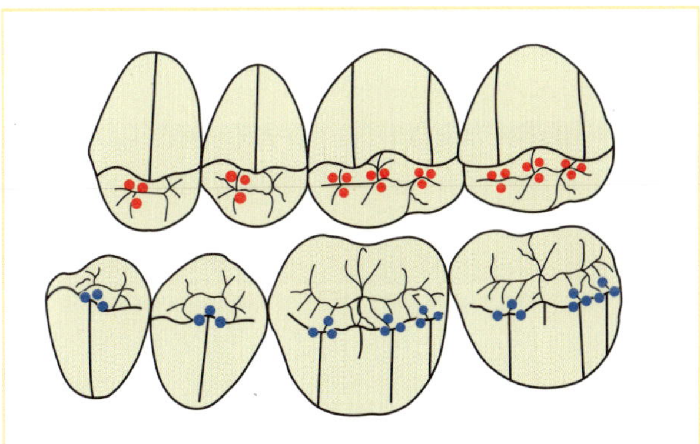

그림 8-11. 상·하악 구치의 중심교합점

중심 교합점은 교두정을 중심으로 근심사면, 원심사면, 삼각융선상에 각 한 점씩 3개를 표시한다.

· 교합 1/3 부위

교합면의 Cone technique을 연습하기 위해 모형의 협면과 설면의 교합 1/3 부위에 수평선을 그어 놓으면 모형을 삭제할 때 편리하다(그림 8-12).

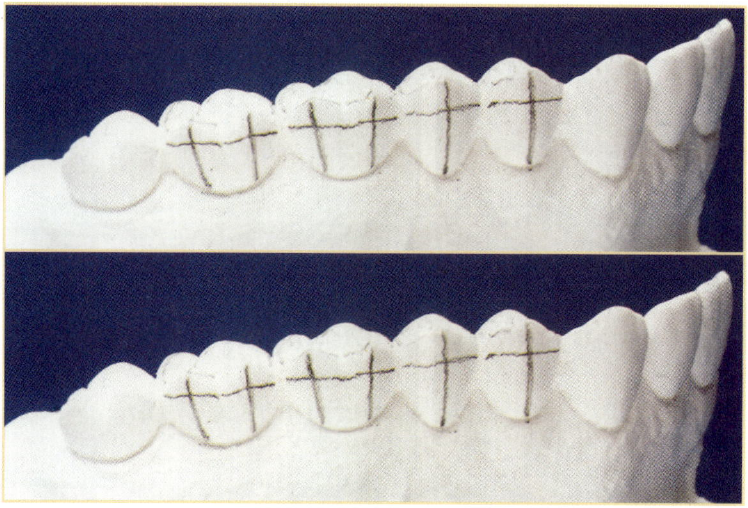

그림 8-12. 교합 1/3 부위 표시(협면, 설면)

2) 모형의 삭제

숙달되지 않은 경우 상·하악의 같은 쪽을 삭제하면 Wax-up하기가 어려우므로 여기서는 상악 우측 4구치(제1, 2소구치 및 제1, 2대구치)와 하악 좌측 제4구치(제1, 2소구치 및 제1, 2대구치)를 삭제하기로 한다. 모형의 연필선을 따라 Arbor band나 Stone wheel, Stone point 등을 사용하여 삭제한다(그림 8-13).

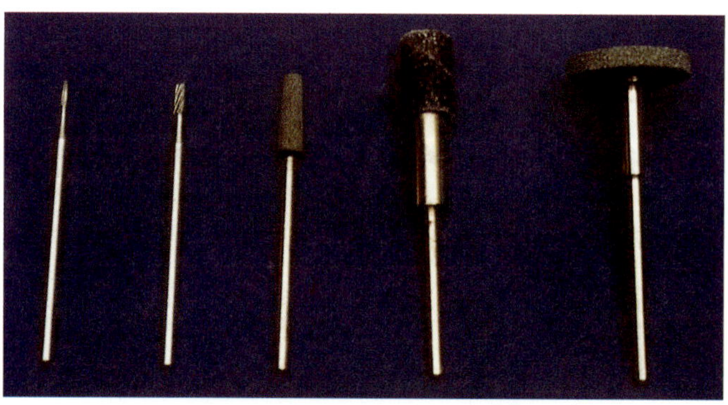

그림 8-13. 교합면을 삭제하는데 사용되는 도구

교합면의 와(Fossa)나 소와(Pit) 하방 약 1mm 정도까지 평편하게 삭제하는데 삭제할 때 교합면을 너무 적게 삭제하면 나중에 Cone을 제대로 올리기가 곤란하므로 전체적으로 교합면을 3mm 정도 삭제한다(그림 8-14). 삭제 후 교합면에 groove나 pit의 흔적이 없는지 확인한다.

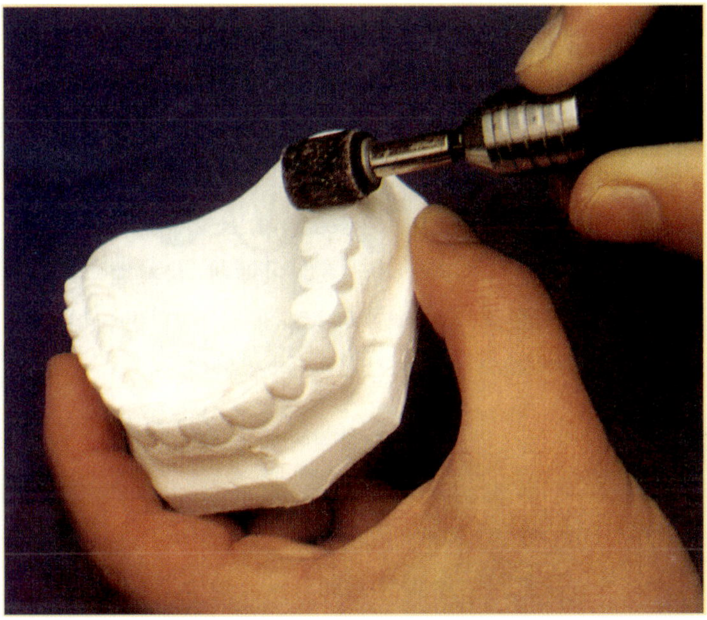

그림 8-14. 교합면 삭제

교합면의 와나 소와의 흔적이 나타나지 않도록 평편하게 삭제한다.

3) 참고선과 교두정 표시

(1) 삭제한 치아의 교합면 위에 연필로 3가지 참고선을 그린다.

- 와참고선(Fossa reference line, FRL) : 상·하악 제1소구치에서 제2대구치까지의 4구치 교합면의 중앙까지
- 협측 참고선(Buccal reference line, BRL) : 협면의 최대 풍융부와 와 참고선의 중앙까지
- 설측 참고선(Lingual reference line, LRL) : 설면의 최대 풍융부와 와 참고선의 중앙까지

(2) 협·설면에 표시된 협면융선과 설면융선 정점을 교합면 위의 협·설측 참고선과 교차되도록 연장한다(그림 8-16).

하악 협측교두정은 대부분 협측 참고선과 협측 지침선의 교차 부위에 생긴다. 그러나 예외적으로 하악 제1, 2대구치의 원심협측 교두는 협측 참고선의 협측에 위치하고, 원심교두는 협측 참고선의 설측에 존재한다(그림 8-15).

하악 설측교두정은 모두 설면의 최대 풍융부와 설측 참고선의 중앙에 위치하며, 상악 설측교두정은 교두마다 약간의 차이가 있다. 상악 제1, 2소구치는 설측 참고선에 있고, 상악 제1, 2대구치의 근심설측 교두정은 와 참고선과 설측 참고선의 사이에 있다. 또 원심설측 교두정은 설측참고선의 설측에 위치한다(그림 8-15).

교두정의 협설적 위치를 살펴보면 대개의 경우 기능교두는 치관 협설폭의 1/3 지점에 위치하고, 비기능교두는 협면이나 설면의 최대풍융부 가까이에 위치하는 것을 알 수 있다(그림 8-17).

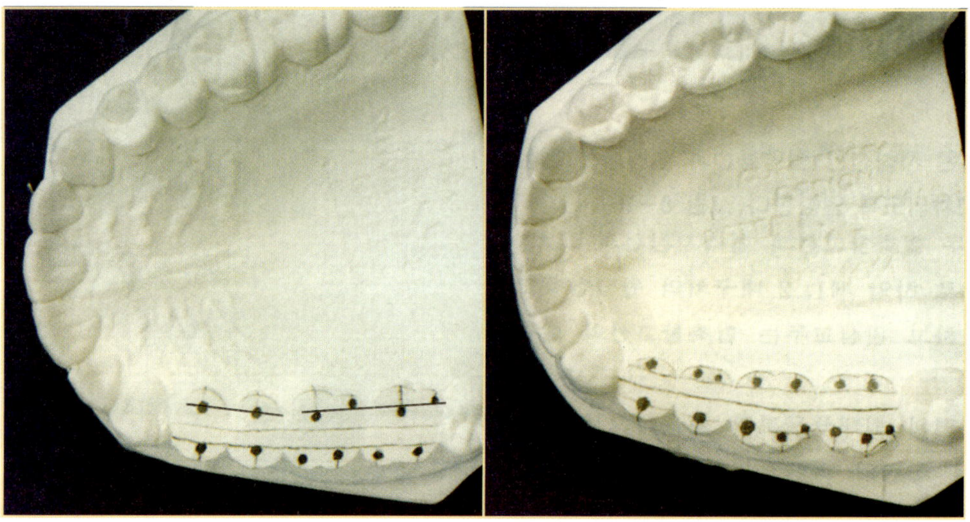

그림 8-15. 협측 참고선, 와 참고선, 설측 참고선과 각 교구정의 위치 표시

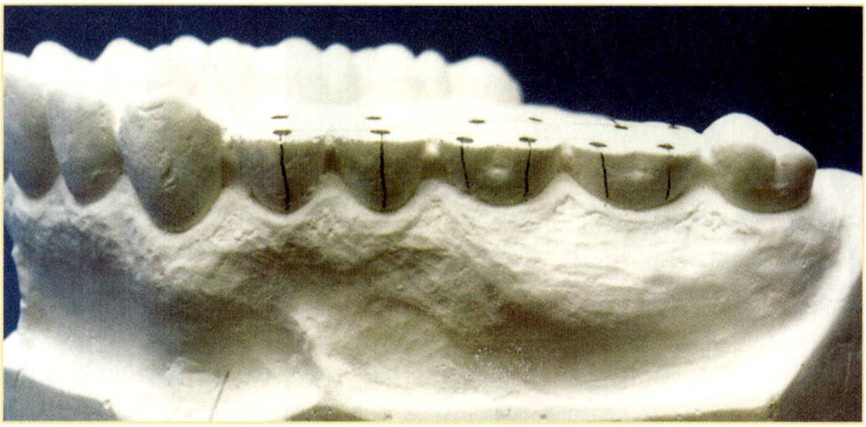

그림 8-16. 협면융선의 정점에 표시한 지침선을 교합면으로 연장하여 협측 참고선과 교차되도록 한다.

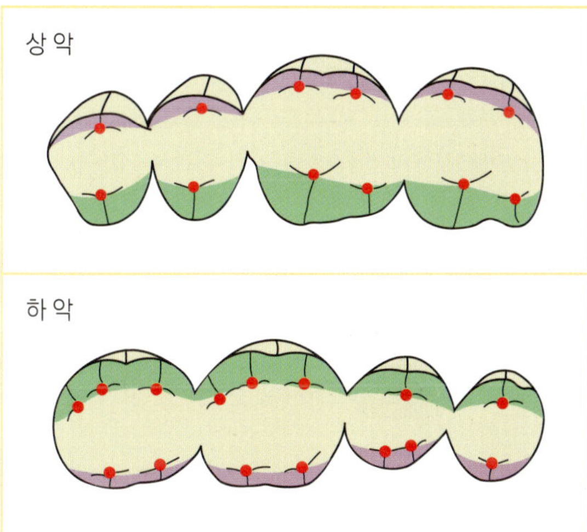

그림 8-17. 상·하악의 기능교두는 치관 협설폭의 1/3 지점에 위치하고, 비기능교두는 협면이나 설면의 최대 풍융부 가까이 위치한다.

4) 교합면 Wax-up

(1) 교합면 Wax-up을 위한 기본형 연습

교합면 위에 Wax를 올리는 기본형의 모양은 크게 3 가지로(그림 8-18) 삭제된 교합면 위에 직접 Wax를 올리기 전 Stone Block상에서 충분히 연습해 보는 것이 좋다.

① Cone

Cusp cone 형성시 사용된다.

② Ridge

Marginal ridge 형성시 사용된다.

③ Comma

Cusp ridge 형성시 응용된다.

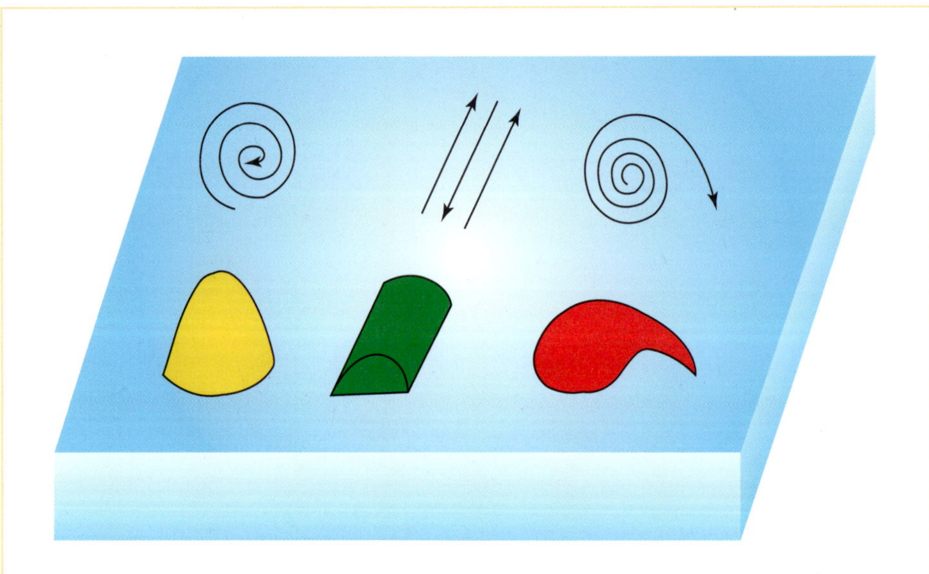

그림 8-18. cone technique 연습을 위한 3가지 기본형

Cone : 높이 2.5~3㎜, 지름 2~3㎜가 되는 원추형이 되도록 하고 Cone의 첨단은 날카롭지 않도록 한다.
Ridge : 넓은 2㎜, 높이 1.5~2㎜, 길이 5~6㎜가 되고 단면도가 반원형인 반원통형을 만든다.
Comma : cone을 형성하는 것과 같으나 Wax가 경화되기 전에 옆으로 원의 호를 그리면서 첨단이 예리하게 되도록 하여 Stone block에 접촉 시킨다.

(2) Cusp

① Cone을 올리는 방법

황색 Wax를 이용하여 교두정을 표시한 점 위에 1번이나 2번 조각도를 이용하여 Cone을 세운다. Alcohol lamp와 모형 사이에 동선(動線)이 짧아야 Wax를 모형에 올리기 전에 경화되는 일이 생기지 않는다(그림 8-19).

Cone를 세우기 전 삭제한 교합면 위에 얇게 Wax를 도포하고 Cone를 세우면 조각 중에 Wax가 떨어지지 않으므로 Wax-up이 용이하다. 이때 Wax가 너무 뜨거우면 Wax가 교합면에 퍼져 버리므로 Wax의 유동을 잘 파악하여 Cone을 세운다.

Wax를 모형에 올리는 방법은 먼저 조각도의 선단을 뜨겁게 하여 Wax를 붙이고 이어서 선단에서 1~1.5cm 정도 떨어진 곳을 Alcohol lamp에 달구어 준다. 이 과정에서 녹은 Wax가 조각도의 첨단부로 모이면 미리 선정된 위치에 "O"자를 그리듯이 천천히 회전하면서 끌어당기며 Wax가 잘 식도록 입으로 불며 Cone를 형성한다(그림 8-20).

Wax는 뜨거운 곳에서 찬 곳으로 흐르는 성질 때문에 조각도의 Neck부분을 달구어 Wax가 선단부로 모이게 한후 Cone를 형성한다. 만약 조각도의 끝을 달구면 Wax가 손잡이 쪽으로 흐르게 되므로 Wax-up하기가 어렵다.

이때 Cone의 높이가 낮으면 2번 조각도에 Wax를 용융시켜 추가한다.

4번 조각도로 정리하고 빳빳한 붓으로 Wax 부스러기를 털어낸다(그림 8-21). 이때 치솔을 사용하면 Wax 표면이 긁힐 우려가 있으므로 주의한다.

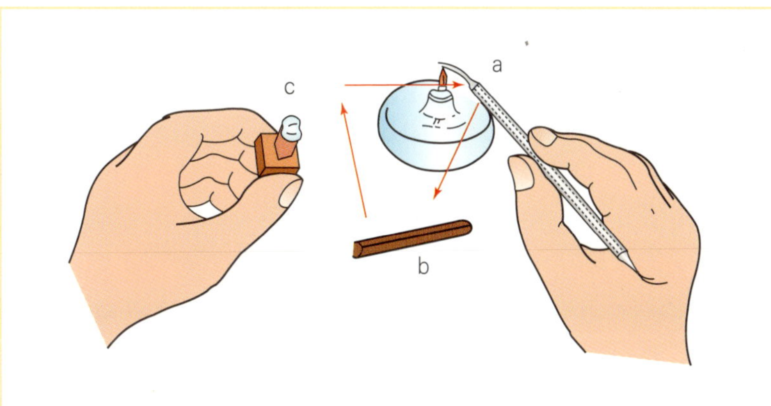

그림 8-19. Alcohol lamp, Model, Wax는 동선이 짧게 배치해야 효율적이다.

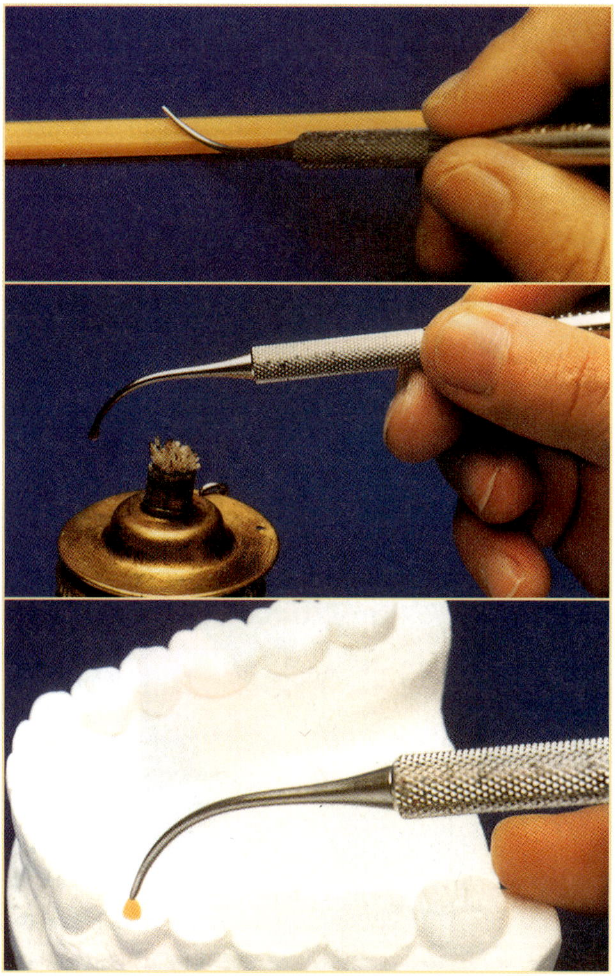

그림 8-20. Wax cone의 형성

조각도를 달구어 Wax를 묻히고, 다시 조각도를 달구면 Wax가 조각도 끝에 모인다. 이때 모형에 Wax를 올린다.

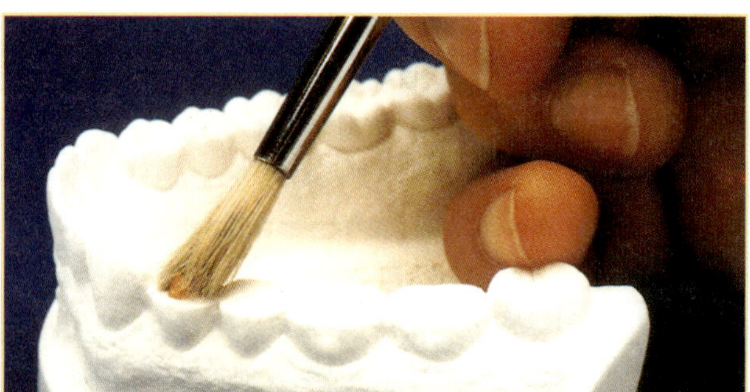

그림 8-21. Wax 부스러기는 빳빳한 붓으로 털어낸다.

② Cone의 모양

Cone의 모양은 어느 방향에서 보나 동일한 원추형이 되어야 하며 Cone의 tip은 너무 날카로운 형태가 되면 안된다(그림 8-22). 왜냐하면 원래 Cusp tip자체의 모양이 날카롭지 않으며 Cusp cone을 세운 다음에 교두융선(Cusp ridge)을 형성할 때 잘못하면 Cusp cone의 Tip이 녹아서 흘러내릴 수 있기 때문이다. Cone의 tip은 둥글게 하고 Base로 가면서 넓어지도록 한다.

③ Cone을 올리는 순서

Cusp cone을 올리는 순서는 학자마다 약간의 차이가 있는데 상·하악의 같은 쪽을 동시에 수복하는 경우는 대개 하악 협측, 상악 협측, 하악 설측, 상악 설측 순서로 한다. 경우에 따라서는 협면보다 설면을 먼저 형성하기도 한다.

④ Cone의 위치

Cusp cone은 삭제된 교합면 위에 표시한 교두정 위치에 Yellow wax를 사용하여 형성한다.

기능교두는 교합면 협설폭의 1/3 정도 교합면 중심으로 들어오게, 즉 다시 말하면 대합치 협설 교두정의 중앙에 위치하도록 세운다. 비 기능 교두는 교합면 협설폭의 1/6 정도로 협면이나 설면 가까이에 세운다(그림 8-22).

⑤ Cone의 크기

상악은 설측 Cusp cone이 협측 Cusp cone보다 크게, 하악은 협측 Cusp cone이 설측 Cusp cone보다 크게한다. 이것은 기능교두가 치관 협설폭의 60%를 차지하므로 40%를 차지하는 비기능교두보다 더 크기 때문이다.

Cusp cone을 올릴 때에 협·설융선이 들어갈 공간이 필요하다. 그러므로 기능교두 쪽은 약 1mm 정도, 비기능교두 쪽은 약 0.5mm 정도의 공간을 남기고 Cusp cone을 올린다(그림 8-22). Cusp cone의 넓이는 소구치와 대구치 모두 각 교두 근·원심폭의 1/3 정도가 되도록 한다.

⑥ Cone의 길이

Cusp cone은 하악 운동시에 대합치의 교합면 구를 따라 움직이므로 Cusp cone의 길이는 대합치 교합면 구의 깊이와 방향 그리고 교합면 융선의 경사도에 따라 결정된다.

대합치가 있는 경우 Cusp cone의 Tip이 대합치의 소와에 위치하나 Cone의 길이는 중심교합을 할 때 대합치의 어느 부위와도 접촉되지 않도록 한다(그림 8-23, 24). 왜냐하면 중심교합시 대합치와 접촉되는 부위는 근심융선, 원심융선 그리고 삼각융선 상의 한 점이지 Cusp cone의 Tip은 아니기 때문이다.

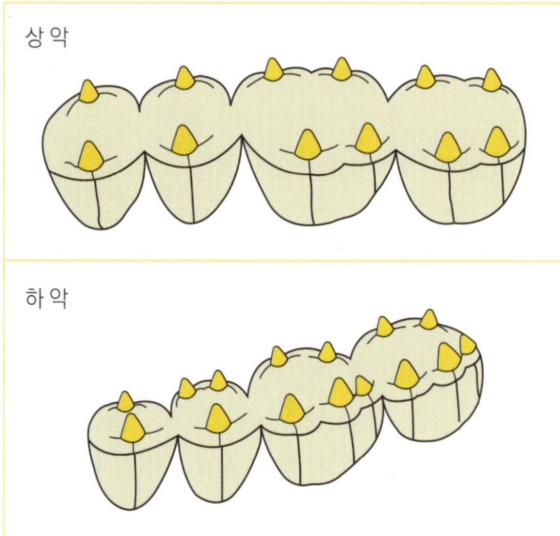

그림 8-22. 교두정의 형성(Yellow wax)

협설융선을 형성하기 위한 공간(상악 설측, 하악 협측 1㎜, 상악 협측, 하악 설측 0.5㎜)를 남기고 cusp cone을 올린다.

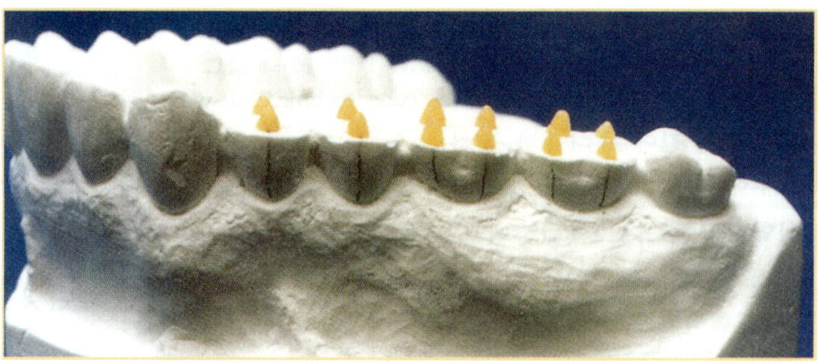

그림 8-23. Cusp cone이 완성된 상태(상악)

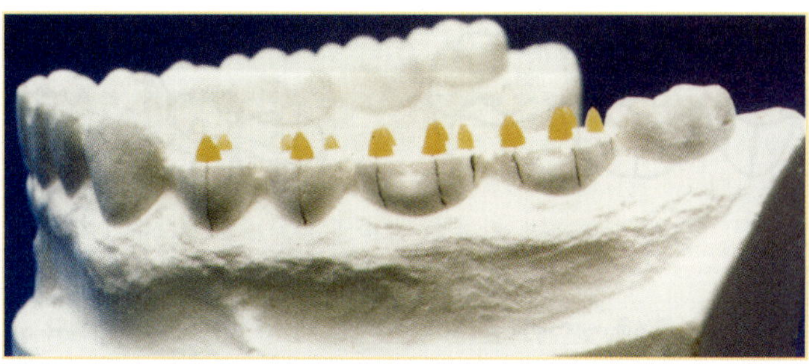

그림 8-24. Cusp cone이 완성된 상태(하악)

편심 운동시 교두대 와와의 관계에서는 구치가 접촉되지 않고 이개된다. 특히 측방 운동시 작업측에서는 상·하 견치만 접촉되는 견치유도 교합 상태가 되므로 Cusp cone은 하악 운동시 대합치의 어느 부위와도 접촉되지 않도록 형성한다.

이에 비해 교두와 변연융선의 관계에서는 측방 운동시 군기능 교합이 되므로 측방 운동시 작업측에서 상·하 협측교두가 서로 접촉하도록 Cone의 길이를 조정해야한다.

대합치가 없이 상·하악 모두 같은 방향을 Cone technique로 Wax-up을 하는 경우 Cone의 길이는 다음과 같다.

a. 하악 협측교두에서 하악 제1, 2소구치의 협측교두와 하악 제1대구치의 근심협측 교두는 같은 선상에 있다.
   하악 제1대구치의 원심협측 교두, 원심교두, 하악 제2대구치의 근심협측 교두는 하악 제1대구치의 근심협측 교두보다 1㎜ 높다.
   하악 제2대구치의 원심협측 교두와 원심교두는 하악 제2대구치의 근심협측 교두보다 1㎜ 더 높다. 이렇게 해줌으로써 Spee 만곡이 형성된다.
   일반적으로 하악 제2대구치의 원심교두는 잘 형성하지 않는다.

b. 상악 협측교두에서 제1, 2소구치, 제1대구치 근심협측 교두는 같은 선상에 위치한다.
   제1대구치 원심협측 교두와 제2대구치 근심협측 교두는 제1대구치 근심협측교두보다 1㎜ 낮게 형성한다. 제2대구치 원심협측 교두는 근심협측교두보다 1㎜ 짧게 형성한다.

c. 하악 설측교두들은 모두 하악 협측교두보다 1㎜ 정도 낮게 형성한다(그림 8-25). 따라서 Wilson 만곡이 생긴다.

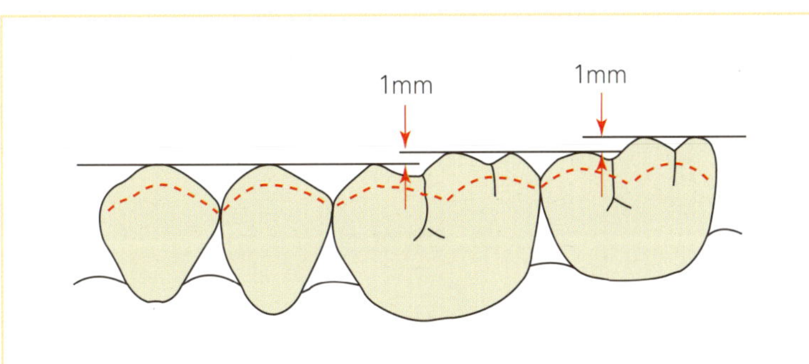

그림 8-25. 하악 협·설교두의 높이

d. 상악 설측교두에서 제1소구치의 설측교두는 협측교두보다 1㎜ 짧고, 제2소구치 설측 교두는 협측교두와 동일하다.

제1대구치의 근심설측 교두는 근심협측교두보다 1㎜ 높고, 원심설측 교두는 원심협측 교두와 동일하거나 약간 높다.

제2대구치의 근심설측 교두는 근심협측 교두보다 1㎜ 높고, 원심설측 교두는 원심협측 교두와 같거나 약간 높다(그림 8-26). 이렇게 기능교두를 비기능교두보다 높게 형성함으로 하악과 마찬가지로 Wilson 만곡이 부여된다.

Cusp cone을 다 형성하고 나서 상·하악의 협·설교두의 길이는 동명치의 좌우측에 조각도나 자를 대 봄으로써 관찰하여 검토할 수 있다.

하악 협측 Cone의 정점을 전후방으로 연결한 가상선(협측 교합선 : BO line)은 상악의 중심구를 연결한 가상선(중심와선 : CF line)과 일치 되어야 하고, 상악 설측 Cone의 정점을 전·후방으로 연결한 가상선(설측교합선 : LO line)과 하악의 중심구를 연결한 가상선(중심와선 : CF line)에 일치되어야 하므로 이것이 일치되는지 확인한다.

Cusp cone은 처음 만들때 그 위치나 길이를 정확히 형성해야 하며 그 이후의 과정 중에 변경하는 일이 없도록 한다.

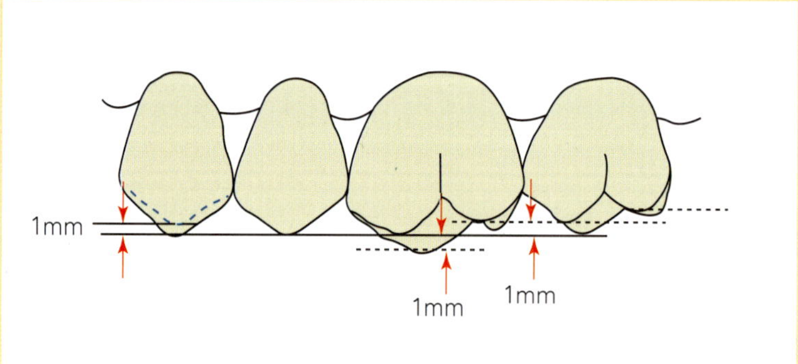

그림 8-26. 상악 협·설교두의 높이

(3) Buccal(lingual) ridge

상·하악의 협(설)면 융선은 적색 Wax를 이용하여 PKT 1번이나 2번 조각도로 올리고(그림 8-27) 4번 조각도로 다듬는다(그림 8-28). 이 융선을 형성할 때에는 stone block 상에서 연습한 comma를 적용한다.

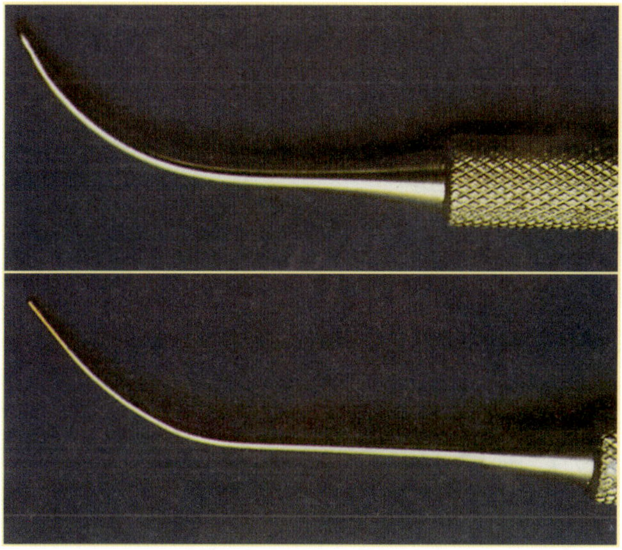

그림 8-27. P.K.T. No. 1, No. 2 : Wax를 올릴 때 사용한다.

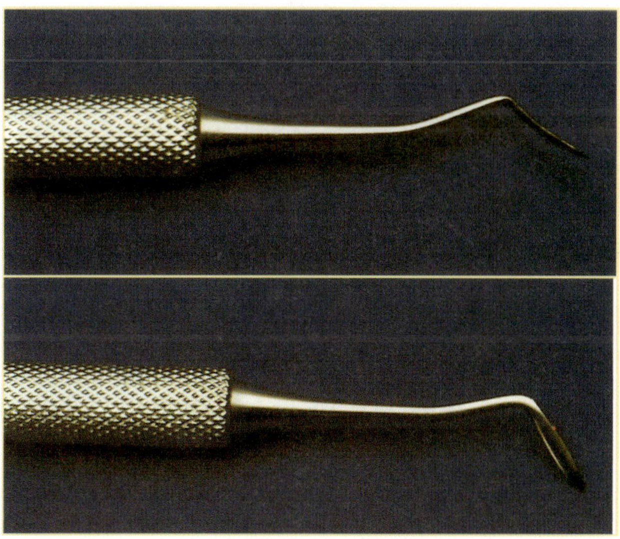

그림 8-28. P.K.T. No. 4 : 외형을 다듬을 때 사용한다.

Cusp cone tip의 바로 아래부터 삼각형 모양으로 만들고 Base는 Cusp cone의 Base와 같거나 약간 넓게 형성한다(그림 8-29).

협·설면 융선을 형성하고 난 후, 인접면에서 관찰했을 때 협면과 설면의 외형은 삭제하기 전의 경석고 모형과 같도록 회복한다. 이 협·설면융선의 굵기는 기능교두가 있는 쪽은 두껍고 비기능교두가 있는 쪽은 얇다. 왜냐하면 Cusp cone을 올릴 때 기능교두는 치관 협설폭의 1/3 정도 교합면 중심으로 들어와 있고, 비기능교두는 협면이나 설면 가까이 있기 때문이다. 이 융선을 Wax-up할 때 특히 주의할 점은 Cusp cone의 Tip이 녹지 않도록 해야 한다(그림 8-30). 협·설융선의 형성이 끝나면 전방이나 측방 운동시켜 대합치와 접촉되는 부위가 있는지를 검토하여야 하는데 만약 접촉이 생겼다면 그 부위를 삭제한다.

(4) Mesial & Distal ridge

교두정 바로 아래부터 근·원심의 우각 부위까지 PKT 1번이나 2번 조각도로 Green wax로 Wax-up하고 4번 조각도로 매끈하게 다듬는다. 이때도 역시 Cusp cone의 Tip이 녹지 않도록 주의하고 삼각융선과 변연융선을 형성할 공간을 남긴다(그림 8-31). 기능교두의 근·원심융선에는 중심 교합점이 생기는 부위이므로 각 치아의 근심 융선부터 Wax를 올리고 Wax가 경화되기 전 교합기를 닫아 중심교합점을 찾는다. 원심융선도 같은 방법으로 형성한다.

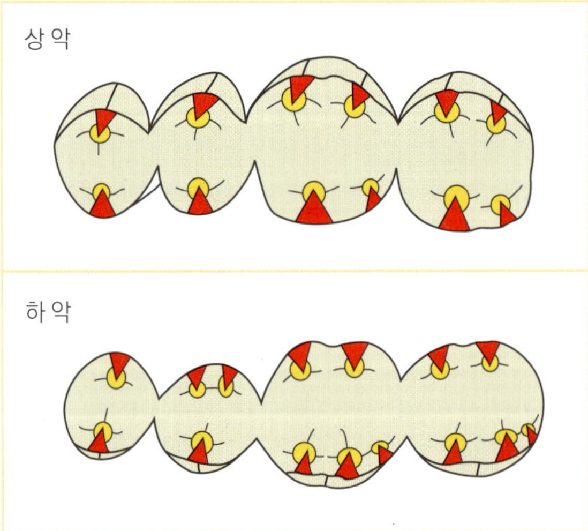

그림 8-29. Buccal & Lingual ridge(red wax)

buccal(lingual) ridge는 cusp cone의 tip 바로 아래부터 원추형 모양으로 형성하는데 base는 cusp cone과 같거나 약간 넓게 형성한다.

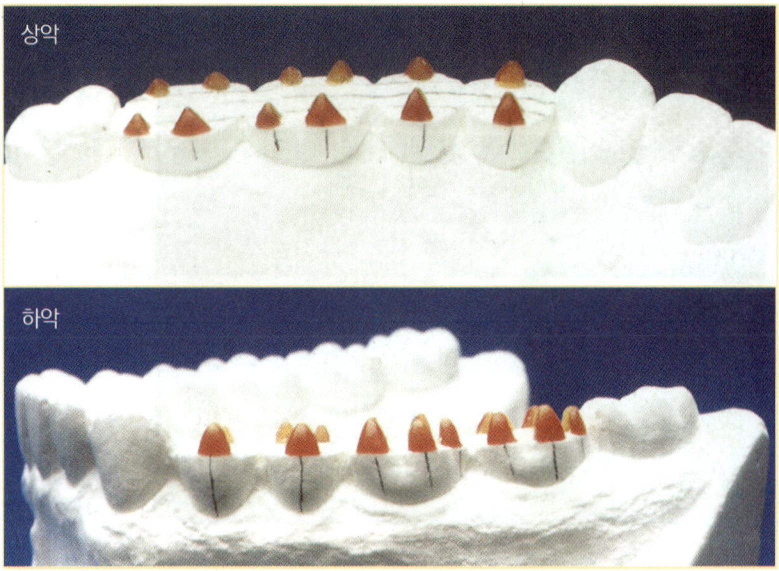

그림 8-30. 완성된 협설 융선(red wax)

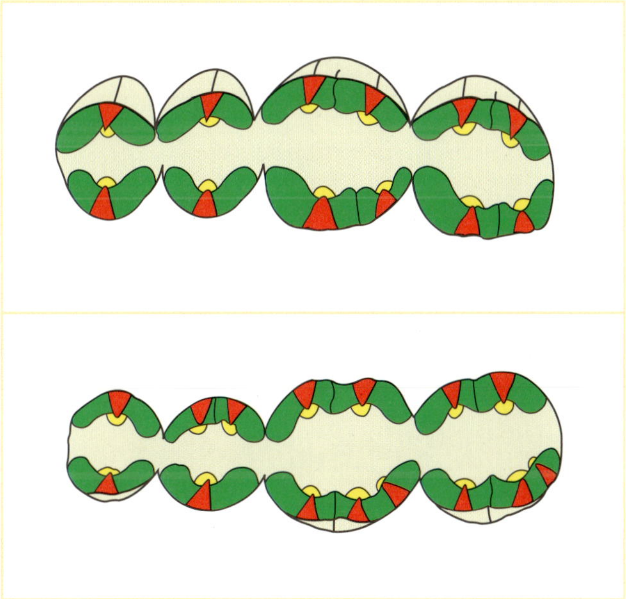

그림 8-31. 근·원심 ridge형성(green wax)

하악 제1, 2소구치 협측교두의 원심교두융선과 협면에 V자형의 함몰부를 만들어서 상악 제1, 2소구치의 협측 삼각융선의 측방 운동이 가능하도록 하는데 이것을 "Thomas notch"라 한다(그림 8-32).

근·원심 융선을 형성하면 협면이나 설면이 완성되므로 근·원심 융선을 형성하면서 협면 발육구나 설면 발육구도 완전하게 형성하는 것이 좋다(그림 8-33, 34).

근·원심융선을 다 형성하고 나서 협면이나 설면에서 관찰해 보면 Occlusal Embrasure가 만들어 지는데 Gingival Embrasure보다 훨씬 작은 것을 알 수 있다. 또한 교합면에서 보면 Buccal Embrasure와 Lingual Embrasure가 생기는데 Buccal Embrasure보다는 Lingual Embrasure가 더 넓은 것을 알 수 있다.

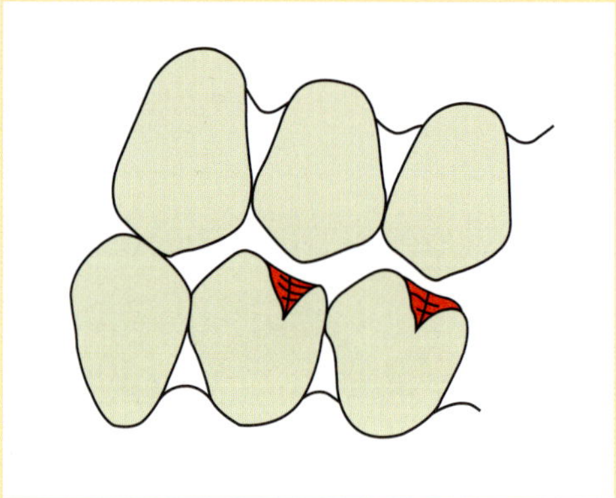

그림 8-32. Thomas notch

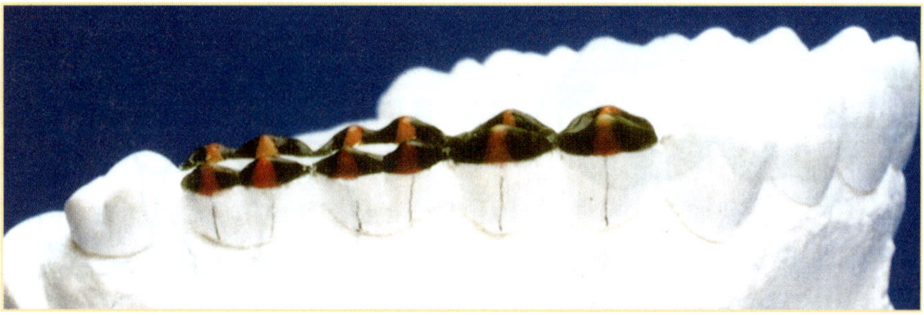

그림 8-33. 완성된 근·원심 교두 융선(상악)

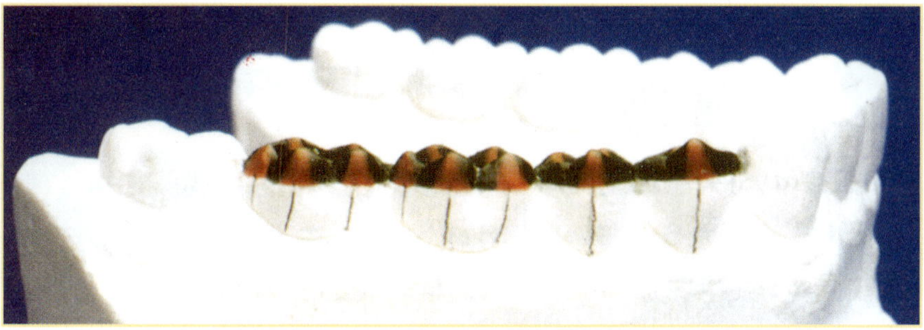

그림 8-34. 완성된 근·원심 교두 융선(하악)

(5) Triangular ridge

적색 Wax를 사용하여 PKT 1번 또는 2번 조각도로 올리고 5번 조각도로 다듬는다(그림 8-35).

중심구쪽의 기저부는 넓고 교두정쪽은 좁은 삼각형 형태로 모든 방향으로 볼록(Convex)하게 형성한다(그림 8-36, 37).

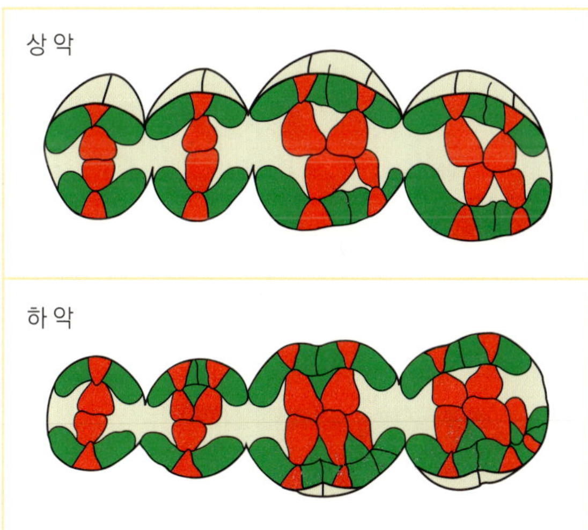

그림 8-35. 삼각 융선

Triangular ridge의 모양은 교두정 부위는 좁고 중심구 부위로 넓어지는 삼각형이다.

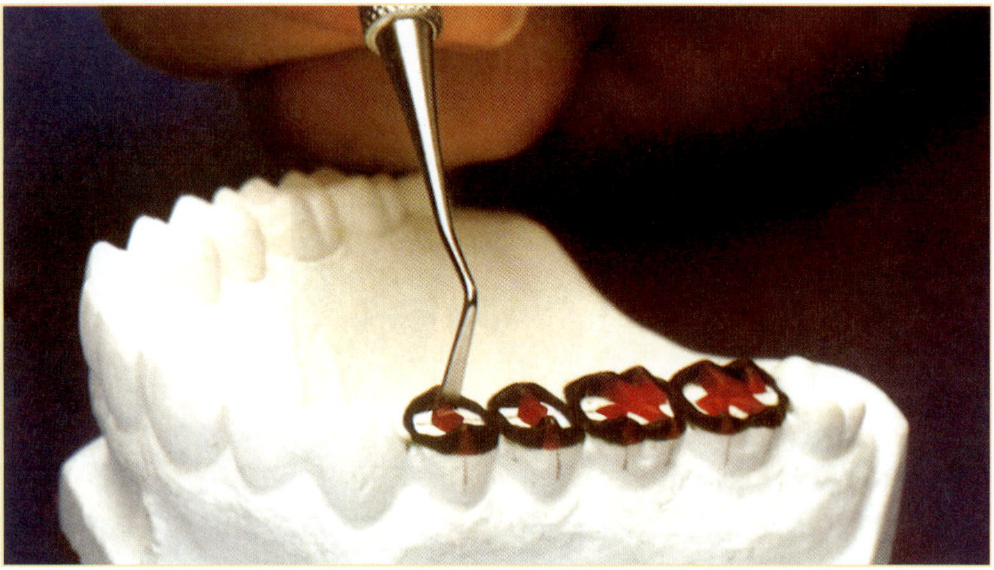

그림 8-36. 완성된 삼각융선(PKT No 5사용)

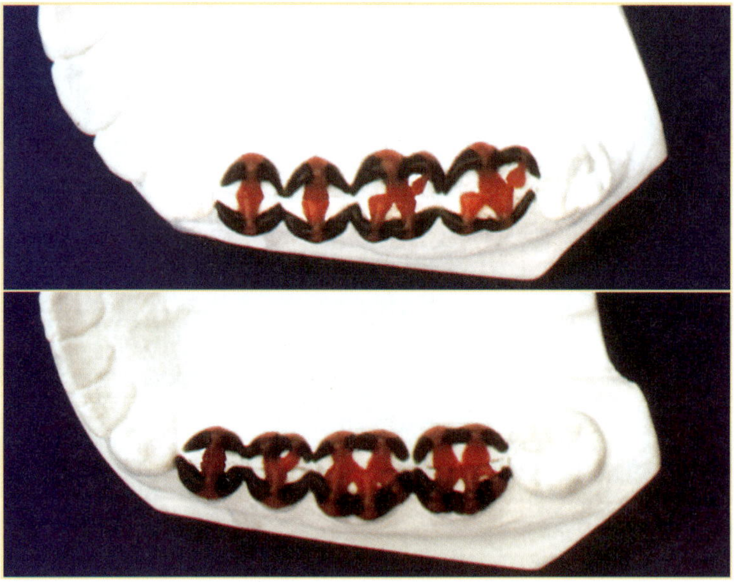

그림 8-37. 완성된 Triangular ridge(red wax)

삼각융선의 근·원심 경계는 부가구에 의해 이뤄지고 협설의 삼각융선은 치아 중심부에서 교차되어 근심소와에서 원심소와까지의 중심구를 형성하게 된다.

중심 교합점을 찾기 위해 치아의 한 쪽 삼각융선부터 형성하는데 원래보다 약간 높게 Wax를 올린 후 교합기를 닫아 대합치와 접촉되어 눌린 부위가 생기면 5번 조각도로 깍아주면서 정리한다. 이때 중심교합 상태에서는 대합치와 접촉되나 편심 운동시에는 접촉되지 않도록 한다. 만약 편심 운동시에 대합치와 접촉되면 교두 간섭이 일어나므로 삭제해야 한다.

(6) Marginal ridge

Blue Wax를 사용하여 형성하는데 이 변연융선의 협설폭은 치아 협설폭의 55% 정도가 되도록 한다. 이 Marginal ridge는 앞에서 연습한 Ridge의 형태로 Wax-up하면 된다.

여기서는 교두대 와와의 관계로 Wax-up하므로 변연융선에는 중심교합점이 생기지 않는다. 순서는 치아의 근심 변연융선을 먼저 형성하고 난후, 원심 변연융선을 형성하며 높이는 인접치아의 근·원심 변연융선과 맞춘다(그림 8-38).

만약 교두대 변연융선의 관계로 Wax-up한다면 변연융선에 중심교합점이 생기므로 대합치는 기능교두가 접촉되는 부분부터 먼저 형성한다. 즉 상악에서는 근심측, 하악에서는 원심측부터 형성한다. 편심 운동시에 접촉되는 부위가 없다.

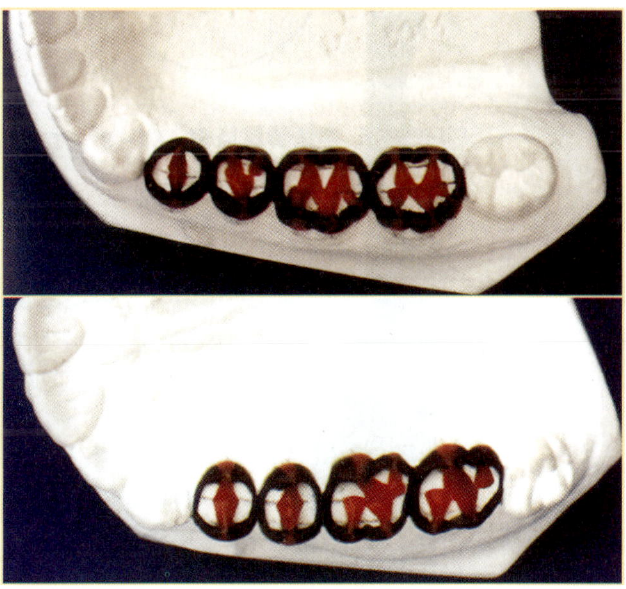

그림 8-38. 완성된 Marginal ridge

(7) Full in wax

거의 모든 교합면 요소가 Wax-up 되면 나머지 빈 공간, 즉 교합면와가 되는 부위에 Blue Wax를 채운다(그림 8-40). 특히 상악 대구치의 근심설측 부위에 빈 공간이 많은데 이 부분은 평편하거나 오목하게 채우지 말고 부융선을 형성한다. 삼각융선과 같이 너무 돌출되면 하악이 측방 운동시 교합 간섭이 생기므로 주의한다. 여기서는 교두대 와와의 관계로 Wax-up하므로 먼저 중심 교합점이 생기지 않는 하악 소·대구치의 근심와와 상악 소구치의 원심와 부위를 임의대로 채워서 형성하는데 변연융선보다는 낮게 한다.

중심 교합점이 생기는 부위는 한 쪽부터 Wax를 채우고 Wax가 경화되기 전에 교합기를 닫아 중심 교합점이 생기게 한다. 중심 교합점의 크기는 약 1㎜ 정도가 적당하다(그림 8-42).

초보자의 경우 중심 교합점을 찾을때 3점이나 2점이 처음부터 형성하는 것은 어렵다. 그러므로 대합치와 맞물려 압흔이 나타나면 대합치의 기능교두가 하악 운동시에 지나가는 길에 구(Groove)를 형성하면서 큰 압흔을 세 부분으로 나누면서 중심 교합점을 정리하면 편리하다(그림 8-41).

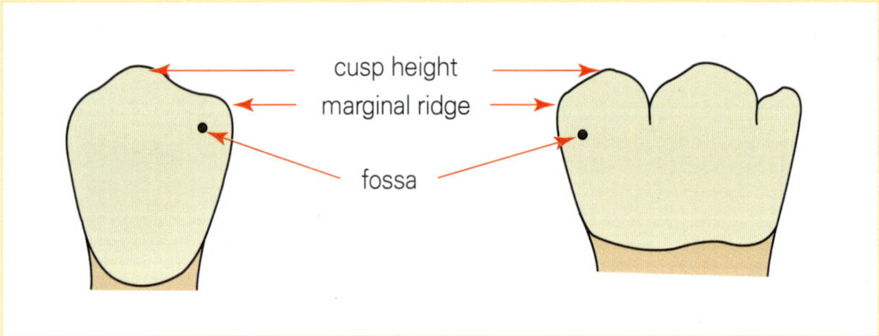

그림 8-39. 변연융선의 높이

교두정과 와의 거리중간에 위치한다.

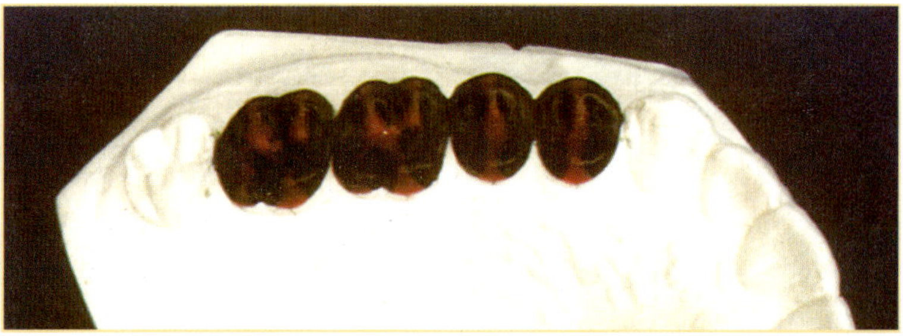

그림 8-40. Wax-up 완성

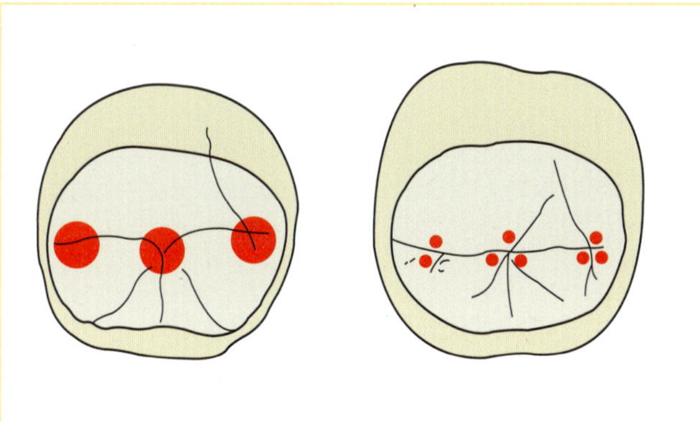

그림 8-41. 중심 교합점을 찾는 방법

대합치와 맞물려 큰 압흔이 나타나면 대합치가 기능운동시 지나가는 곳에 구를 형성하면서 압흔을 나눈다.

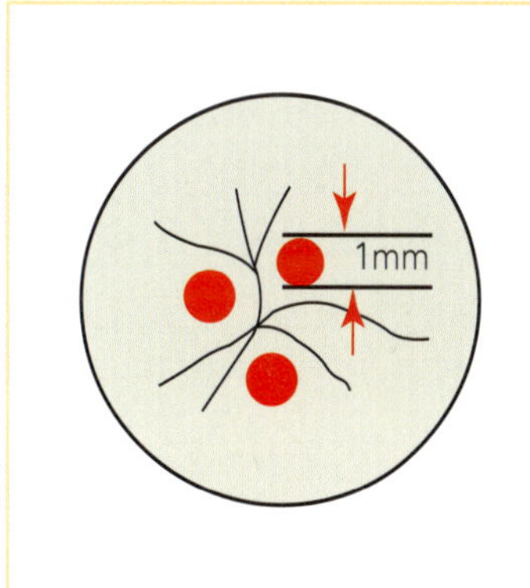

그림 8-42. 중심 교합점 크기

중심 교합점의 크기는 1㎜ 정도가 적당하다.

(8) Groove 형성

상기 과정을 충실히 이행했다면 협·설 삼각융선이 서로 교차되는 곳에 중심구가 형성되고, 삼각융선과 부융선 사이에는 부가구, 부융선과 변연융선 사이에는 삼각구가 어느 정도 형성되어 있을 것이다.

그것을 PKT 3번 조각도를 이용하여 발육구, 부가구, 삼각구를 좀 더 선명하게 정리해 준다(그림 8-43).

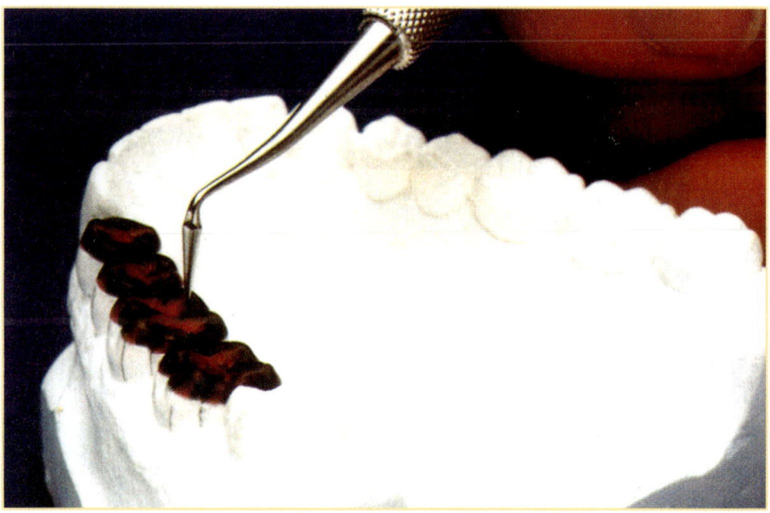

그림 8-43. Groove 완성

PKT 3번 조각도로 형성된 구를 매끈하게 마무리하려면 PKT 2번 조각도나 치과치료용 Explorer의 첨단을 Alcohol lamp에 가열하여 구(Groove)가 있는 부위를 한번더 지나간다.

구는 변연융선에서 소와(Pit)까지의 깊이의 1/2지점에 있다.

교합면에서 구를 관찰해보면 U字와 V字 모양의 연속임을 알 수 있다(그림 8-44).

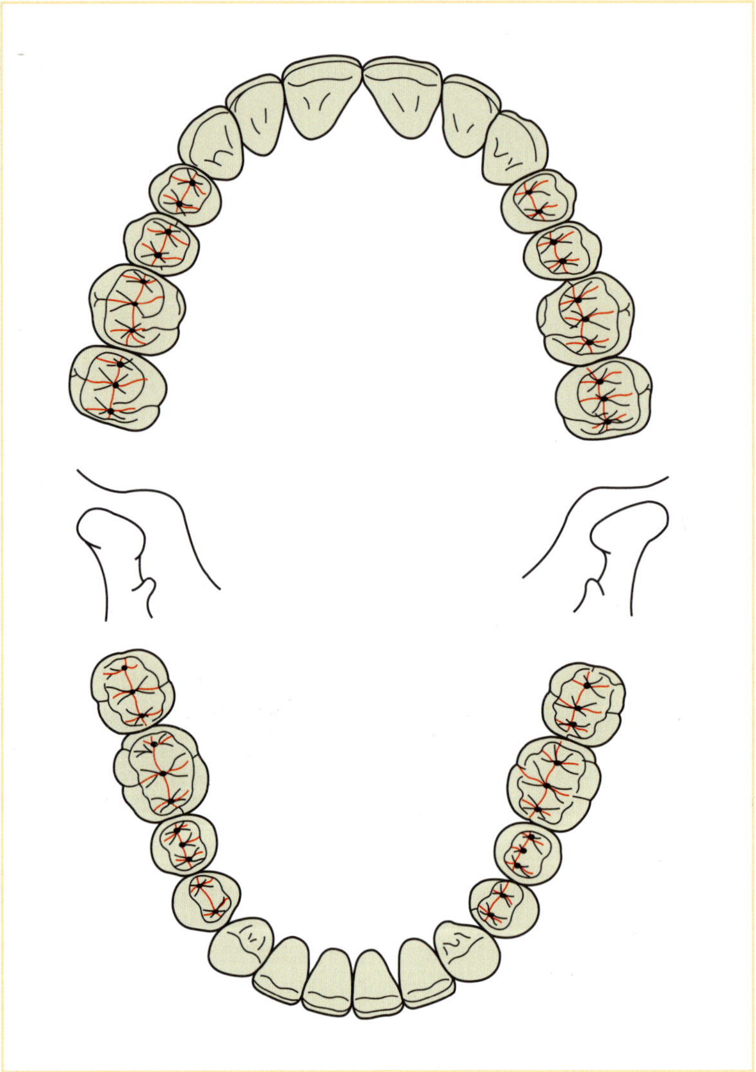

그림 8-44. Groove 형태

교합면에서 발육구, 부가구, 삼각구를 관찰하면 U자와 V자의 연속된 형태이다.

(9) Centric stops 검사

중심교합 상태에서 중심 교합점이 제 위치에 생겼는지와 기능운동시 교합장애는 없는지를 파악하기 위해서 교합면에 Zinc stearate powder 또는 Talcum powder를 부드러운 붓으로 도포하여 검사한다(그림 8-45). 만약 중심 교합점 부위에 접촉이 생기지 않았다면 교두가 너무 낮거나 와가 너무 깊은 것이므로 Wax를 첨가하여 중심 교합점이 생기도록 한다(그림 8-46, 47). 교합기의 절치 유도봉은 중심교합이나 비중심교합에서 항상 절치 유도판에 접촉되어야 한다.

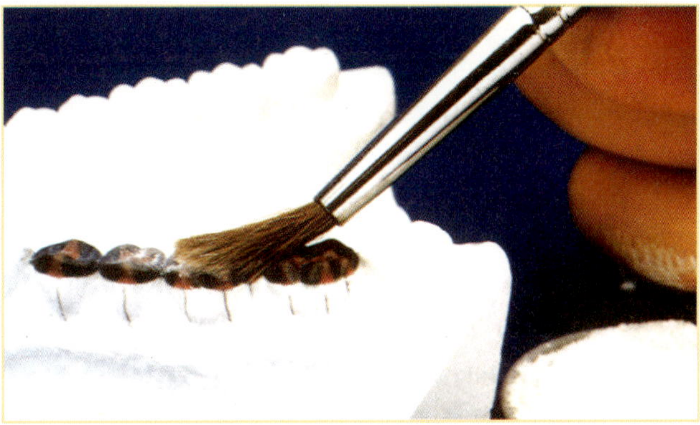

그림 8-45. Zinc stearate powder 도포

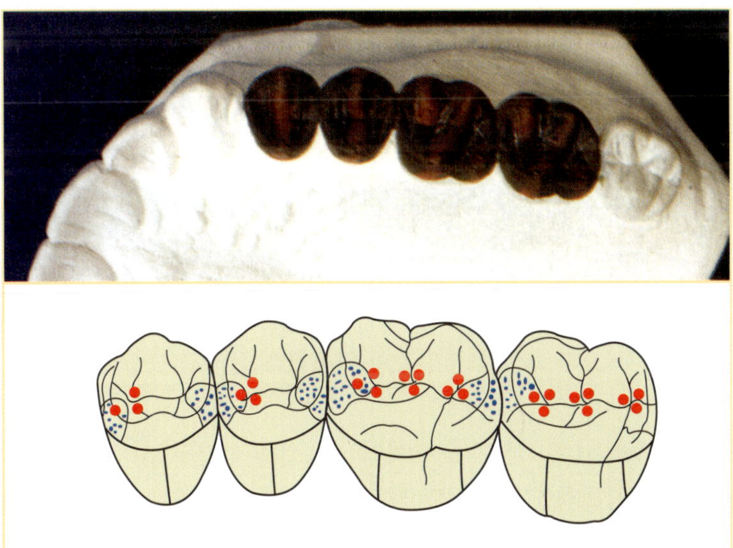

그림 8-46. 상악 교합면에 나타난 중심 교합점

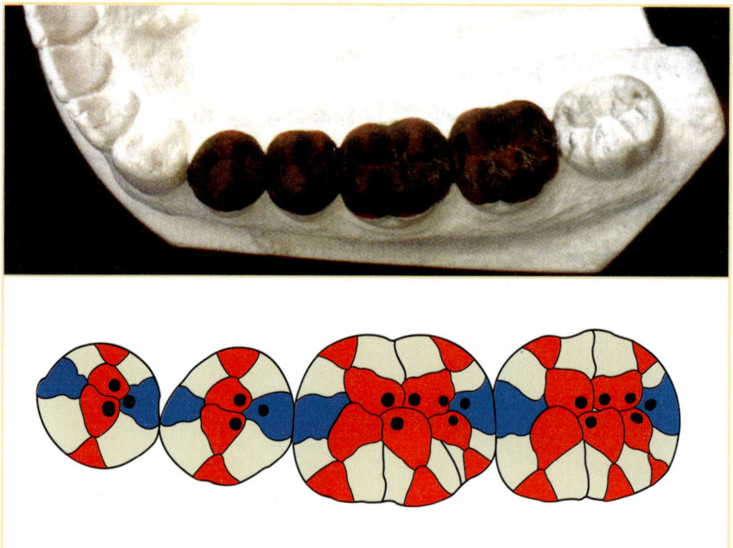

그림 8-47. 하악 교합면에 나타난 중심 교합점

(10) 측방 운동에서의 검사

여기서는 교두대 와와의 교합 관계이므로 견치유도 교합으로 측방 운동시 상·하 견치만 접촉되고 절치와 구치는 이개된다.

① 작업측

a. 상·하악 협측 교두

· 상악 제1, 2소구치의 협측 교두 - 하악 소구치 협측 교두의 원심 측, Thomas notch

· 상악 제1, 2대구치의 근심협측 교두 - 하악 제1, 2대구치의 근심협측 발육구의 근심측

· 상악 대구치 원심협측 교두 - 하악 대구치의 원심협측 발육구의 근심측

· 하악 소구치의 협측 교두 - 상악 소구치의 근심협측 삼각구

· 하악 대구치의 근심협측 교두 - 상악 대구치의 근심협측 삼각구

· 하악 대구치의 원심협측 교두 - 상악 대구치의 협측 발육구

· 하악 대구치의 원심교두 - 상악 대구치의 원심협측 삼각구(그림 8-48)

b. 상·하악 설측 교두

· 상악 소구치의 설측 교두 - 하악 소구치의 원심설측 삼각구

· 상악 대구치의 근심설측 교두 - 하악 대구치의 설측 발육구

· 하악 소구치의 설측 교두 - 상악 소구치의 근심설측 삼각구

· 하악 대구치의 근심설측 교두 - 상악 대구치의 근심설측 삼각구
· 하악 대구치의 원심설측 교두 - 상악 대구치의 설측 발육구를 활주한다(그림 8-50).

② 비작업측

a. 상·하악 치아의 협측 교두

· 하악 소구치의 협측 교두 - 상악 소구치 설측 교두의 근심
· 하악 대구치의 근심협측 교두 - 상악 대구치 근심설측 교두의 근심
· 하악 대구치의 원심 협측 교두 - 상악 대구치의 근심설측 교두를 향해 돌진하므로 이 때 여기에 부가구가 없다면 교두 간섭이 일어나게된다.
그러므로 여기에 상악 대구치의 중심와에서 근심설측 교두를 향하여 하악 원심협측 교두가 빠져나가도록 형성한 Groove를 "Stuart groove"라 한다(그림 8-49).
· 하악 대구치의 원심 교두 - 상악 대구치의 근심설측 교두와 원심설측 교두 사이 즉 설측 발육구를 통과

b. 상악 치아의 설측 교두

· 상악 소구치 설측 교두 - 하악협측 교두 원심의 Embrasure
· 상악 대구치 근심설측 교두 - 하악 대구치 원심협측 교두의 원심 즉 원심협측 발육구를 통과한다(그림 8-50).

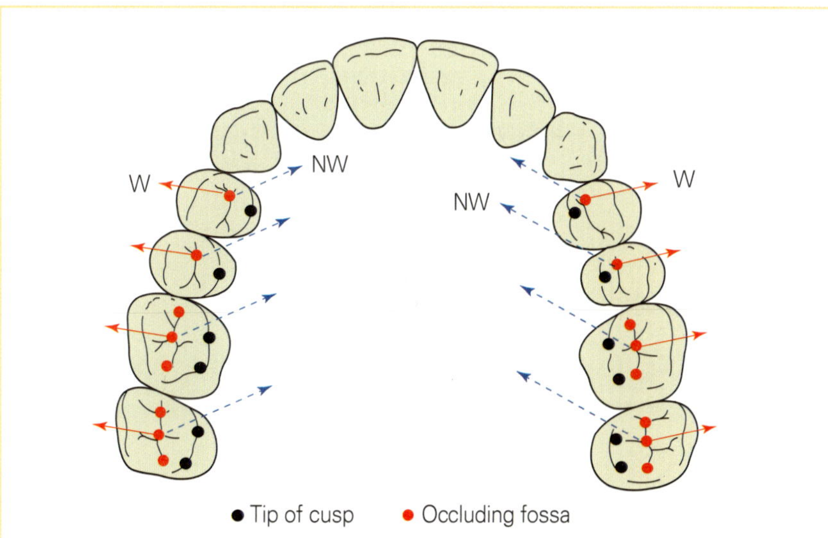

그림 8-48. 교합면상의 작업측구와 비작업측구(상악)

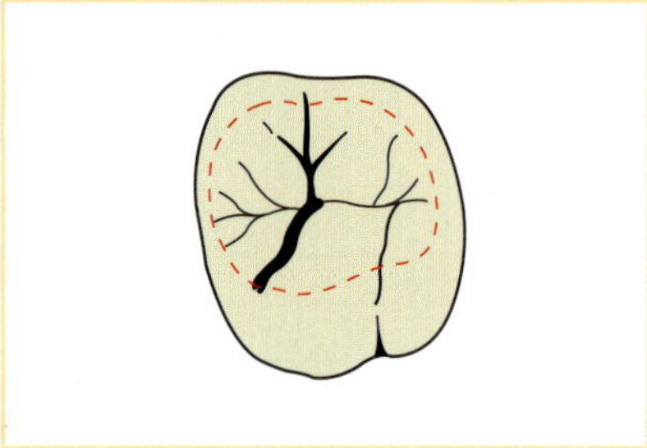

그림 8-49. 상악 제1대구치의 Stuart's groove

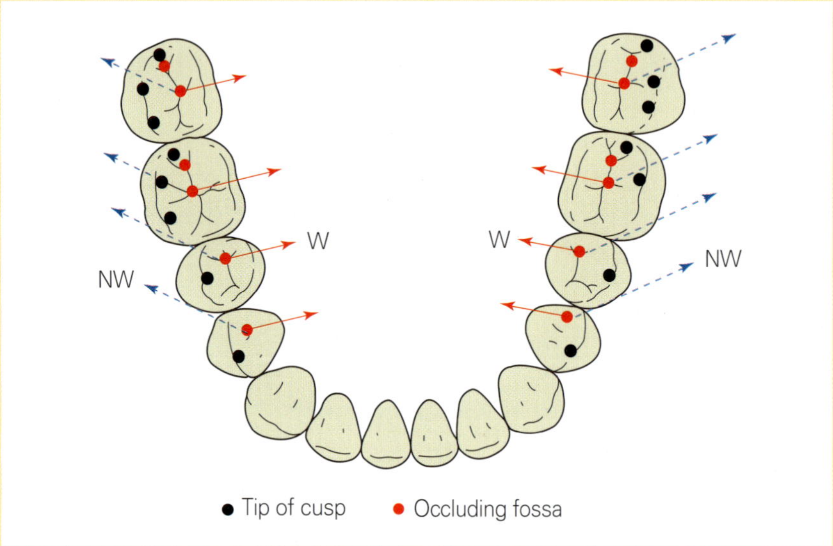

그림 8-50. 교합면 상의 작업측구와 비작업측구(하악)

5) 교두대 변연융선의 교합

교두대 변연융선의 교합(Cusp to marginal ridge occlusion)은 자연치에서 흔히 볼 수 있는 교합형태로 대개 유치악 보철물(주로 Crown & Bridge)을 제작할 때 형성해 준다. 교두대 와와의 교합(Cusp to fossa occlusion)이 상호보호 교합 양식을 택하여 측방 운동시 견치의 유도로 구치가 이개되는 반면 교두대 변연융선의 교합(Cusp to marginal ridge occlusion)은 편측성 균형교합을 취하여 측방 운동시 구치가 Groop function 되도록 형성해준다.

여기에서는 교두 대 변연융선의 모형을 가지고 상·하악을 동시에 회복시켜주는 Waxing technique을 소개하고자 한다. Wax-up 순서는 E. V. Payne이 창안한 순서에 의거해 하악협측 교두, 상악협측 교두, 상악설측 교두, 하악설측 교두 순으로 형성한다.

(1) 하악의 모형 준비

여기서는 교두 대 변연융선의 모형을 가지고 상·하악 동시에 교합면 형태를 회복시켜주는 Wax-up을 하고자 한다.

① 모형에 연필선 표시

a. 교합면 형태를 연구하기 위하여 모형상에 근·원심 교두융선을 표시한다.
   하악 제1소구치의 근심교두 융선부터 제2대구치의 원심교두 융선까지 연필선을 긋는다(그림 8-51[A]). 이때 연필을 교두와 수직되도록 하고 연필선이 여러가닥의 줄이 나타나지 않고 선명하게 한줄로 나타나도록 한다.
   협·설측 교두에 그려진 연필선을 보면 교두정과 근·원심 융선들의 협·설측 위치를 알 수 있는데 교합면에서 볼 때 협측 교두정 들의 위치는 협설폭의 협측 1/3부위에 위치한다.
b. 협측 교두의 삼각융선을 표시한다(그림 8-51[A]).
   삼각융선의 형태는 소구치는 근·원심 교두 융선에 대해 거의 수직으로 내려오지만, 대구치는 중심와를 향해 모이는 것을 알 수 있다.
c. 교두정에서 협면 치은연의 정점까지 수직으로 연필선을 표시한다(그림 8-51[B]). 협·설측 교두정들간의 거리를 알 수 있다.

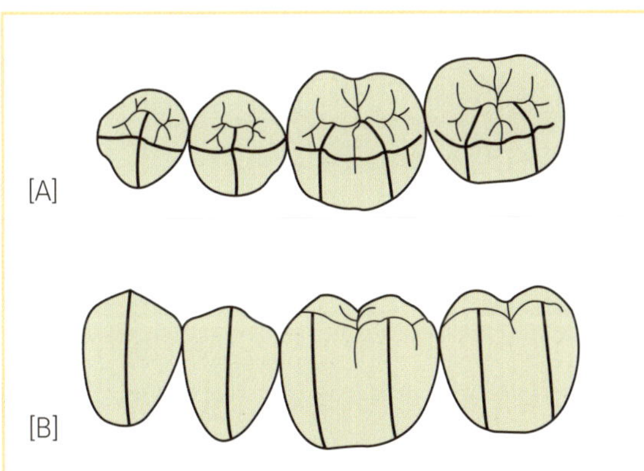

그림 8-51. 하악 협측 교두정의 위치

② 중심 교합점 확인

협면에서 보면, 하악 치아들이 상악 치아들과 어떠한 교합 관계에 있는가를 알 수 있는데 하악 협측 교두가 상악에 대해 1치 대 2치의 관계를 갖는다.

교합면에서 보면, 교두는 상악 교합면의 교합측 Embresure에 위치하고 그 중심 교합점은 근·원심 변연융선에 있다(그림 8-52, 53).

하악의 모든 기능 교두의 중심 교합점은 교두정을 중심으로 근심과 원심 교두 융선상에 위치한다(그림 8-54).

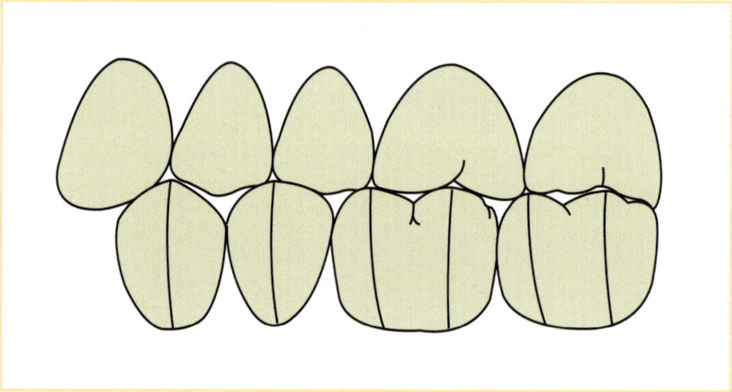

그림 8-52.

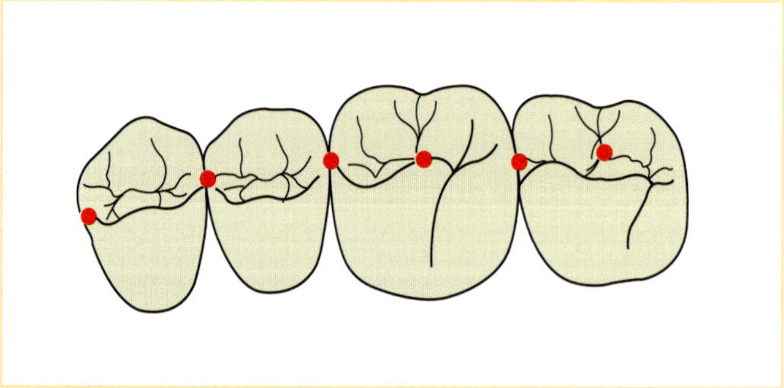

그림 8-53. 하악 기능 교두정의 대응부위

하악 교두정이 상악의 교합면에 위치하는 부위는 소구치의 근·원심 변연융선과 대구치의 근·원심 변연융선과 중심와 부위이다.

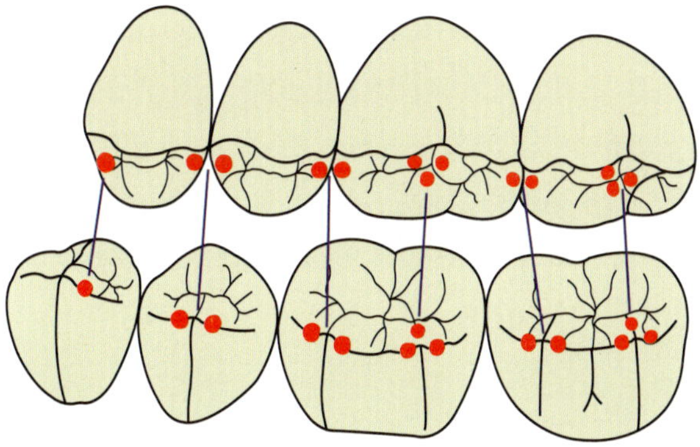

그림 8-54. 하악 협측교두가 상악과 접촉되는 중심 접촉점

하악 대구치의 원심협측 교두와 상악 중심와는 3개의 접촉점이 나타난다.

a. 하악 제1소구치 협측 교두의 근심 및 원심 교두 융선의 교합점은 상악 제1소구치의 근심 변연융선에 접촉된다.
b. 하악 제2소구치 협측 교두 근심 및 원심교두융선의 교합점은 각각 상악 제1소구치의 원심 변연융선과 제2소구치의 근심변연융선에 접촉하게 된다.
c. 하악 제1대구치 근심협측 교두의 근·원심 교두 융선상의 두 점은 각각 상악 제2소구치의 원심변연융선과 상악 제1대구치의 근심변연융선에 접촉된다.
d. 하악 제1, 2대구치의 원심협측 교두의 근·원심 교두융선과 삼각융선상의 한 점씩 3개의 중심 교합점은 대합되는 상악 제1, 2대구치의 중심와에 접촉된다.
e. 하악 제1대구치의 근심 협측 교두의 근·원심 교두 융선상의 두 점은 상악 제2소구치의 원심 변연 융선과 상악 제1대구치 근심 변연 융선에 각각 접촉된다.
f. 하악 제2대구치의 근심협측 교두의 근·원심 교두융선상의 두 점은 상악 제1대구치의 원심 변연융선과 상악 제2대구치의 근심 변연융선에 각각 접촉된다.

③ 교합면의 삭제

a. 교두정에서 치은쪽으로 3㎜ 위치에 연필로 수평선을 긋는다(그림 8-55). 연필선이 그어진 곳까지 교합면을 삭제한다. 이때 와(Fossa)나 소와(Pit)를 모두 포함해서 평편하게 삭제한다(그림 8-56).

b. 삭제된 교합면에 각 교두 융선을 그려준다(그림 8-56). 근·원심 교두 융선과 협·설 융선이 서로 교차하는 곳이 교두정이 되며 이 곳에 Yellow wax 또는 Ivory wax로 협측 교두정을 세운다.

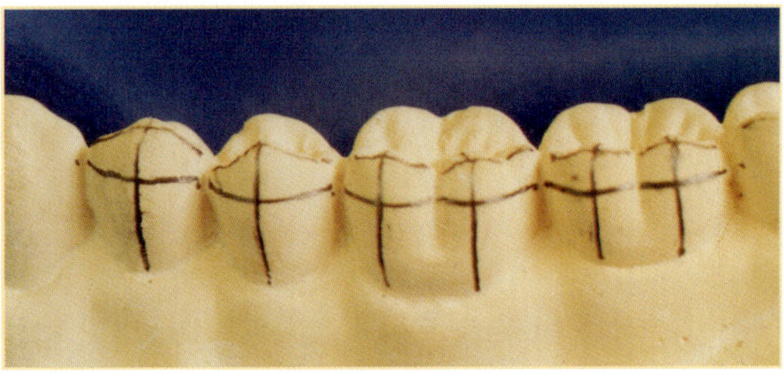

그림 8-55. 교합면 삭제 부위 표시

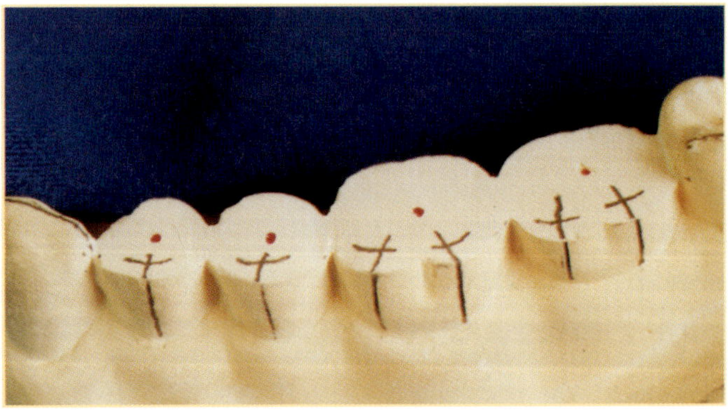

그림 8-56. 교두정 위치 표시

교합면상에 +로 교차하는 부위가 교두정 부위이다.

④ 하악 협측 교두정 형성

a. Cone의 크기

PKT 1번 또는 2 조각도를 사용하여 Yellow wax로 하악 제1소구치부터 Cone을 형성해 준다(그림 8-57). Cone base의 넓이는 근·원심 폭의 1/3 정도로 형성해 주고 협측에는 협측 융선을 형성하기 위해 기능 교두에서는 1㎜ 정도, 비기능 교두에서는 0.5mm 정도 여유를 준다.

b. Cone의 높이

Cone의 높이는 대합치에 닿지 않을 정도로 형성해준다(그림 8-58). 하악 협측 Cone의 정점 위치는 다음과 같다.

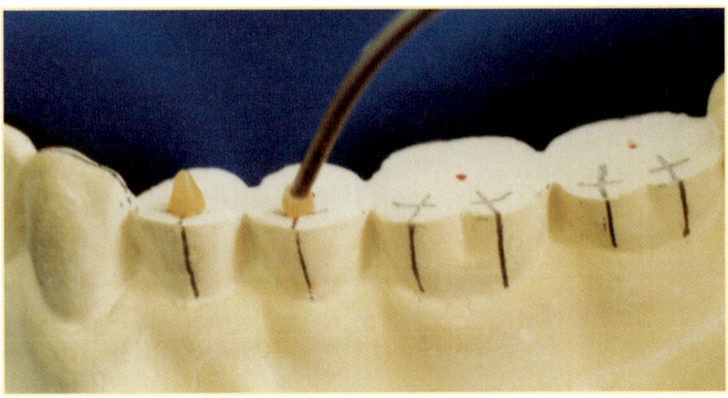

그림 8-57. 협측 교두정 형성

Cone의 base는 근·원심 폭의 1/3 크기로 해준다.

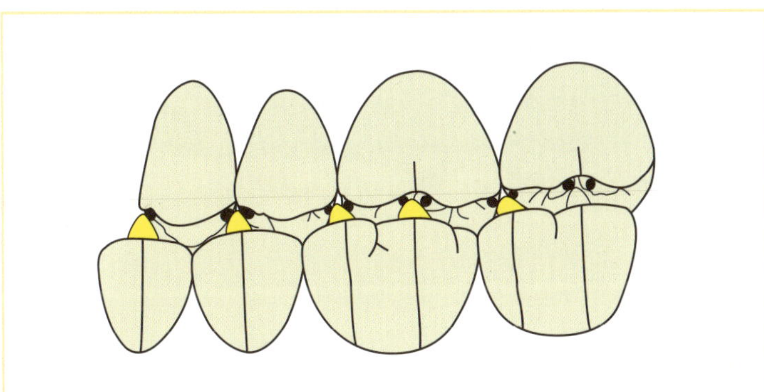

그림 8-58. 교두정의 위치

하악 협측 Cone의 정점은 교합면 Embrasure와 중심소와(Central pit)에 위치한다.

· 제1소구치는 상악 제1소구치의 접촉점보다 약간 원심에 위치한다.
· 제2소구치는 상악 제1소구치와 제2소구치의 접촉점 사이의 중심에 위치한다.
· 제1대구치의 근심협측 교두는 상악 제2소구치와 제1대구치의 접촉점 사이의 중심에 위치한다.
· 제1대구치 원심협측 교두는 상악 제1대구치의 중심와(Central fossa)에 위치한다.
· 제2대구치는 제1대구치와 같은 방법으로 형성한다.

c. PKT 4번 조각도로 형태 수정을 한다(그림 8-59).
d. Wax 부스러기는 붓으로 털어낸다(그림 8-60).

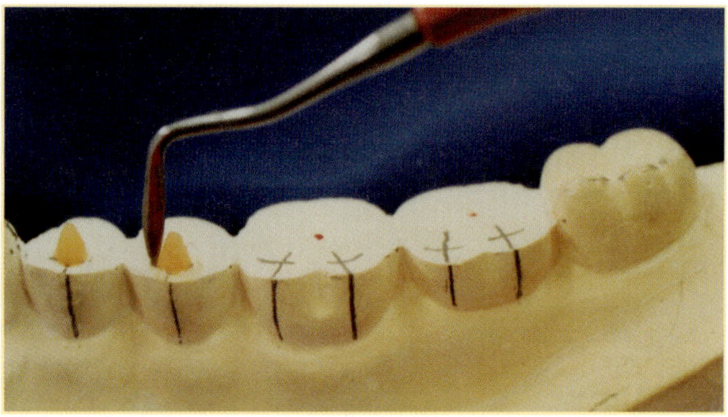

그림 8-59.
PKT #4 조각도로 Cone의 형태를 다듬어 준다.

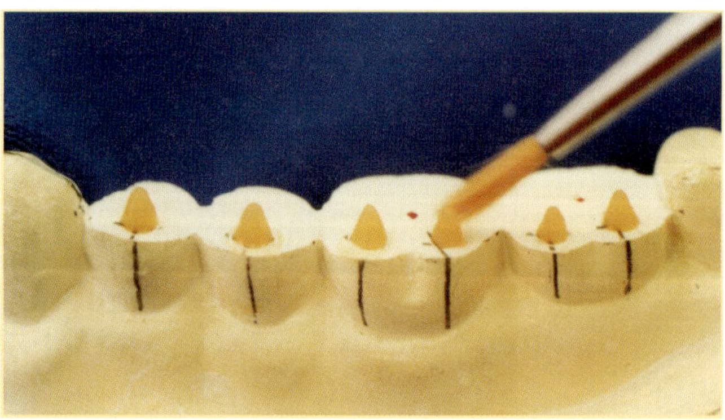

그림 8-60.
깎아낸 Wax 부스러기는 붓으로 털어낸다.

e. 완성된 하악 협측 교두정의 모습(그림 8-61, 62).
완성된 하악 협측 교두정을 연결한 협측 교합선은 상악의 중심구를 연결한 중심와선에 일치한다(그림 8-63).

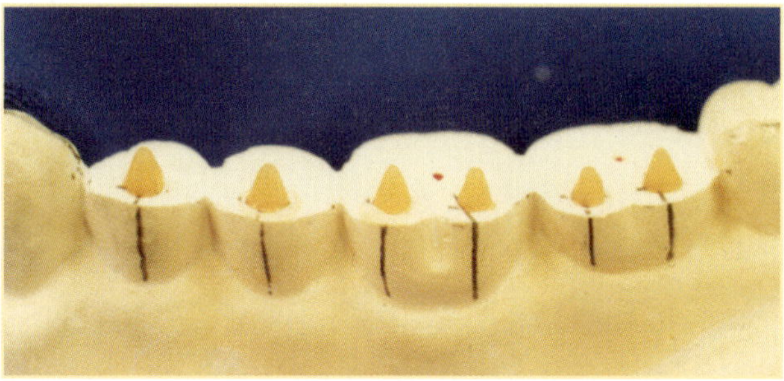

그림 8-61.
하악 협측 Cusp cone과 연필선의 위치가 일치하도록 한다.

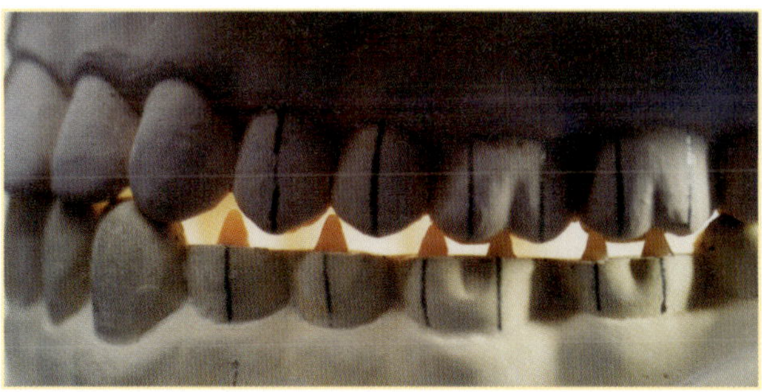

그림 8-62. 하악 협측 Cone 완성

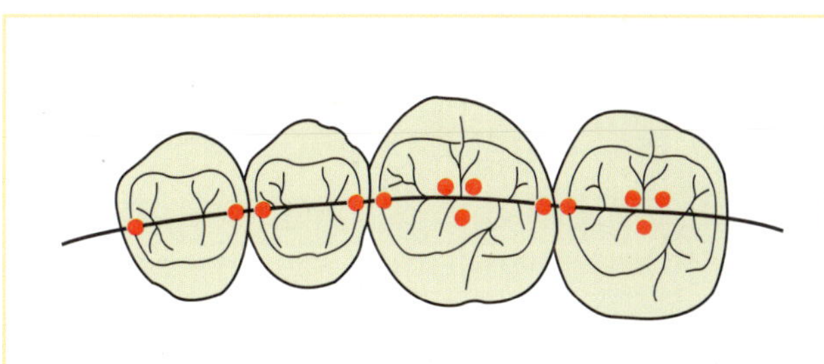

그림 8-63. 하악 협측 교두정의 대응부위
하악 협측 교두정(Yellow cone)을 잇는 선은 상악 교합면의 중심와선과 일치한다.

f. 기능 운동을 할 때 상악 치아와 접촉되지 않아야 한다.

중심교합 위치에서 작업측(Working side), 비작업측(Nonworking side), 전방 운동(Protrusive movement)시 상악 치아들과 접촉되지 않아야 한다(그림 8-64).

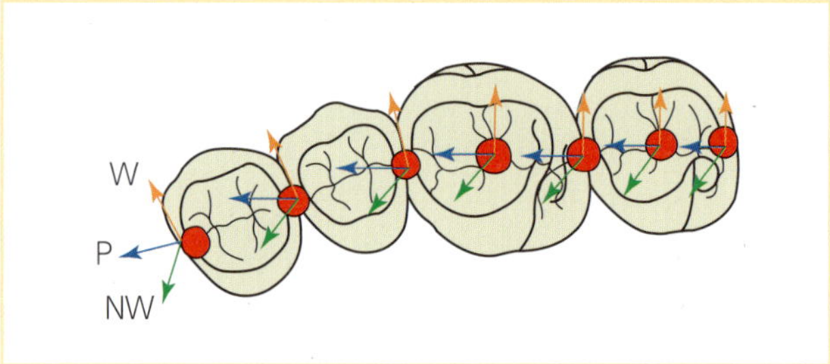

그림 8-64. 기능 교두의 운동로

(2) 상악모형 준비

① 모형에 연필선 표시

a. 협측 교두의 근·원심 교두융선과 삼각융선을 표시한다(그림 8-65). 연필선은 하악 모형과 같은 방법으로 한다.

b. 설측 교두의 근·원심 교두융선과 삼각융선을 표시한다.

c. 협측 및 설측 교두정에서 치은연까지 수직으로 표시한다(그림 8-66).

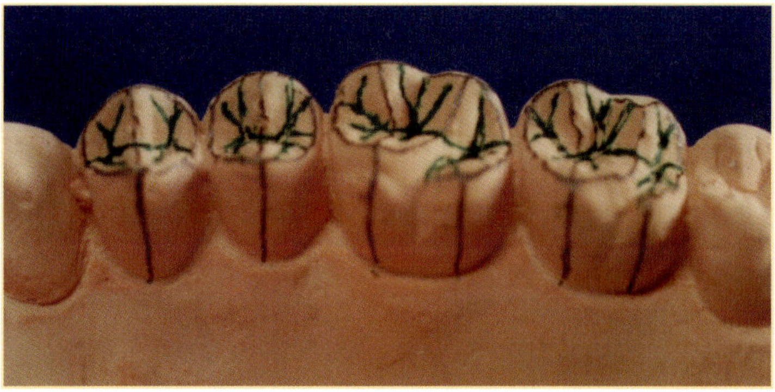

그림 8-65. 근·원심 교두융선과 삼각융선을 표시

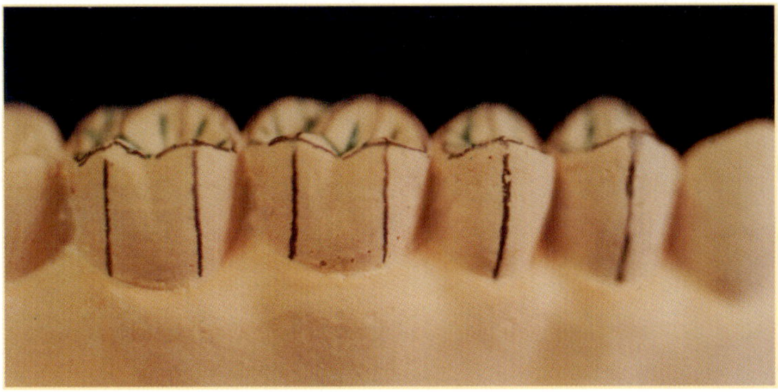

그림 8-66. 협면 융선 표시

상악 협측 교두정에서 치은연까지 수직으로 연필선을 그어준다.

② 중심접촉점을 표시한다.

하악의 협측 교두가 상악에 접촉되는 부위는 소구치의 변연융선과 대구치의 변연융선에 각 1개씩 교합점이 나타나고 대구치의 중심와에 3점의 교합점이 나타난다(그림 8-67).

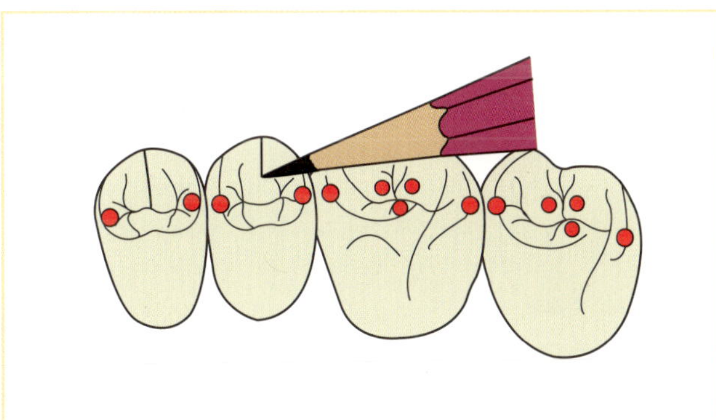

그림 8-67. 근·원심 교두 융선 및 삼각융선 표시

③ 교합면 삭제

a. 상악도 하악과 마찬가지로 교두정에서 치은쪽으로 3㎜ 정도의 교합면 삭제부분에 연필로 수평선을 그려준다(그림 8-68).

b. 삭제된 교합면 위에 협·설 융선과 근·원심 융선을 교차시키면 교두정 위치가 나타난다(그림 8-69). 하악과 마찬가지로 대구치의 삼각융선은 중심을 향하여 모아지고 있으며, 소구치와 대구치의 협측교두는 비기능교두이므로 치관 협설폭의 1/6 부위에 위치하고, 설측교두는 기능교두이므로 치관 협설폭의 1/3 부위에 위치한다.

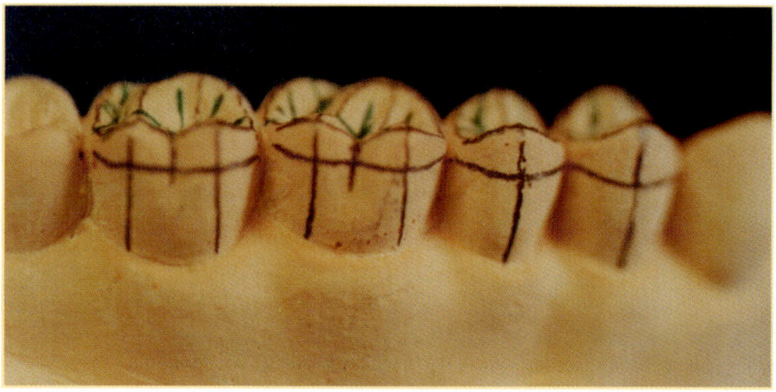

그림 8-68. 교합 1/3부위 표시

교두정에서 치은 쪽으로 3㎜ 위치에 수평으로 연필선을 그어준다.

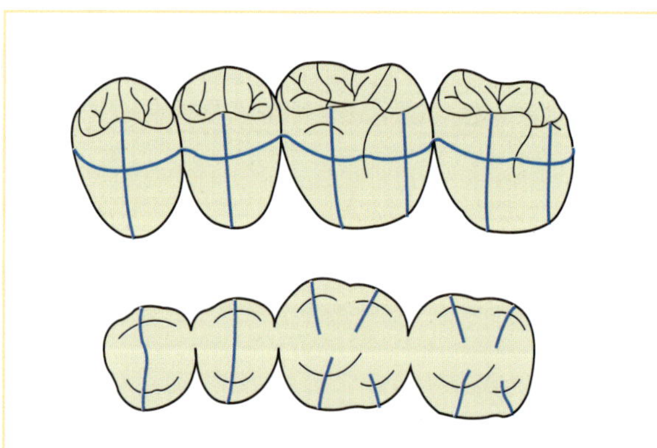

그림 8-69.

교합 1/3 부위를 삭제하고, 삭제된 교합면 상에 교두정의 부위 (+)를 표시한다.

④ 상악 협측 교두정 형성

a. PKT 1번 조각도를 사용하며 Yellow wax로 형성한다. 상악 협측 Cusp cone은 비기능교두이므로 기능교두인 하악협측 Cusp cone보다 Base가 좁고 하악에 비해 협측 융선이 얇아지도록 협측 가까이에 위치시킨다.

b. 하악을 측전방(Lateral protrusive)으로 이동시켰을때 하악협측 교두정과 살짝 접촉되도록 해준다(그림 8-70). 교합기에서 하악모형을 측방 이동시켜 하악 제2소구치의 교두정이 상악 제1소구치의 협측 Cone 아래에 위치하도록 이동시킨다. 이 위치에서 상악 협측 Cone과 하악협측 Cone이 접촉되도록 해준다. 이렇게 하여 상악 제1소구치 교두정의 높이가 정해진다.

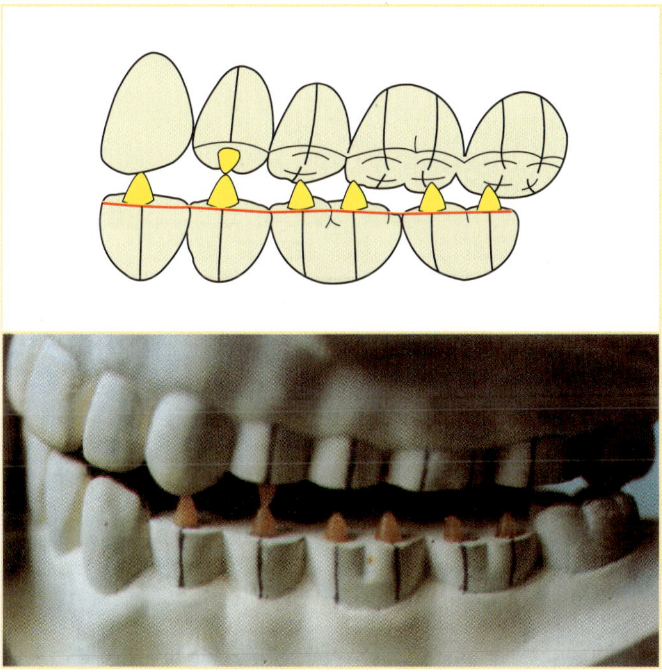

그림 8-70. 교두정의 형성

하악을 측전방위로 이동시켰을 때 상악 제1소구치 협측 Cone이 하악 제2소구치 협측 Cone과 살짝 접촉하게 형성해준다.

c. 상악 제1소구치와 같은 방법으로 상악 제2소구치, 상악 제1, 2대구치의 협측 Cone을 형성하면 상악 교두정의 높이가 정해진다(그림 8-71).

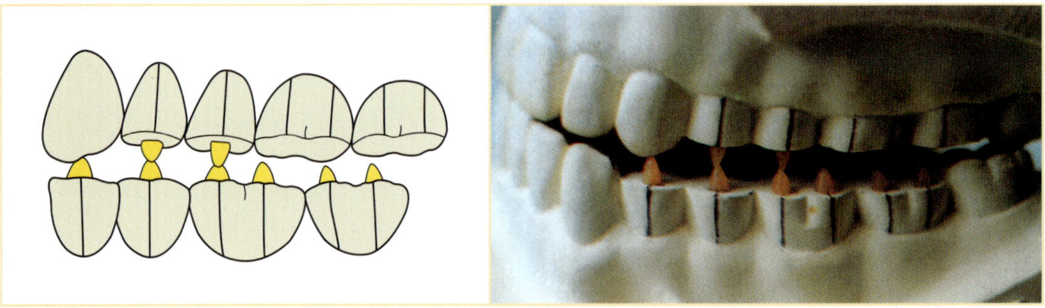

그림 8-71.

상악 제2소구치 협측 Cone의 높이는 하악을 측전방으로 이동시켰을 때 하악 제1대구치의 근심협측 Cone과 살짝 접촉되도록 해준다.

d. PKT 4번 조각도로 여분의 Wax를 제거하고 협측은 0.5㎜ 정도 협측융선이 들어갈 공간을 남겨둔다.

e. 중심교합시 상악 협측 Cusp cone tip은 하악협측 Cusp cone tip 사이의 중앙에 위치해야 한다(그림 8-72).

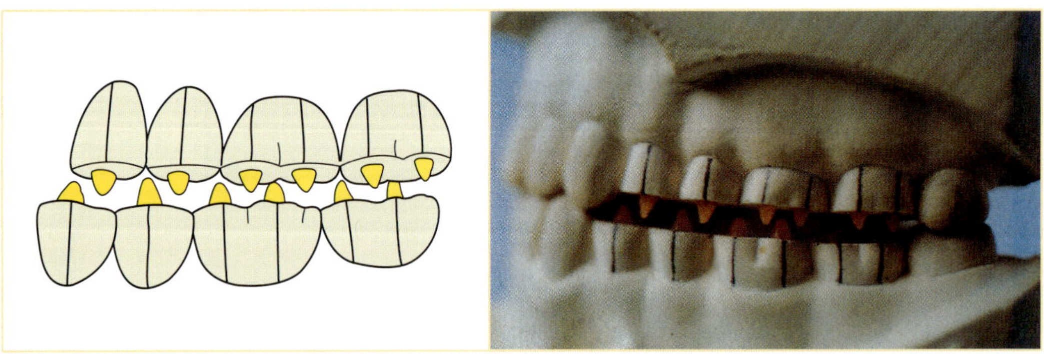

그림 8-72. 상악 협측 Cusp cone tip의 위치

상악 협측 Cusp cone tip은 하악 협측 Cusp cone tip 사이의 중앙에 위치한다.

⑤ 하악 협측 교두의 협측융선 형성

a. PKT 1번 조각도를 사용하여 Red wax로 협측융선을 형성한다.
기저부의 넓이는 근·원심폭의 1/3 정도가 되도록 하고 교두정의 바로 아래까지 삼각형 모양으로 형성한다. 이 때 Cusp cone tip이 녹아내리지 않도록 주의하여야 하는데 교두의 Yellow wax와 협측 융선의 Red wax가 서로 섞이지 않고 명확한 경계가 생기게 한다(그림 8-73).

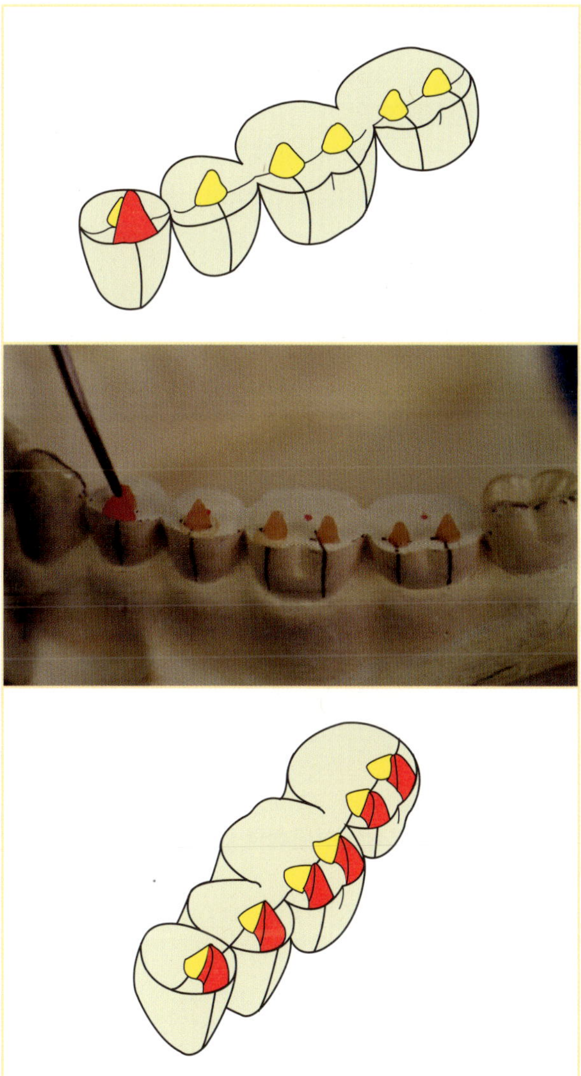

그림 8-73. 하악 협측교두의 협측융선 형성
협측 융선을 형성할 때 Cusp tip cone이 녹아내리지 않도록 주의한다.

b. 상악 제1소구치부터 제2대구치까지 같은 방법으로 협측 융선을 형성한다.
c. 4번 조각도로 삭제되기 전의 모형과 일치되게 협측면을 매끄럽게 다듬어 준다(그림 8-74).

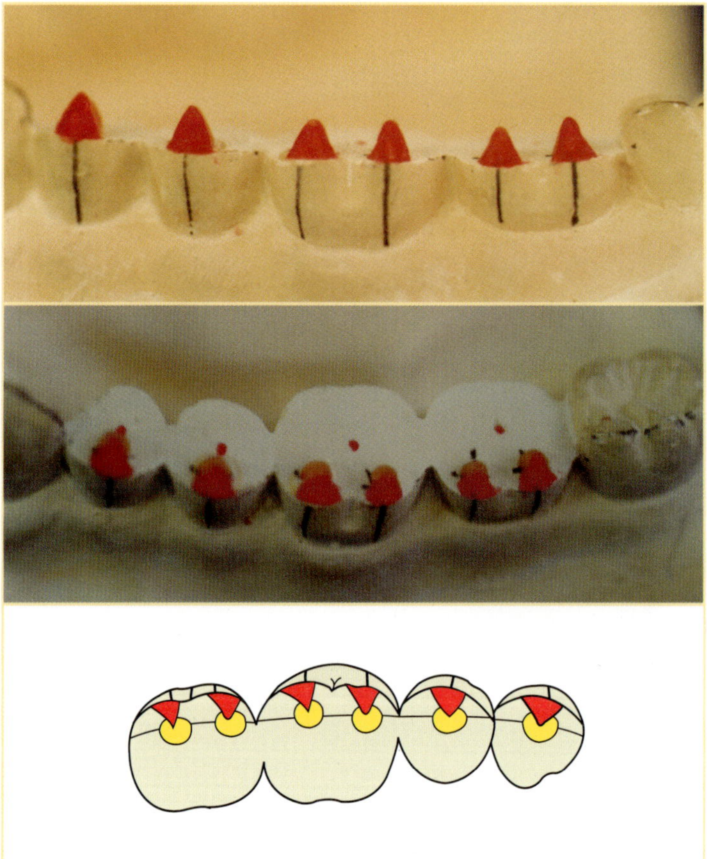

그림 8-74. 완성된 하악 협측융선

⑥ 상악 협측 교두의 협측 융선 형성

PKT 1번 조각도를 사용하여 Red wax로 협측 융선을 형성하는데 상악도 하악의 협측 융선과 같은 방법으로 형성한다. 이때 하악에 비해 협측 Cusp cone이 협면에 가까이 위치하므로 Red wax의 두께가 얇고 수직에 가깝다(그림 8-75, 76).

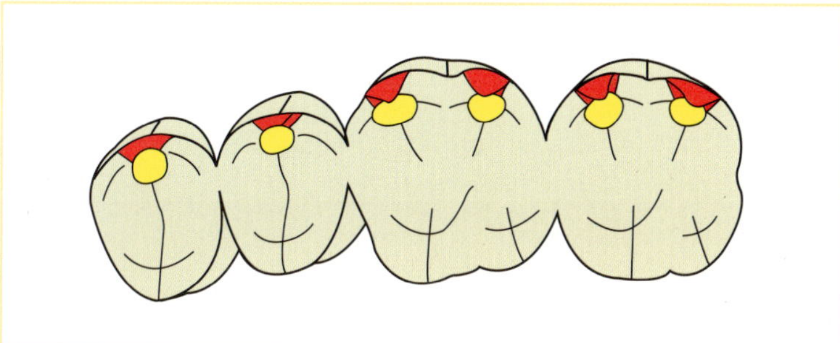

그림 8-75. 상악의 협측 융선

비기능교두 쪽이므로 Wax의 두께가 얇다.

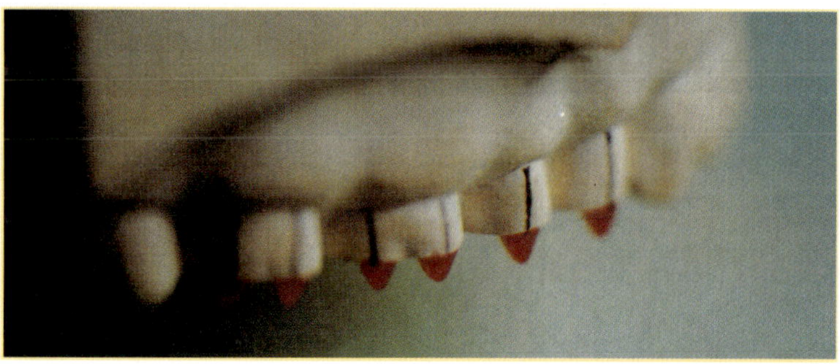

그림 8-76.

상악의 협측 융선은 수직에 가깝다.

⑦ 상악 협측 교두의 삼각융선 형성

a. PKT 1번 조각도를 사용하여 Red wax로 삼각융선을 형성한다(그림 8-77).
상악 제1소구치의 Cusp cone tip 바로 아래에서 중앙발육구(Central developmental groove)까지 삼각융선을 형성해준다. 이때에도 Cusp cone tip이 녹아내리지 않도록 주의한다. 소구치는 삼각융선상에 중심 교합점이 없으나 대구치는 근심 협측 교두의 삼각 융선과 원심 협측 교두의 삼각융선은 하악 대구치는 원심협측 교두와 접촉된다. 하악과 같이 상악 대구치의 삼각융선로 중심으로 모이는 것을 알 수 있다(그림 8-77).

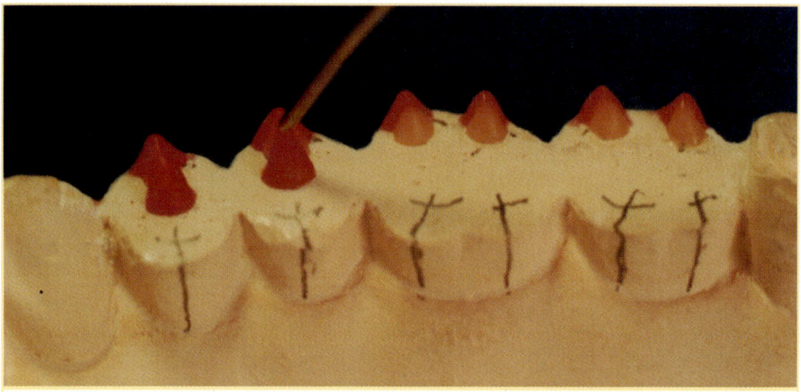

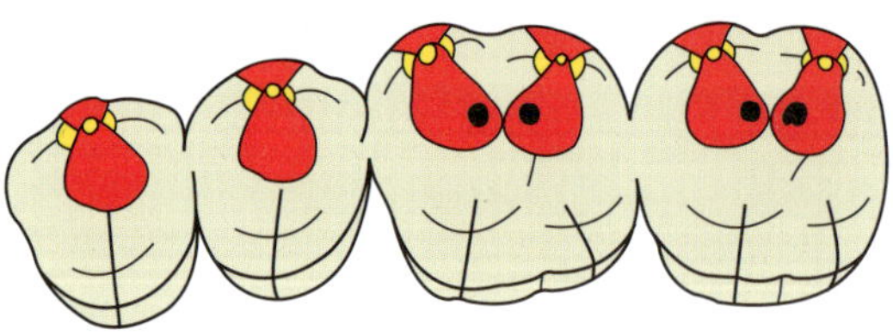

그림 8-77. 상악 협측삼각융선 형성

대구치의 삼각융선을 형성할 때는 중심 교합점이 생기므로 Wax가 완전히 경화되기 전에 교합기를 닫아 하악의 기능교두와 접촉되는 중심 교합점을 찾는다.

b. PKT 5번 조각도를 사용하여 중심 교합점의 눌린 부위의 크기를 조절한다(그림 8-78).
삼각융선의 형태는 교두정 부위는 좁고 교합면 중심으로 가면서 넓어지는 둥근 삼각형 모양으로 모든 방향에서 볼록하다(그림 8-79).

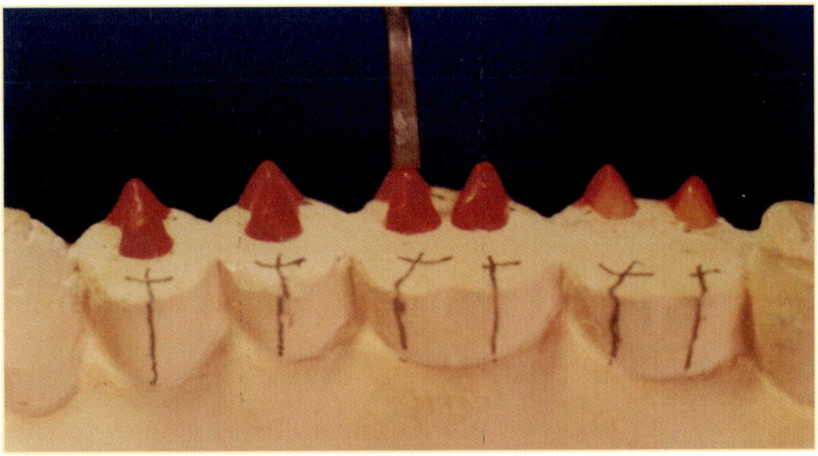

그림 8-78.

PKT #5번 조각도로 삼각융선의 형태를 만들어준다. 5번조각도는 삼각융선의 볼록한 면을 형성하기에 알맞게 Design 되어 있다.

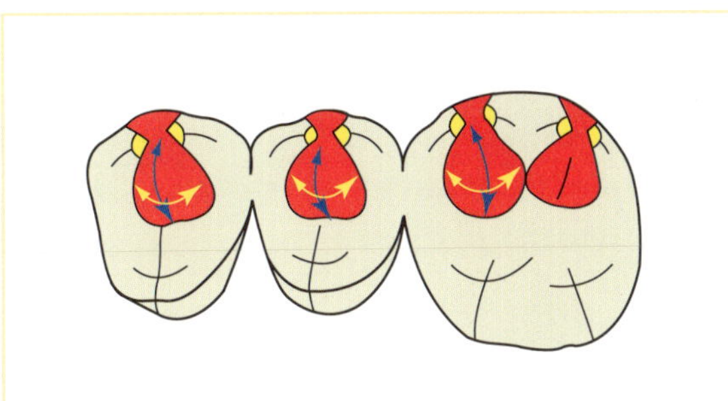

그림 8-79. 삼각융선의 형태

삼각융선은 둥근 삼각형으로 모든 방향에서 볼록하다.

삼각 융선을 형성할 때 고려할 점

하악 치아들이 중심 교합엥서 전방 및 측전방 운동을 할 때 삼각 융선의 형태에 영향을 미치는데 전방 운동과 측전방 운동의 운동 범위가 삼각융선의 최대 허용 높이를 결정하는 중요한 요소가 된다. 또한 전치의 수직 피개와 관절 결절의 경사도가 삼각 융선의 경사도와 높이에 영향을 미친다. 따라서 하악이 전방이나 측전방 운동 시에 상악의 삼각 융선이 방해되지 않도록 삼각 융선을 형성해 주어야 한다.

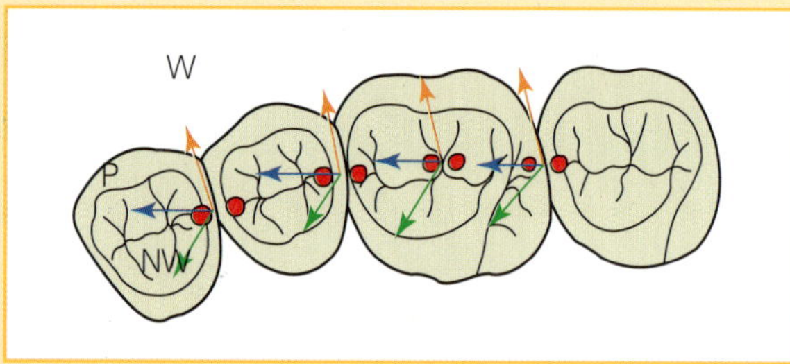

하악 기능교두의 운동로

c. 삼각융선에 약간의 Wax를 첨가하여 전방 및 측전방으로 운동시킨다(그림 8-80, 81). 이때 삼각융선이 정상보다 높거나 돌출되었다면 하악의 협측교두가 전방이나 측전방 운동시 지나가는 길이 Wax 면에 나타나게 된다(그림 8-80).

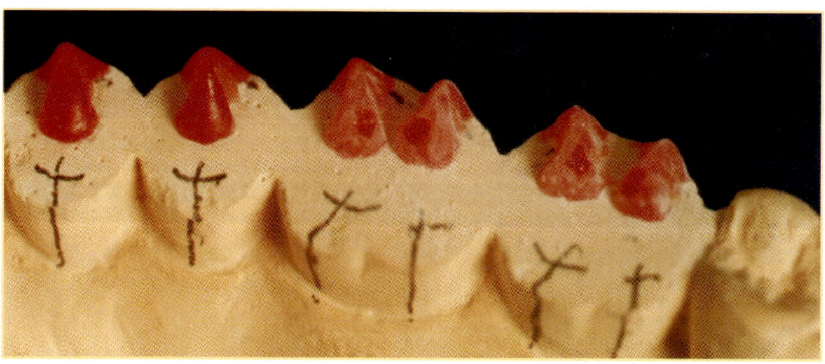

그림 8-80. 삼각융선에 나타나는 접촉점

소구치에는 접촉점이 없으나 대구치에는 접촉점이 나타난다.

보통 소구치는 교두정 부위나 교두정의 약간 설측에 접촉되는 부위가 생기나 대구치는 그림 8-81과 같이 삼각융선상에 길게 접촉된다. PKT 5번 조각도로 중심교합점만 남겨두고 볼록하게 수정해 준다(그림 8-82).

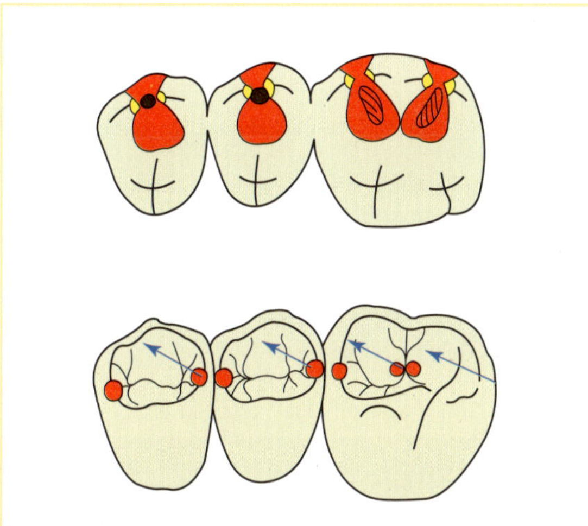

그림 8-81. 하악을 측전방으로 이동시켰을 때 상악의 삼각융선에 나타나는 접촉

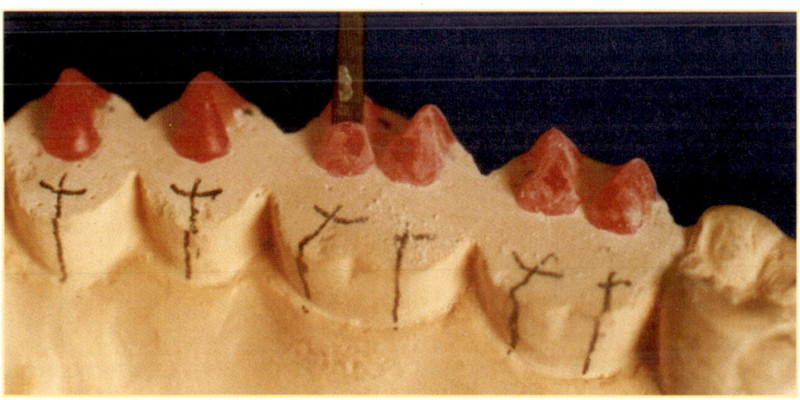

그림 8-82. 교합점 수정

PKT 5번 조각도를 사용하여 중심 교합점만 남겨두고 수정한다.

⑧ 상·하악 협측 교두의 근심 및 원심 교두융선 형성

Green wax를 사용하여 PKT 2번 조각도로 상·하악 협측 교두의 근·원심 교두융선을 형성해 준다(그림 8-83, 84, 85, 86).

a. 하악 제1소구치의 근심교두 융선부터 형성한다.

· 협면에서 보았을 때 협측 Cusp cone tip 바로 아래부터 견치의 원심 접촉부위까지 치은측 Embrasure보다 교합측 Embrasure를 작게 형성하면서 Wax-up한다(그림 8-83).

· 교합면에서 보았을 때 삼각융선과 근심변연융선을 형성할 수 있는 공간을 고려하여 너무 설측까지 연장하지 않는다(그림 8-84).

· 여기서는 편측성 균형교합으로 형성하므로 교두융선의 높이는 하악을 좌측으로 측방운동시켰을때 상악 견치의 원심 교두 융선과 살짝 접촉되는 정도가 되도록 한다(그림 8-85).

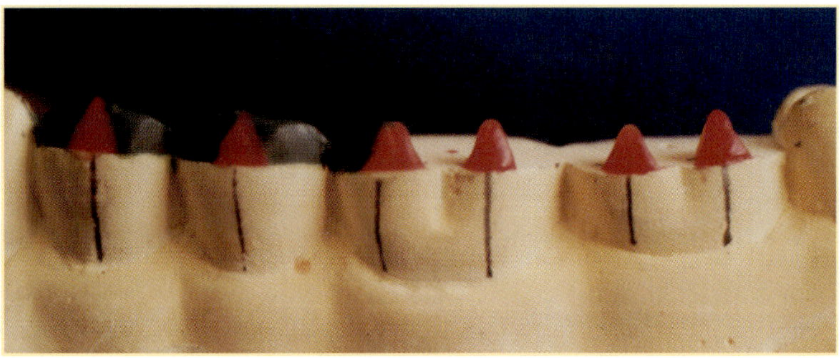

그림 8-83. 협면에서 본 하악 협측 교두의 근·원심 교두융선

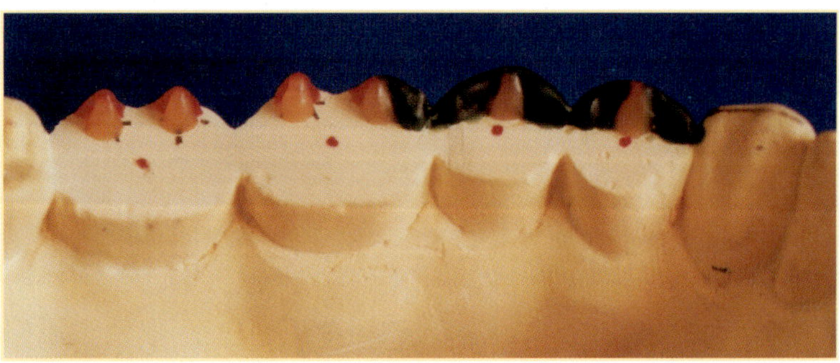

그림 8-84. 교합면에서 본 하악 협측 교두의 근·원심 교두융선

삼각융선과 변연융선을 형성할 수 있도록 너무 설측까지 연장하지 않는다.

b. 하악 제1소구치의 원심 교두 융선, 상악 제1소구치의 근심 교두 융선, 그리고 하악 제2소구치의 근심 교두 융선 순으로 하악과 상악을 교대로 Wax-up 하되 하악 제1소구치의 근심 교두 융선과 동일한 방법으로 형성한다(그림 8-86).

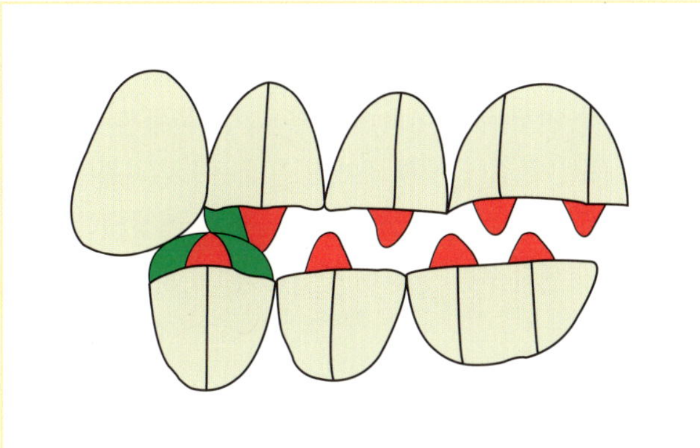

그림 8-85.

하악 제1소구치 협측교두의 근심 교두 융선의 높이는 하악을 좌측으로 측방 운동시켜 상악 견치의 원심 교두 융선과 살짝 접촉되도록 하여 결정한다.

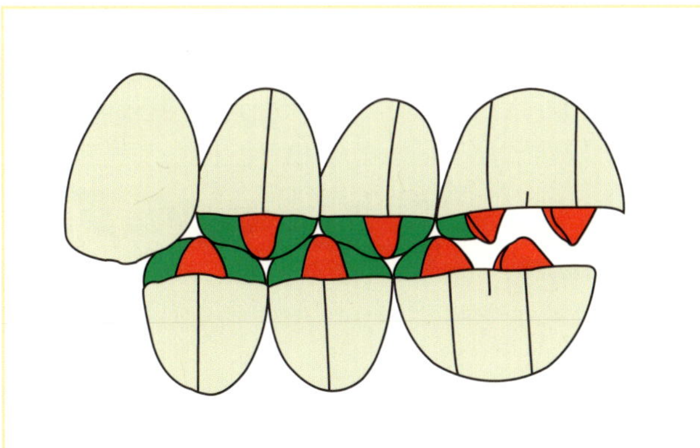

그림 8-86.

근·원심 교두융선의 높이는 측방 운동시 편측성 균형교합이 되도록 한다.

c. 상·하악 대구치의 협측발육구 형성

하악을 측방 운동시키면 상악 소구치의 협측 교두정과 삼각융선은 하악 소구치의 협측 Embrasure 사이를 지나가고, 상악 대구치의 근·원심 협측교두는 하악 대구치의 근·원심 협측 발육구를 따라 움직인다. 또한 하악 소구치의 협측 교두와 하악 대구치의 근심협측 교두는 대합치의 협측 Embrasure를 통과하고 하악 대구치의 원심협측 교두는 상악 대구치의 두 교두 사이인 협측구를 따라 움직인다(그림 8-87). 그러므로 하악 제1대구치의 근심협측 교두의 원심, 즉 근심협측 발육구 부위에 Green wax를 약간 첨가하여 Wax가 연화된 상태로 하악을 측방 운동시키면 상악 제1대구치의 근심협측 교두와 삼각융선이 지나간 자국이 생긴다. 이 부위를 PKT 4번 조각도로 정리하면 자연스런 하악 제1대구치의 근심협측 발육구가 형성된다(그림 8-88). 같은 방법으로 상·하악 대구치의 협측구를 형성해 준다(그림 8-89, 90).

d. 지금까지 완성된 교합면

지금까지 완성된 교합면은 하악 협측 교두의 근·원심 교두융선과 협측 융선이고 상악은 근·원심 교두융선, 협측 융선, 삼각융선이다. 하악은 아직 삼각융선이 완성되지 않은 상태이다(그림 8-91).

상·하악 모두 근·원심 변연융선까지 Wax가 침범하지 않도록 한다.

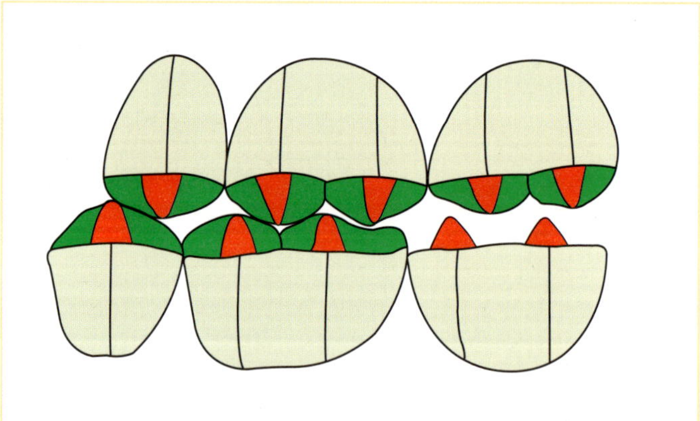

그림 8-87. 하악을 측방 운동시키면 협측 교두정과 삼각융선이 지나는 자국이 생기는데 이곳이 협측면구가 된다.

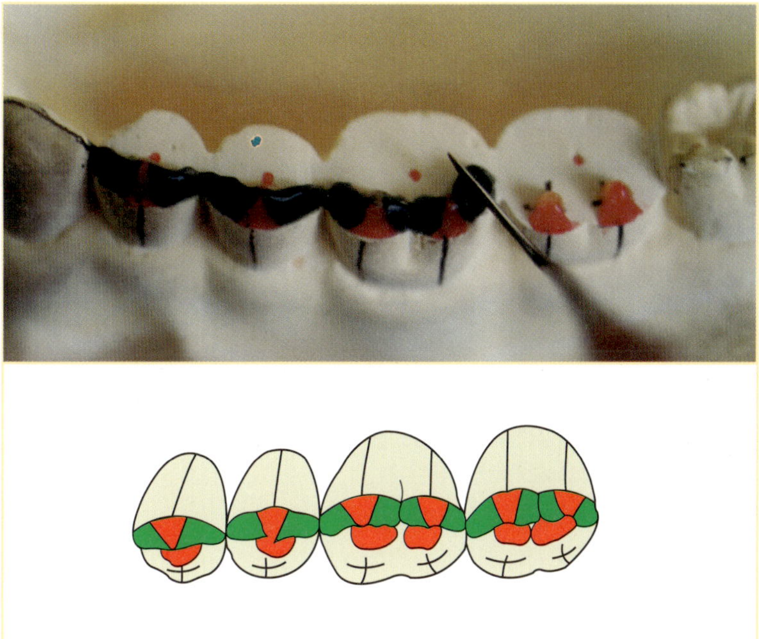

그림 8-88. PKT 4번 조각도로 협측 발육구를 형성해 준다.

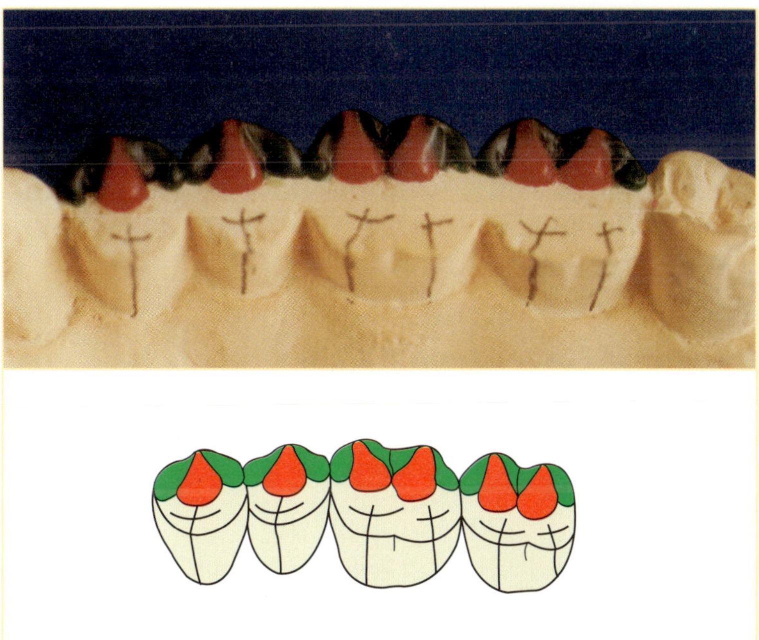

그림 8-89. 상악 협면의 완성

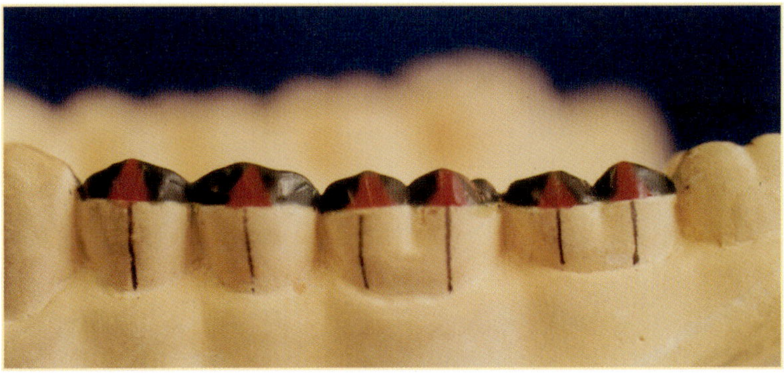

그림 8-90. 상악 협면 완성

상악 협면의 완성으로 교합측 Embrasure와 대구치의 협측면구가 원래의 Stone model과 같이 재형성 된것을 보여준다.

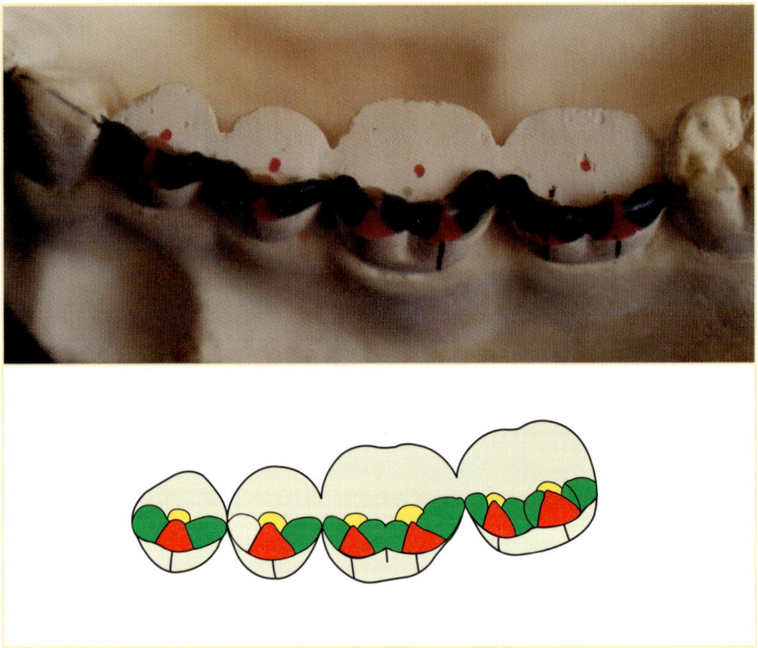

그림 8-91. 완성된 협면

협측 삼각융선은 아직 완성되지 않은 상태이다.

⑨ 상악 설측 교두정 형성

a. 상악의 기능 교두정을 연결하는 선(그림 8-92[A])는 하악 치열궁의 협설폭의 중앙에 나타나는 중심교합점을 지나는 선(그림 8-92[B])와 일치한다.
상악 설측 교두는 대부분 하악 교합면 와(Fossa)에 중심 교합점이 나타난다. 제1소구치, 제2소구치 설측 교두는 하악 제1소구치, 제2소구치 원심 와에 위치하고 상악 제1대구치, 제2대구치 근심설측 교두는 중심와(Central fossa)에 접촉한다. 상악 대구치 원심설측 교두는 하악 대구치의 변연융선에 접촉한다.

b. 상악 설측 교두정을 세우기 전 하악 모형에 치아 협설 폭경의 중앙을 표시하는 선을 긋는다(그림 8-93). 제1소구치의 원심와(Distal fossa)에서부터 제2대구치 원심 변연융선까지 선을 긋고 상악 설측 Cone의 정점이 위치할 곳을 표시한다.

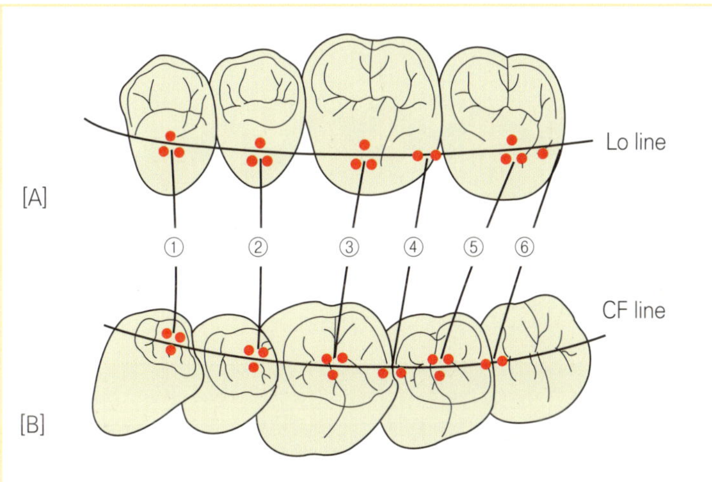

그림 8-92. 상악 설측교두정이 하악 교합면에 접촉하는 부위

상악 설측교두정을 연결하는 선은 하악 교합면의 중심와를 연결하는 선과 일치한다.

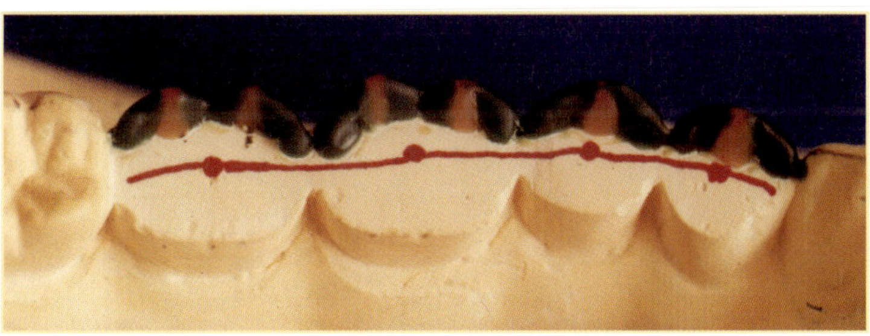

그림 8-93.

상악 설측 교두정을 세우기 전, 하악 모형에 협·설 폭경의 중앙을 표시하는 선을 긋는다.

c. PKT 1, 2번 조각도를 사용하여 상악 설측 교두정을 Yellow wax로 형성한다(그림 8-94).

상악 소구치의 설측 교두정은 근·원심 폭경의 약간 근심에 위치한다. 이는 상악 소구치의 설측 교두가 하악 소구치의 원심와에 접촉되기 때문이다.

d. 교두정의 높이는 조각도를 좌, 우 동명치에 수평으로 놓고 결정한다(그림 8-95, 96).

- 제1소구치의 설측 교두는 협측 교두보다 1㎜ 낮게 한다.
- 제2소구치의 설측 교두는 협측 교두와 같은 높이로 한다.
- 제1대구치의 근심설측 교두는 근심협측 교두보다 1㎜ 높게 형성한다.
- 제1대구치의 원심설측 교두는 원심협측 교두와 같거나 약간 높게 형성한다.
- 제2대구치의 설측 교두는 제1대구치와 같은 원칙으로 형성한다.

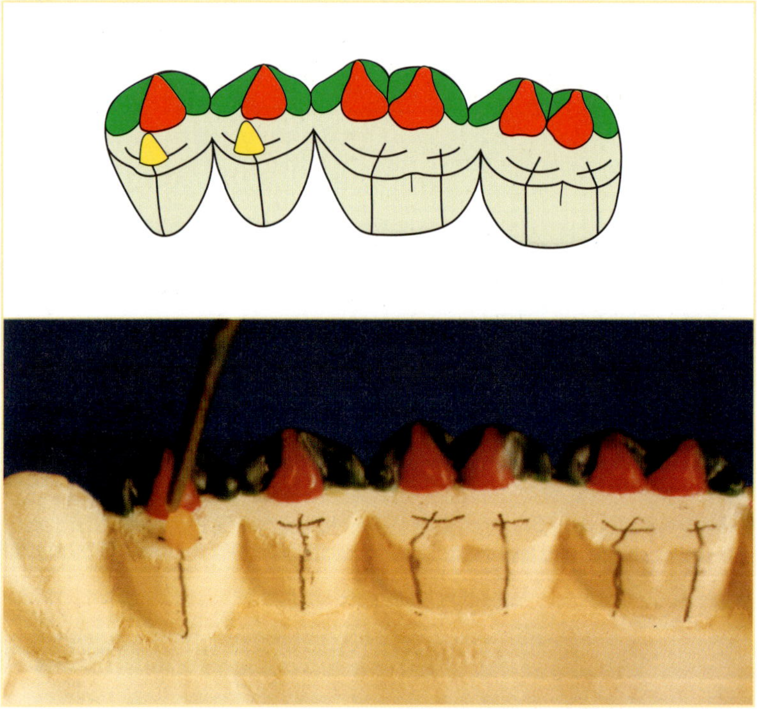

그림 8-94. 상악 설측 Cone 형성

PKT 1, 2번 조각도로 상악 설측 Cone을 형성한다. 설측 교두정은 근·원심 폭경의 약간 근심측에 위치한다.

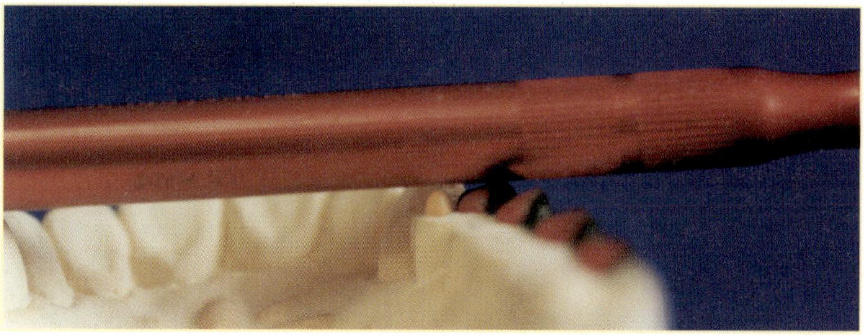

그림 8-95.
상악 제1소구치의 설측 Cone은 협측교두정보다 1㎜ 정도 낮게 형성한다.

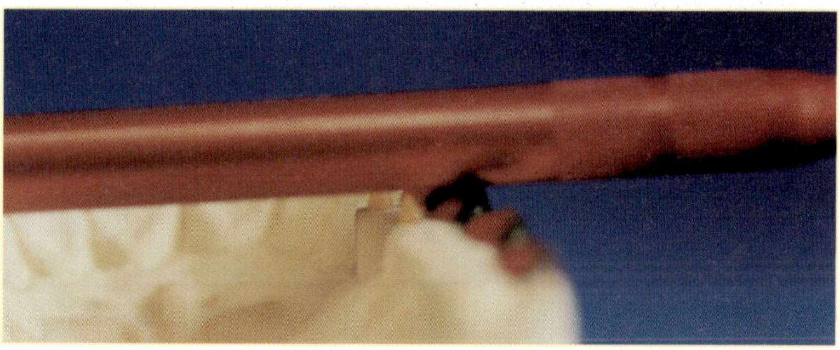

8-96.
상악 제2소구치의 설측 Cone의 높이는 협측 교두와 같게 형성한다.

e. 대구치의 근심 설측 Cone은 근·원심폭의 거의 중앙에 위치하고 협면의 발육구와 마주보게 형성한다(그림 8-97). 상악 근심 설측 Cone이 너무 근심에 위치하면 균형측 운동시 하악 대구치 원심협측 교두의 삼각융선에 부딪치게 된다.
원심설측 Cone은 근심설측 Cone과 원심면 사이의 중앙에 위치하게 해준다. 원심설측 교두는 하악 대구치의 교합측 Embrasure에 위치한다.

f. 상악 설측 Cusp cone의 tip을 연결한 선과 상악 협측 교두정을 연결한 선은 평행이 된다. 상악의 설측 Cone의 정점과 협측 교두정과의 거리가 소구치와 대구치 모두 같은 거리임을 알 수 있다. 그러므로 소구치와 대구치의 협설폭의 차이는 다만 설측 교두정의 설측 부위 풍융부의 크기가 다르기 때문이다(그림 8-98).

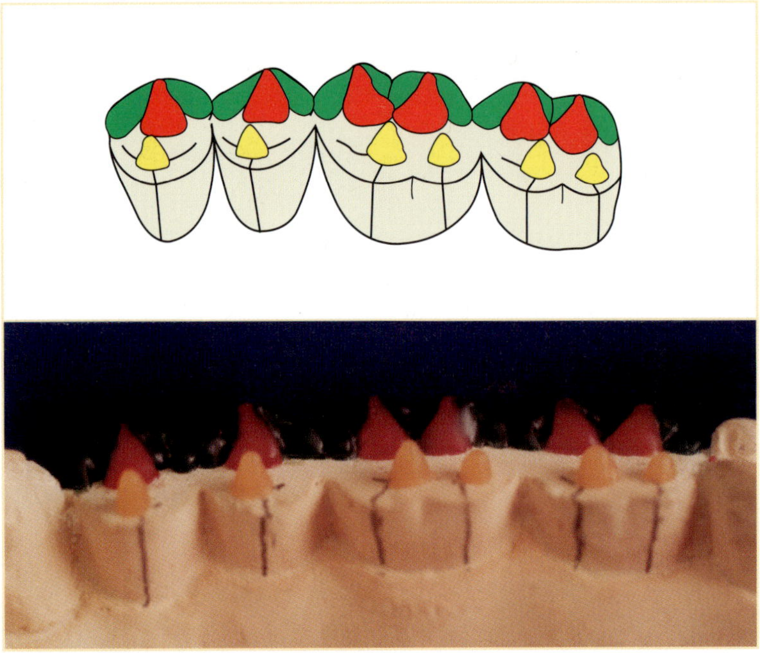

그림 8-97. 설측 Cone 형성

대구치의 근심설측 Cone은 협측발육구(Buccal development groove)를 마주보며 근·원심폭경의 중앙에 위치한다. 원심설측 Cone은 근심설측 Cone과 원심면 사이의 중앙에 위치한다.

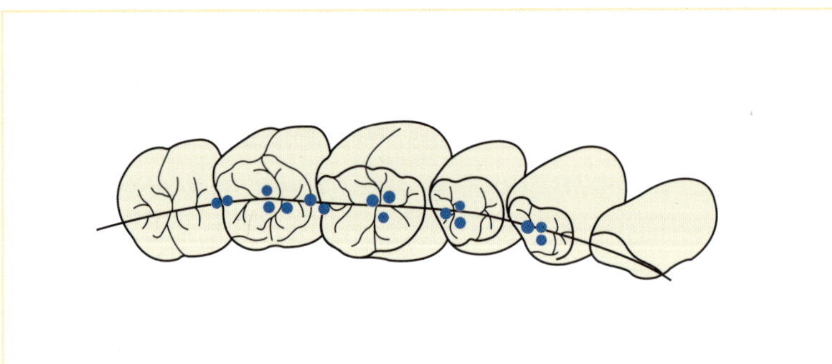

그림 8-98.

상악 설측 교두정을 연결한 선은 하악 교합면의 중심을 연결한 선과 일치한다.

⑩ 상악 설측 교두의 근·원심 교두 융선 형성

a. 상악 소구치

· PKT 1이나 2번 조각도를 사용하여 근·원심 설측 교두융선은 Green wax로 형성한다(그림 8-99). 이때 변연융선 부위는 남겨둔다(나중에 Blue wax로 형성).

· 설면 융선과 삼각융선은 Red wax로 형성한다(그림 8-99).

근심 교두 융선, 원심 교두 융선, 설면 융선, 삼각융선 4개의 융선을 형성하면 교합면에서 설면 융선의 Red wax와 근·원심융선의 Green wax의 경계면이 자연스럽게 보조구(Supplemental groove)로 형성된다.

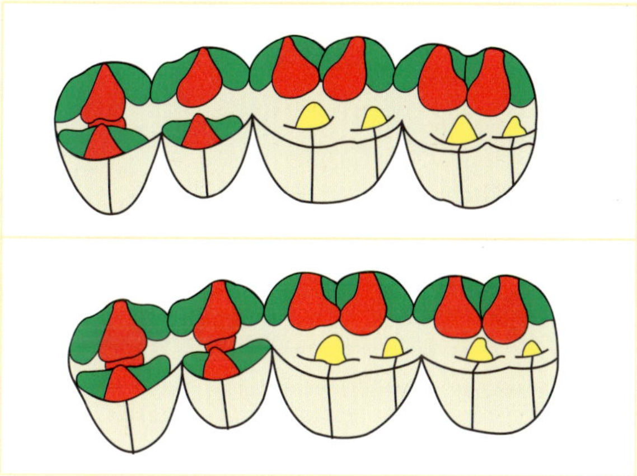

그림 8-99. 상악소구치의 설측 근·원심교두융선

근·원심교두융선, 설측융선, 삼각융선 순으로 형성한다. 근·원심 교두융선은 Green wax로, 설측 융선과 삼각융선은 Red wax로 형성한다.

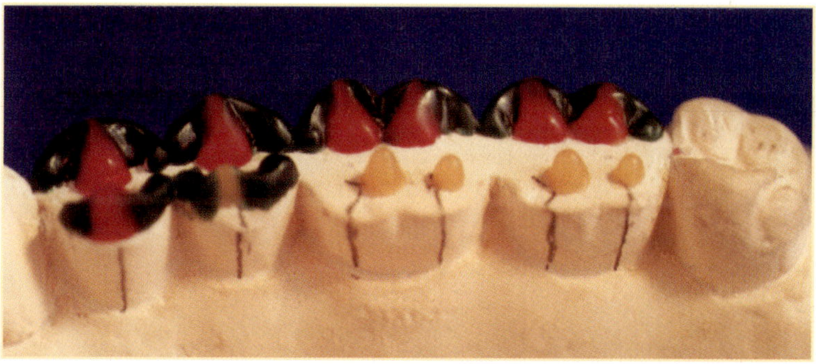

그림 8-100. 상악 소구치의 설측 융선 및 삼각융선의 형성

근·원심 변연융선 부위에는 Wax가 침범하지 않도록 한다. 설측 삼각융선과 협측 삼각융선이 만나 자연스럽게 중심 발육구가 형성된다.

b. 상악 대구치

· 근심교두융선을 Green wax로 형성한다(그림 8-101).

· 사주융선을 형성하는 삼각융선을 Green wax로 형성한다. 원심협측교두의 삼각융선과 근심설측교두의 삼각융선의 경계부에 함몰부가 생기는데 이것은 중심구의 일부가 된다(그림 8-101).

· 원심교두융선을 Green wax로 형성한다(그림 8-101[B]).

· 근심설측교두의 부융선과 설면융선을 Red wax로 올린다(그림 8-101[B]). 부융선은 삼각융선보다 낮고 평편하게 형성하고 설면융선은 넓고 풍융하게 형성한다. 근심설측 교두의 부융선과 삼각융선의 경계부에는 자연스런 부가구, 즉 Stuart groove가 형성된다.

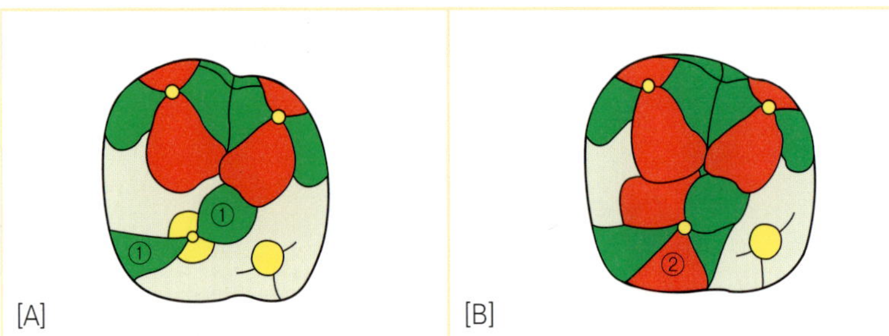

그림 8-101. 상악 제1대구치의 근심 설측 교두 횡주융선 형성

원심협측 교두의 삼각융선과 근심설측 교두의 삼각융선이 만나 사주융선을 이룬다.

· 원심설측 교두의 근·원심 교두융선은 Green wax로 형성하고 설면 융선은 Red wax로 형성한다(그림 8-102). 근심설측 교두와 원심설측 교두 사이의 경계부에 설측구가 자연스럽게 형성된다.

· 상악교합면에는 근·원심 변연융선 부위만 비워있는 것을 알 수 있다.

· 상악 제2대구치 설측 교두의 각 융선도 제1대구치와 동일하게 형성한다(그림 8-102).

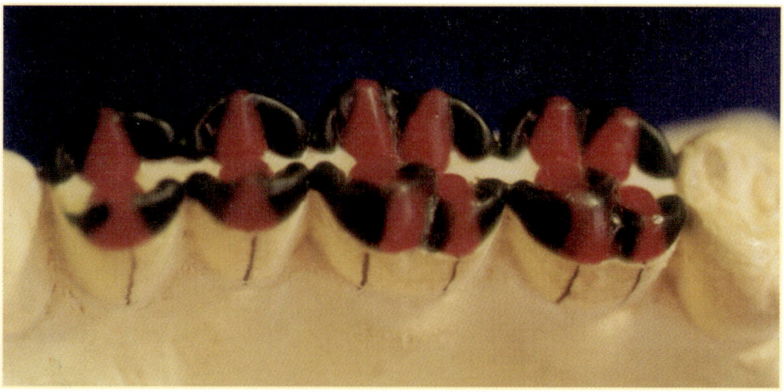

그림 8-102. 완성된 설측 교두의 교두 융선

⑪ 상악 근·원심 변연융선 형성

a. 변연융선은 PKT 1번이나 2번 조각도를 사용하여 Blue wax로 형성한다.

b. 변연융선을 형성할 때는 각 치아의 한쪽 변연융선부터 Wax-up하고 교합기를 폐구시켜 중심 교합점을 찾는다(그림 8-103).

상악 변연융선과 하악협측 교두 간의 중심 교합점은 다음과 같다(그림 8-104).

· 소구치와 대구치의 변연융선에 각각 한개씩 접촉점이 나타난다.

· 대구치는 협측 근·원심 삼각융선에 각각 한 개씩 접촉점이 나타난다.

· 설측 사주융선에는 아직 접촉점이 나타나지 않는다. 이것은 아직 하악 협측의 삼각 융선을 형성하지 않았기 때문이다.

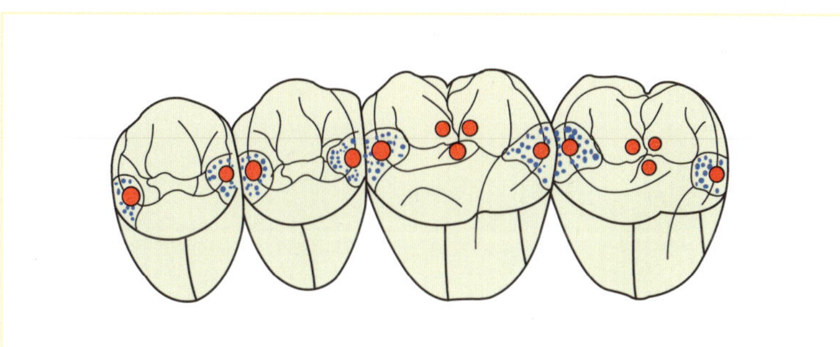

그림 8-103. 변연융선의 형성(Blue wax)

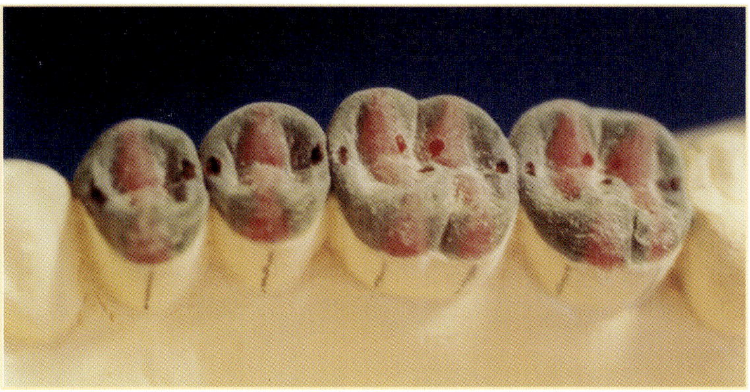

그림 8-104. 중심 접촉점

각 치아의 근·원심 변연 융선에 중앙 접촉접이 각 1개씩 나타나며, 대구치의 중심와에 나타나는 중심 교합점은 협측 근·원심 삼각 융선과 설측 사주 융선에 각각 1개씩 접촉점이 나타난다.

c. 중심교합점을 형성할 때는 모형의 반대편도 중심 교합을 이루는지를 Shim stock으로 Bite를 확인하여야 한다(그림 8-105). 왜냐하면 상악의 변연융선이 높게 형성되면 반대측에 중심교합이 이루어지지 않고 교합이 뜨는 경우가 있기 때문이다.

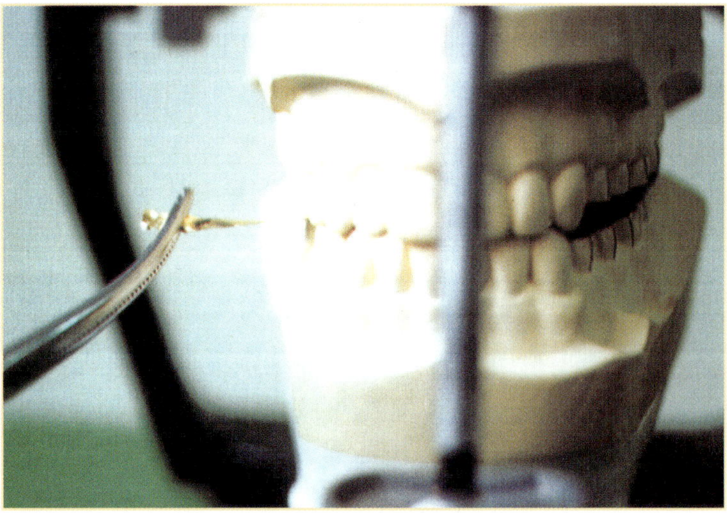

그림 8-105. 교합 확인

Bite가 맞는지 확인하기 위해 반대편 치아 부위에 Shim stock로 check한다.

d. 상악 교합면 완성(그림 8-106).

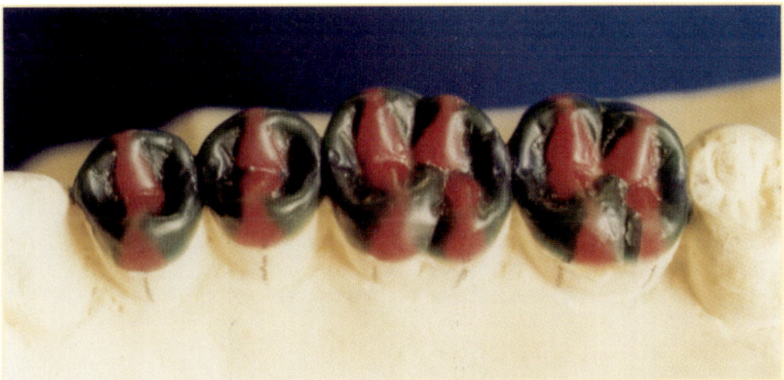

그림 8-106. 교합면에서 본 완성된 상악

⑫ 하악 협측교두의 삼각융선 형성

a. Red wax로 하악 협측 교두의 삼각융선을 형성한다.
삼각융선의 모양은 상악 소구치의 삼각융선과 비슷하게 해준다(그림 8-107).

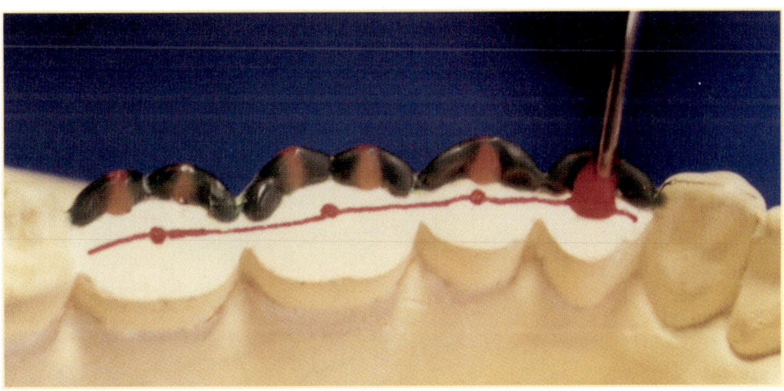

그림 8-107. 하악 협측의 삼각융선 형성

b. 제1, 2소구치 삼각융선상의 접촉점은 Wax를 약간 첨가한 후 교합기를 닫아 대합치와의 접촉으로 자국을 확인하여 PKT 5번 조각도로 Round하게 형성해 준다(그림 8-108).

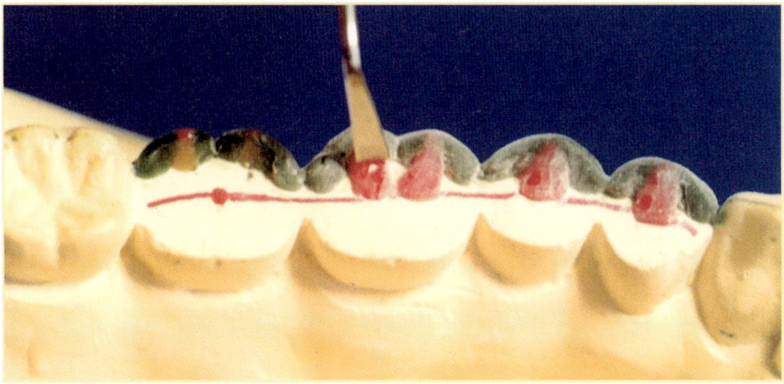

그림 8-108.
삼각융선에 인기된 평편한 면을 PKT 5번 조각도로 볼록하게 다듬어 준다.

c. 하악 대구치의 근심협측 교두의 삼각융선은 중심 교합점이 없으므로 임의로 형성한다(그림 8-109). 그러나 원심협측교두의 삼각융선은 중심교합점이 생기므로 Wax가 경화되기 전에 교합기를 닫아 중심교합점을 형성하고 그 크기는 PKT 5번 조각도로 조절한다. 삼각융선의 방향은 중심을 향하게 만들어 준다(그림 8-110).

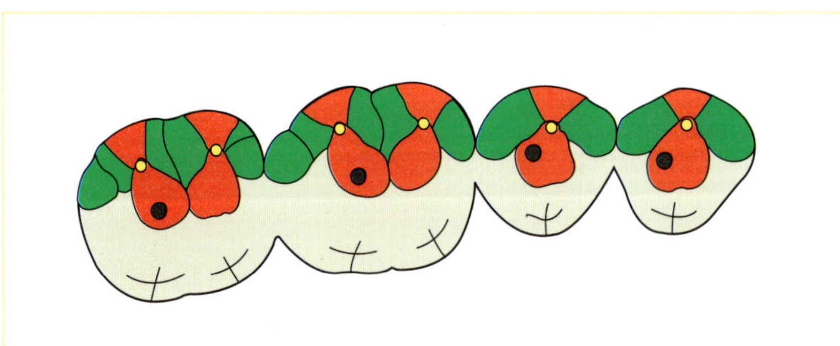

그림 8-109.

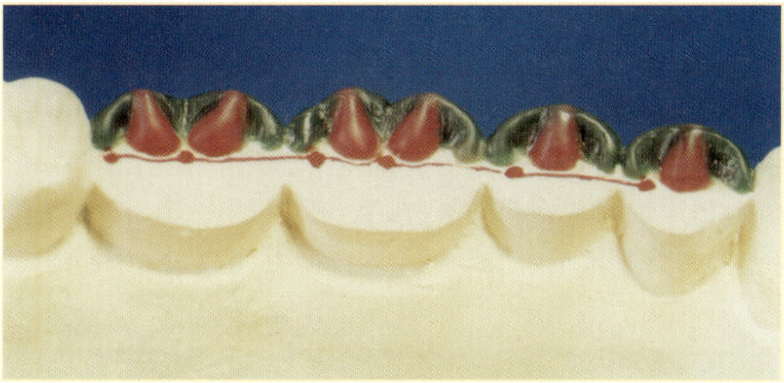

그림 8-110. 삼각융선의 완성

완성된 대구치의 삼각융선은 치아 중심 방향으로 모아지는 경향이 있음을 알 수 있다.

d. 측방 운동시 작업측, 비작업측 운동으로 방해가 없도록 삼각융성의 높이를 조절하여 형성한다(그림 8-111).

Talcum powder를 도포한 후 비작업측으로 이동시켜 삼각융선에 나타난 자국을 수정, 필요한 중심 교합점만 남긴다.

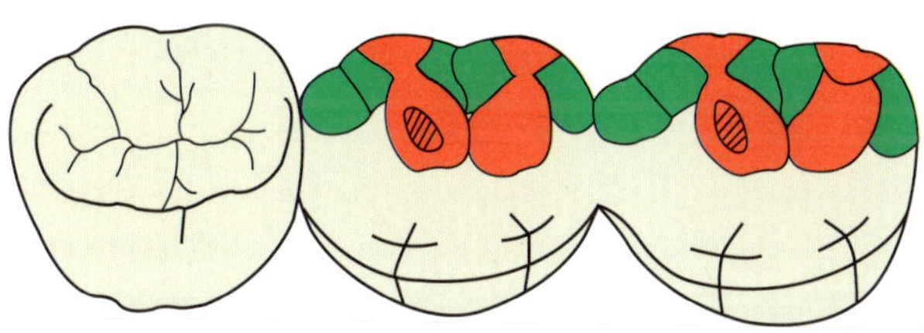

그림 8-111. 기능운동

기능 운동(Working movement)시 상악의 기능교두가 하악의 교합면상에서 움직인 운동로를 보여준다.

⑬ 하악설측 교두정 형성

a. 하악설측 교두는 비기능 교두이므로 교두정을 설측으로 가까이 위치시키고 교두의 크기는 협측 교두보다 작게 형성한다. 대구치의 근심 설측교두와 원심 설측교두는 기능운동시 교합 장애가 없도록 사이를 떨어지게 형성한다(그림 8-112).

b. 높이는 수평 위치에서 협측 교두보다 짧게 형성해 준다(그림 8-113)
하악 협측교두에 비해 설측 교두정 높이를 낮게 형성하면 Willson만곡이 생긴다.

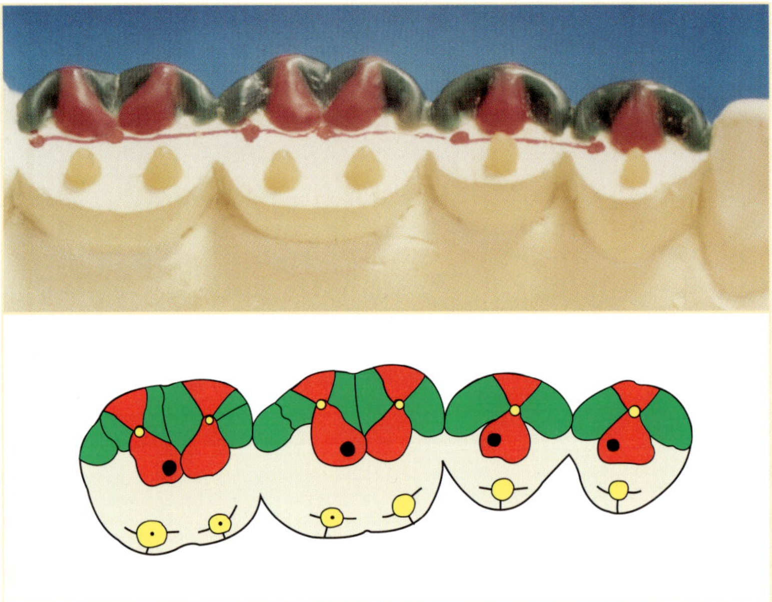

그림 8-112. 하악 설측 Cusp cone 형성

Cone의 위치는 설측면 가까이 위치하고, 하악 대구치의 설측 교두정은 서로 멀리 떨어지게 위치시킨다.

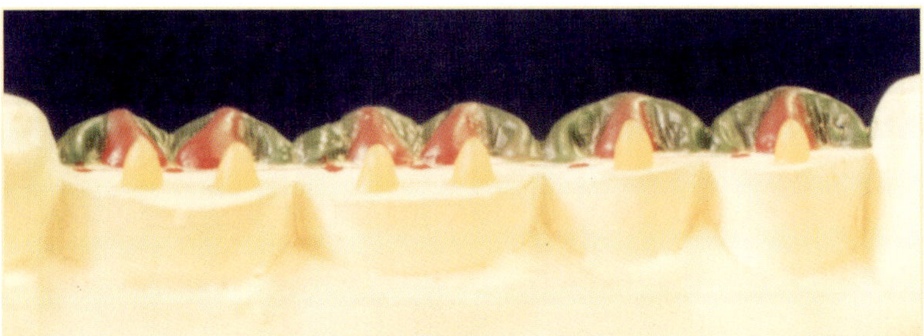

그림 8-113. 설측 Cone의 높이

설측 Cone의 높이는 수평 위치에서 협측 Cone보다 짧게 형성한다.

⑭ 하악 설측 교두의 교두융선 형성

a. 소구치

모든 교두 융선은 PKT 1, 2번 조각도를 이용하여 Wax-up 하는데 삼각융선과 설면 융선은 Red wax를 사용한다. 제1, 2소구치 삼각융선의 원심 사면에 중심 교합점이 생긴다(그림 8-114, 115). Green wax로 근·원심 교두융선을 형성한다. 협측과 설측의 삼각융선 경계부에 중심구가 형성된다(그림 8-117).

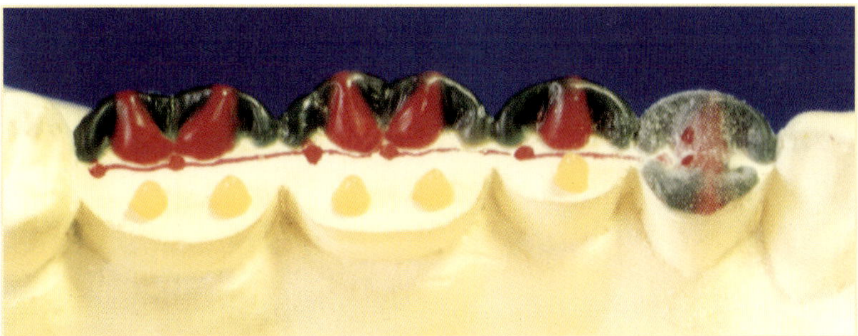

그림 8-114. 하악 제1소구치 교두 융선 형선

설측 교두의 삼각융선과 협측 교두의 삼각융선에 중심 교합점이 생긴다.

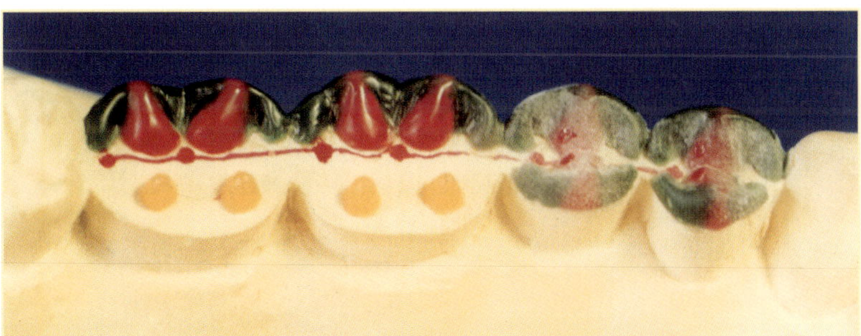

그림 8-115. 하악 제2소구치의 교두 융선 형성

제1소구치와 마찬가지로 삼각융선 상에 중심 교합점이 나타난다.

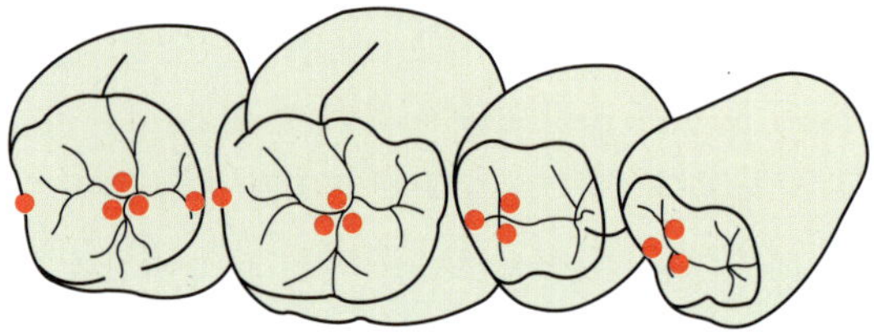

그림 8-116. 하악 교합면에 나타나는 중심 교합점

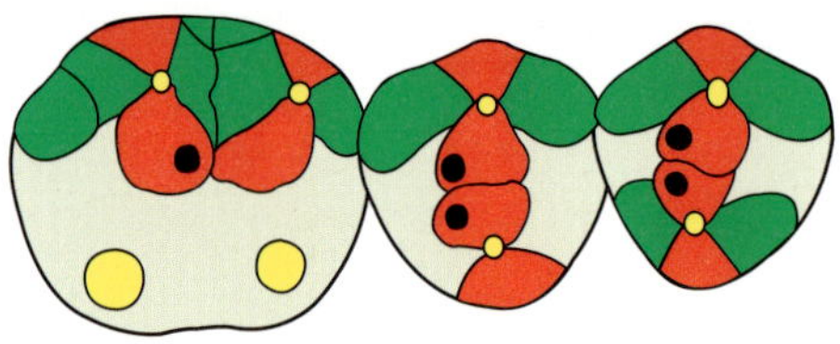

그림 8-117. 중심구

협·설 삼각융선의 경계부에 중심구가 형성된다.

b. 대구치

· 소구치의 경우와 사용하는 Wax의 Color는 동일하다.

· 대구치의 삼각융선은 교합면 중심으로 모이는 경향이 있다(그림 8-118). 협·설 삼각융선의 경계부에 중심구가 형성된다.

· 제1, 2대구치의 원심협측 교두 삼각융선의 근심 경사면과 근심설측 교두 삼각융선의 원심 경사면, 원심설측 교두 삼각융선의 근심 경사면에 중심 교합점이 나타난다(그림 8-119).

· 대구치의 근·원심 설측교두 사이에 설측구가 형성된다.

· 제1, 2대구치의 두 설측교두 사이는 대합되는 상악 대구치의 근심설측 교두가 작업측 방향으로 지나가는 길이므로 근·원심적으로 멀리 떨어뜨려 교합 장애가 생기지 않도록 한다(그림 8-120).

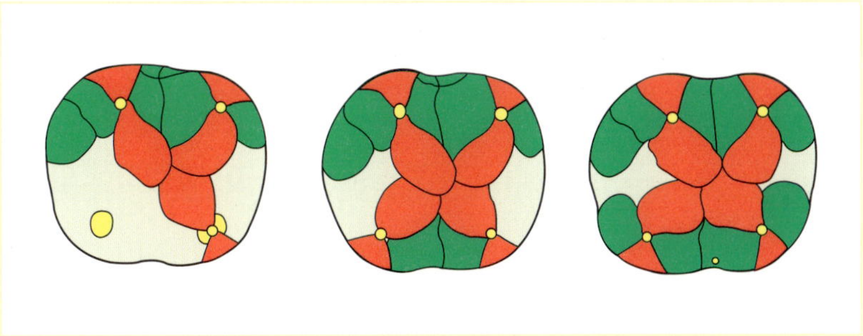

그림 8-118. 대구치의 교두융선 형성

설측 삼각융선, 설면 융선, 근·원심 교두 융선 순으로 형성한다.

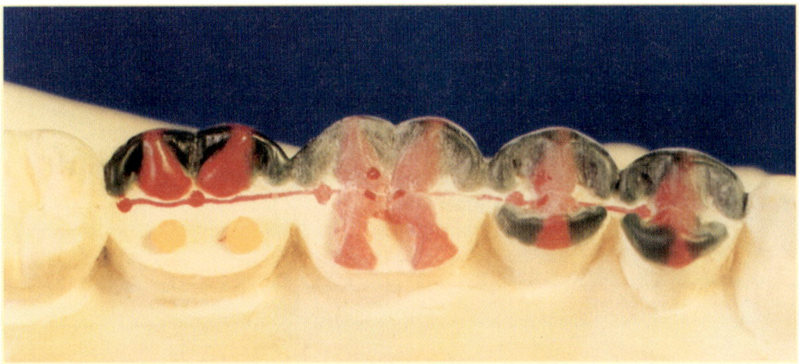

그림 8-119.

대구치의 중심교합점은 원심협측 교두의 삼각융선과 설측교두의 근·원심 삼각융선에 각각 1점씩 3점이 나타난다.

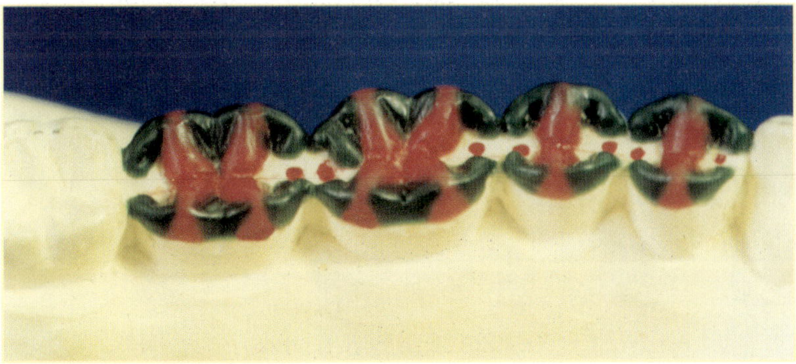

그림 8-120. 근·원심 변연융선 부위만 남겨두고 완성된 하악의 교합면

변연융선을 형성할 빈 공간의 모습이 보인다.

⑮ 하악의 근·원심 변연융선 형성

a. PKT 1번이나 2번 조각도를 이용하여 Blue wax로 형성하고 3번 조각도로 매끈하게 다듬는다.

b. 소구치의 변연융선과 제1대구치의 근심 변연융선에는 중심교합점이 없으므로 임의로 형성해 준다(그림 8-121).

c. 제1대구치의 원심변연융선과 제2대구치의 원심 변연융선에는 중심 교합점이 있으므로 한 쪽씩 Wax-up한 후 교합기를 폐구시켜 중심 교합점을 형성한다(그림 8-123).

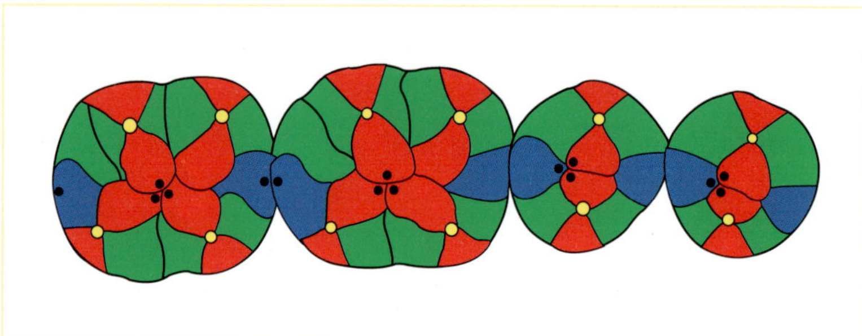

그림 8-121. 근·원심의 변연융선과 중심교합점

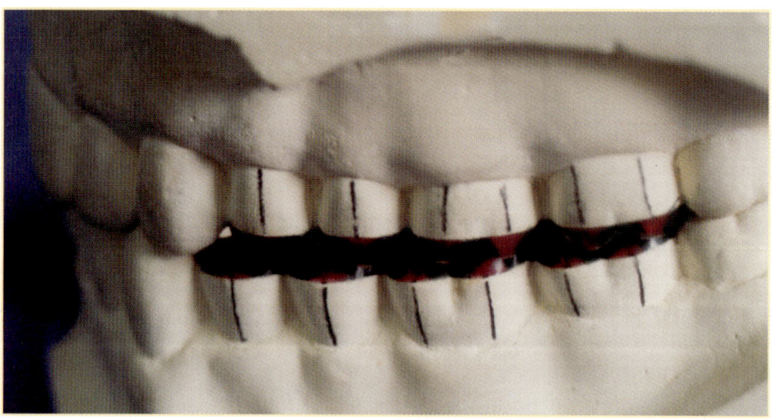

그림 8-122. 완성된 상·하악

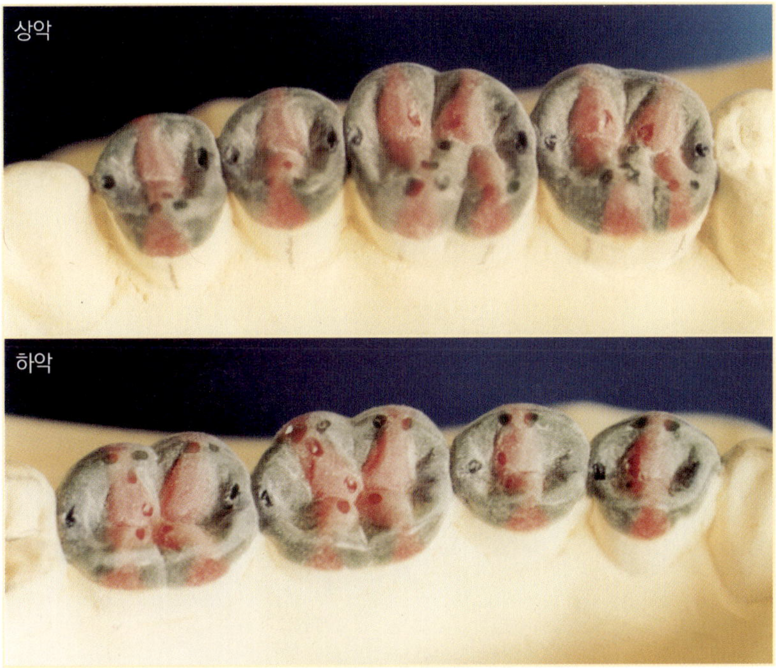

그림 8-123. 교합면 상에 나타난 중심 교합점

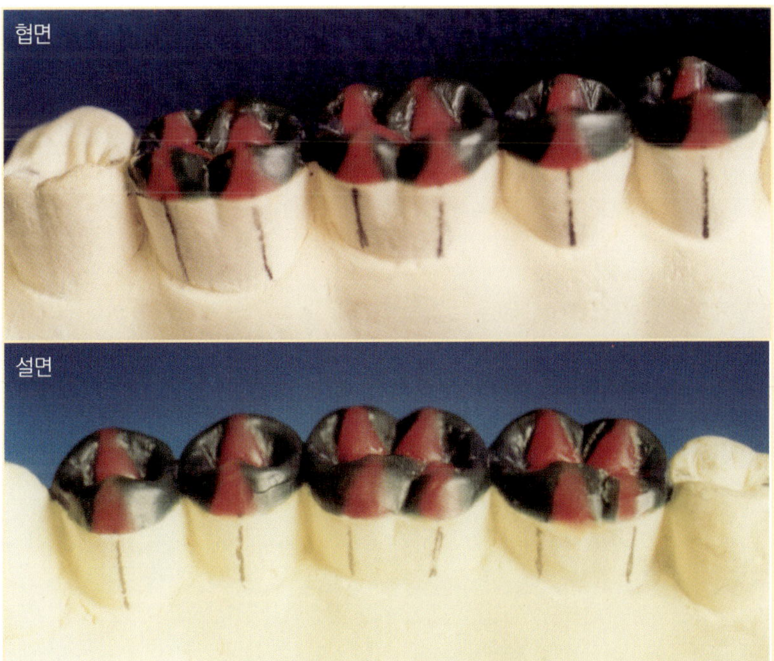

그림 8-124. 완성된 교합면(상악)

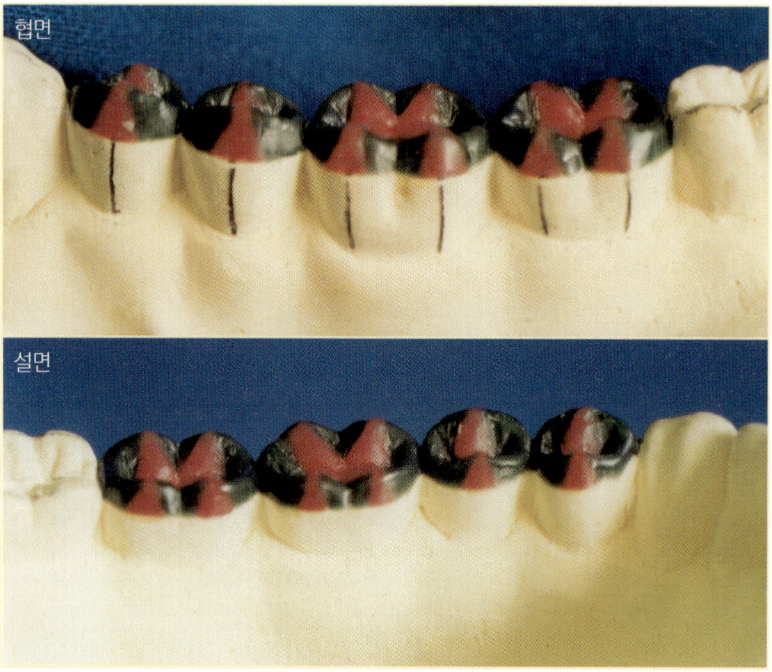

그림 8-125. 완성된 교합면(하악)

2. Die상의 Cone Technigue

R. W. Huffman에 의해 제시된 Color code는 Cone과 같은 기본적 형태와 반원통형(Half cylinder), 반타원형(Semi-ellipsoid), 구근형(Bulb) 등이 사용되었다. 여기서는 상악 제1소구치의 Wax-up 방법을 설명하기로 한다

1) 예비순서

(1) 접촉 부위(Proximal contact areas)

인접면에 근·원심의 접촉 부위를 연필로 "+" 모양으로 표시한다(그림 8-126). 이 부분이 바로 이 면의 최대 풍융부가 되며 녹색 Wax로 Wax-up한다(그림 8-127).

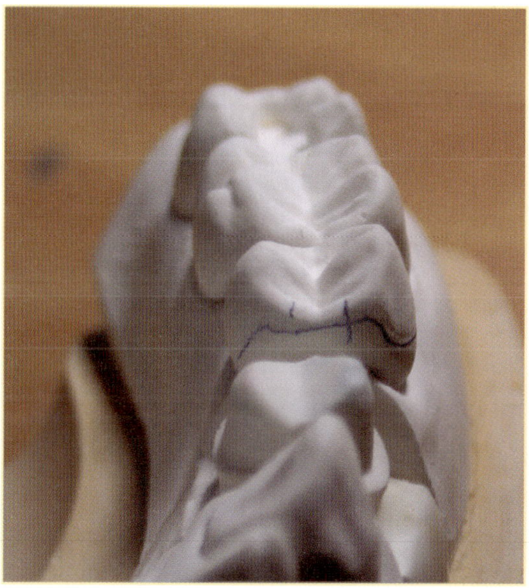

그림 8-126. 인접 접촉부위 표시

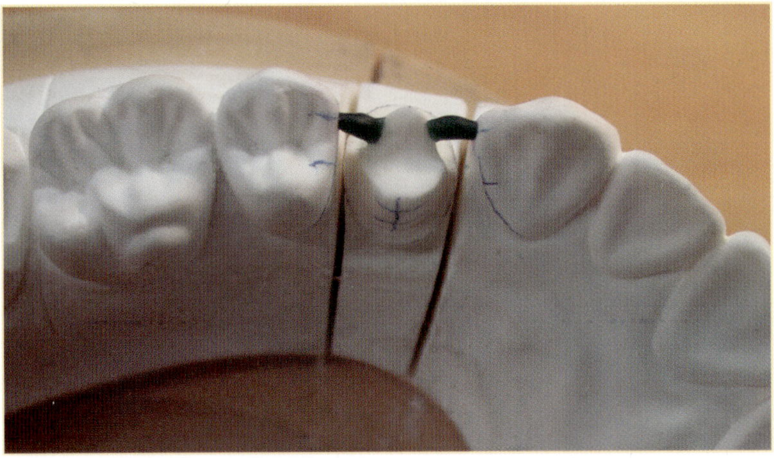

그림 8-127. 접촉부위를 녹색 Wax로 Wax-up한 상태

(2) 인접 지지(Proximal supports)

인접 지지는 황색 Wax로 형성하는데 같은 수평면으로 협·설로 연결시키되 인접면과는 접촉되지 않는다. 인접면의 변연융선을 형성하도록 인접한 변연융선보다 1㎜ 아래에 위치시키고 교합면쪽에서 보면 좌·우 대칭적으로 형성한다(그림 8-128).

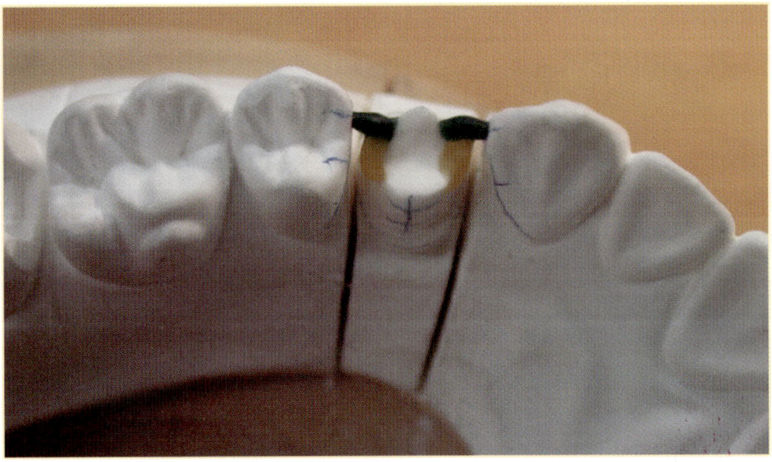

그림 8-128.
황색 Wax로 인접 지지가 좌·우 대칭적으로 형성되어 있다.

2) 교합면형성

(1) 인접면 변연융선(Proximal marginal ridges)

변연융선은 교합면의 근·원심의 가장자리에 위치한다. 청색의 Wax를 사용하여 반원통형(그림 8-129)으로 형성하는데 인접 지지의 가장 가장자리에 있고 인접 지지와 같은 외부 외형을 나타낸다(그림 8-130).

협설폭과 높이는 인접한 변연융선과 같고 변연융선의 가장 돌출된 부위는 외부 외형의 안쪽이므로 인접한 변연융선과 Occlusal embrasure가 형성된다.

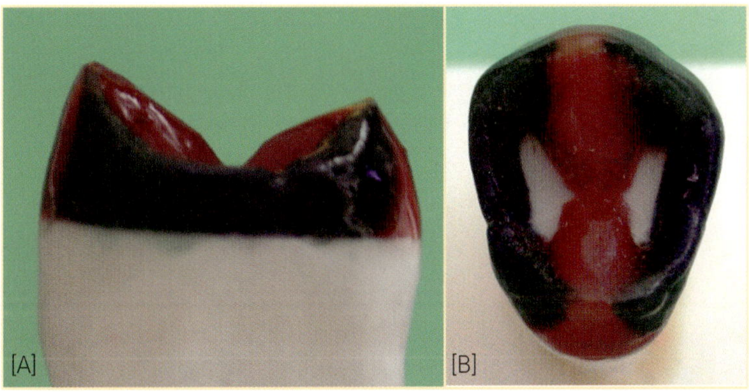

그림 8-129. 반원통형의 변연융선을 인접면[A]과 교합면[B]에서 관찰한 모습

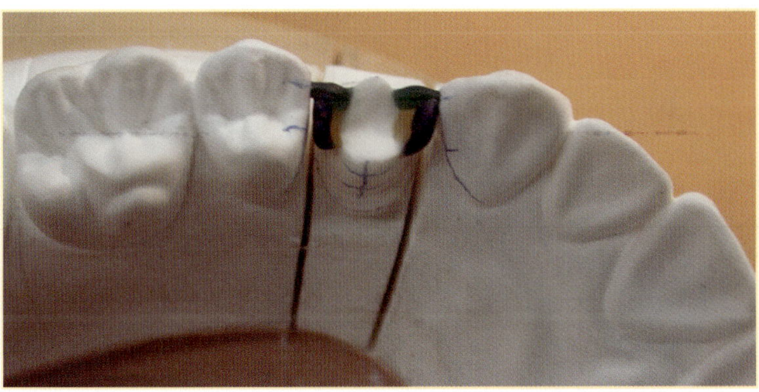

그림 8-130.
변연융선이 청색 반원통형으로 인접지지(황색 Wax)의 가장자리에 형성되었다.

(2) 중심교두(Centric cusp)

여기서는 교두대 와와의 관계이므로 설측 교두정은 하악 제1소구치의 원심와와 접촉되도록 설면에 지침선을 연필로 그린다.

① 중심 교두의 Cusp cone은 적색 Wax로 형성하는데 대합치와는 전혀 접촉되지 않도록 한다(그림 8-131).

② 근·원심 융선은 반타원형이나 반원형(그림 8-132)의 청색 Wax를 형성하며 이것을 교합면이나 설면에서 보면 구형의 일부가 된다.

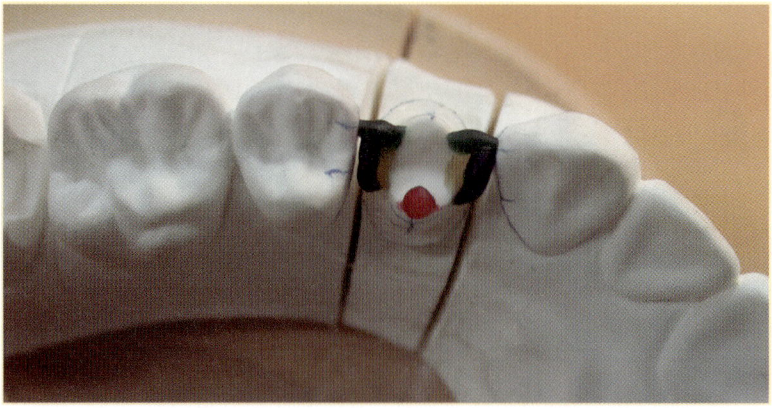

그림 8-131. 상악 우측 제1소구치의 Lingual cusp cone을 적색 Wax로 형성

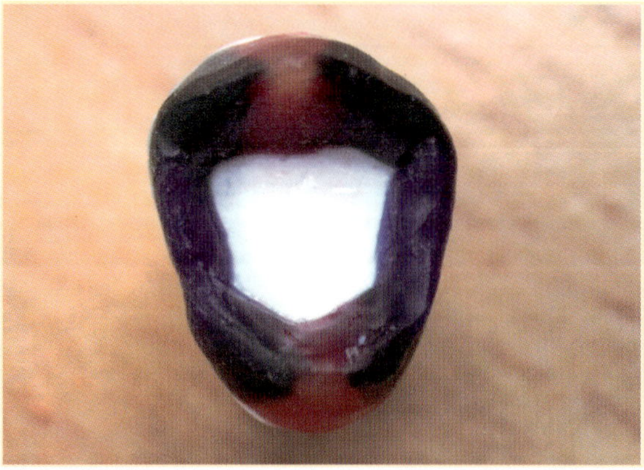

그림 8-132.
근·원심 융선은 반타원형이나 반원형의 모양이 된다.

교합면에서 가장 돌출된 부위는 교두정(그림 8-133)이므로 근·원심 융선은 교두정보다 덜 튀어나오게 형성한다.

이 교두융선은 인접면 변연융선과 자연스럽게 연결된다(그림 8-134). 상악 제1소구치 설측 교두의 근심 교두 융선은 하악 제1소구치 원심설측 교두의 삼각융선에 접촉되고, 원심 교두 융선은 하악 제2대구치 원심 변연융선의 중심부에 접촉되어 중심 교합점(Centric stop)을 형성한다.

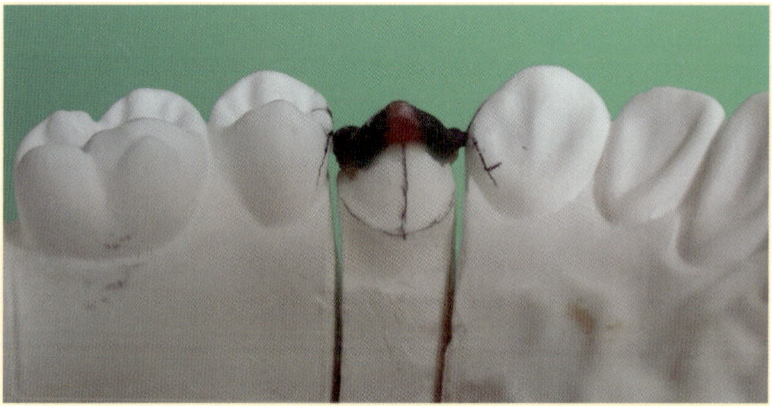

그림 8-133.

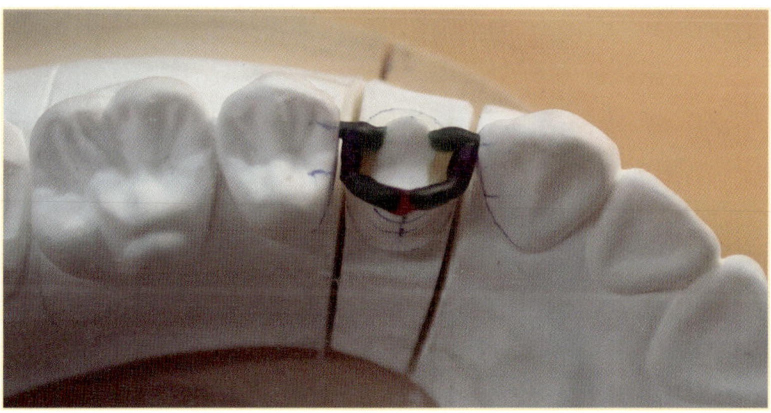

그림 8-134.

③ 구근형의 황색 Wax를 사용하여 삼각 융선을 형성한다. 삼각 융선은 모든 방향에서 풍융하며 가장 돌출된 부위는 중앙이다(그림 8-135).

상악 제1소구치 설측 교두의 삼각융선 근심부와 하악 제1소구치 협측 교두 삼각융선의 원심 경사면 사이에 중심 교합점이 생긴다.

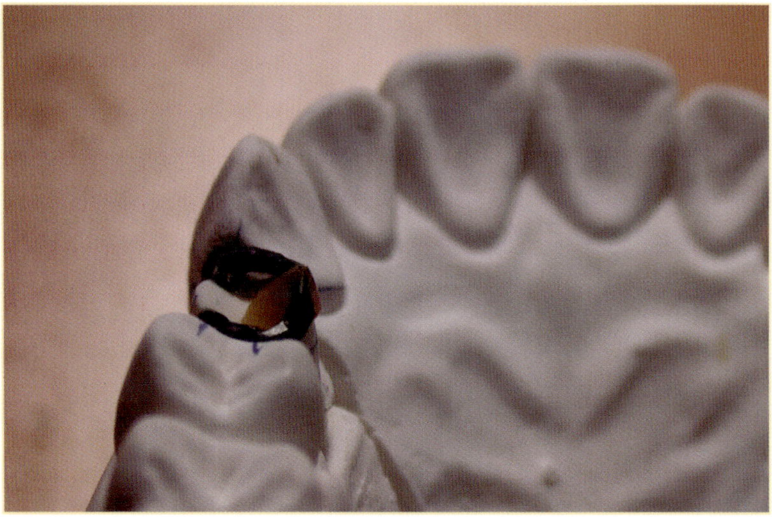

[A] 인접면

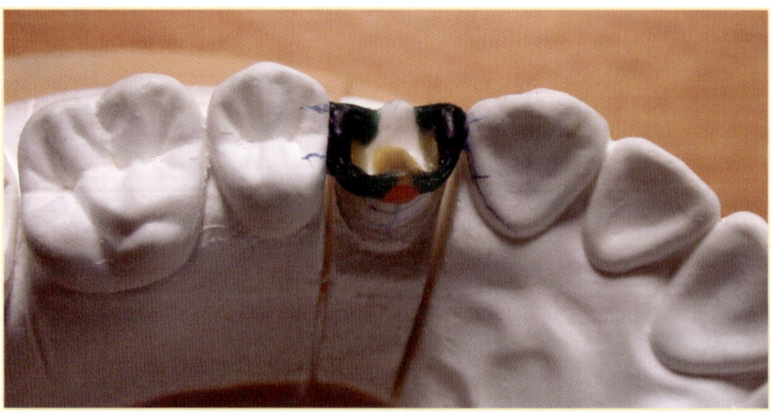

[B] 교합면

그림 8-135. 삼각융선은 구근형으로 형성하며 모든 방향에서 풍융하다.

(3) 비중심교두(Noncentric cusp)

① 교합면상에 협측 교두정의 위치를 표시한다(그림 8-136). 청색 Wax를 사용하여 형성하는데 협측 교두는 비 중심 교두이므로 대합치와 bite가 이루어지지 않으므로 임의로 높이를 결정할 수 있다. 이때 대합치와 교상이 일어나지 않도록 수평 피개를 이뤄주고 높이는 spee만곡을 고려하여 형성한다(그림 8-137).

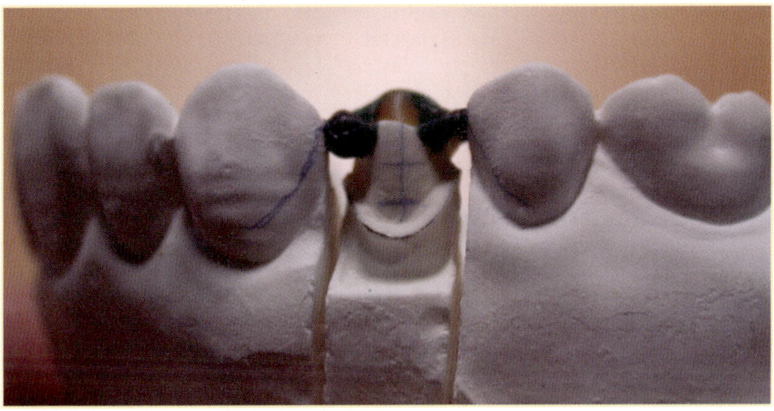

그림 8-136. 협측 교두정의 위치 표시

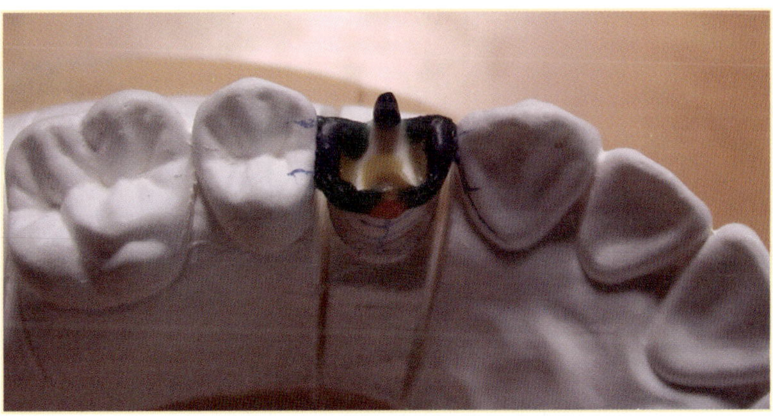

그림 8-137. Buccal cusp cone 형성

② 황색 Wax를 사용하여 삼각 융선을 형성하는데(그림 8-138) 협측 교두 삼각 융선의 근심 경사는 하악 제1소구치 협측 교두 융선상의 Thomas notch와 접촉된다(그림 8-139).

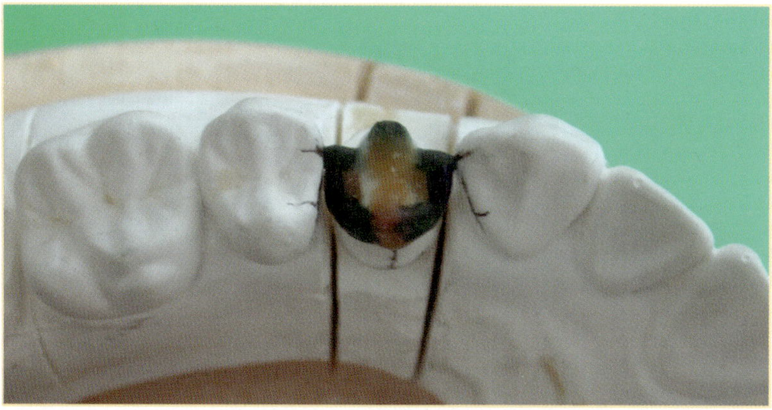

그림 8-138. 황색 Wax로 형성된 협측 삼각융선

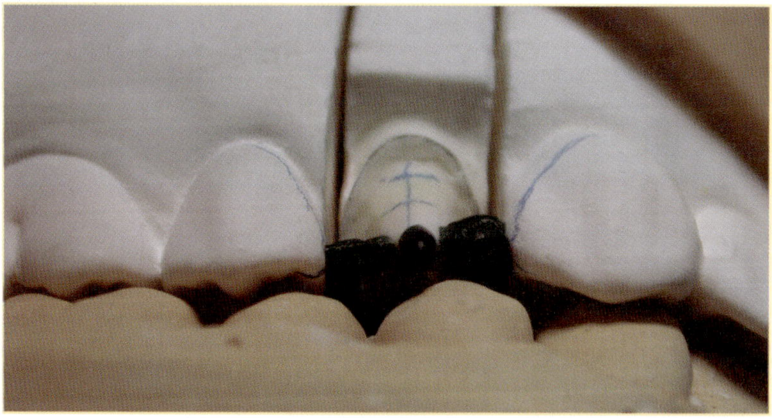

그림 8-139.

상악 제1소구치 협측 교두 삼각융선의 근심 경사와 하악 제1소구치 협측 교두 융선상의 Thomas notch가 서로 접촉한다.

③ 반타원형 녹색 Wax로 근·원심 융선을 형성한다. 원심 융선보다 근심 융선이 약간 길고 풍융부는 근심보다 원심이 풍융하다(그림 8-140).

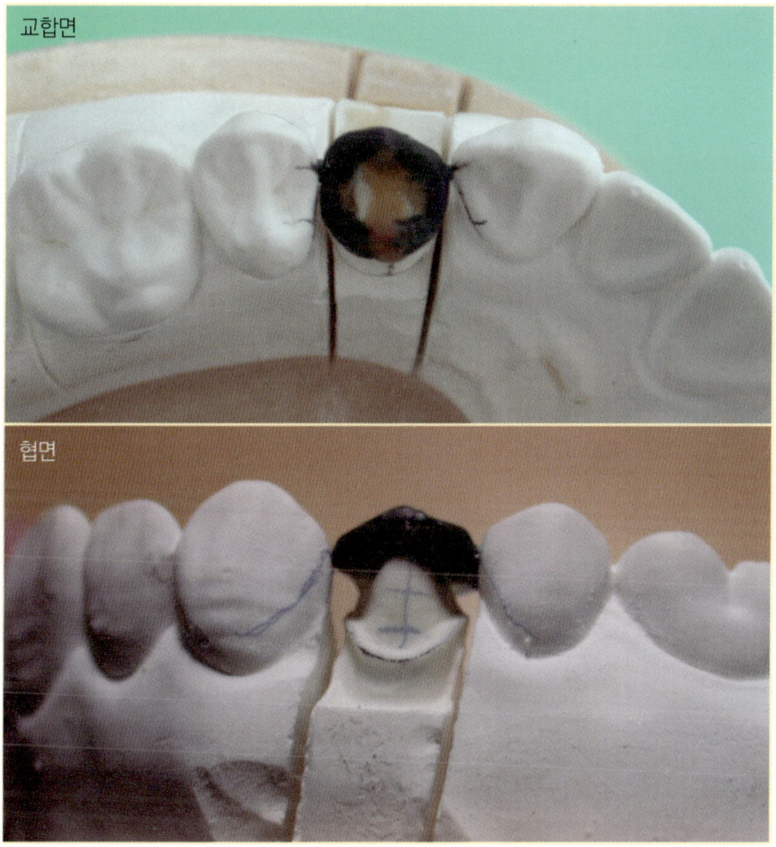

그림 8-140.

녹색 Wax를 사용하여 원심 융선보다 근심 융선이 더 길게 Wax-up한다.

3) 축벽(Axial wall) 형성

(1) 협측 외형선(Buccal contour line)

협면의 최대 풍융부는 치경 1/3 부위에 있고 이 부위에 황색 Wax로 Cone을 형성하고, 전체적인 협면 융선에 해당되는 부위는 청색 반원통형으로 형성한다(그림 8-141).

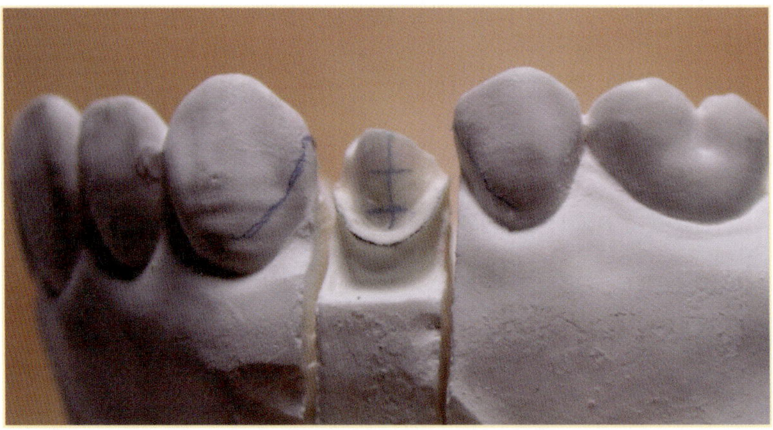

[A] 협면 최대 풍융부 표시

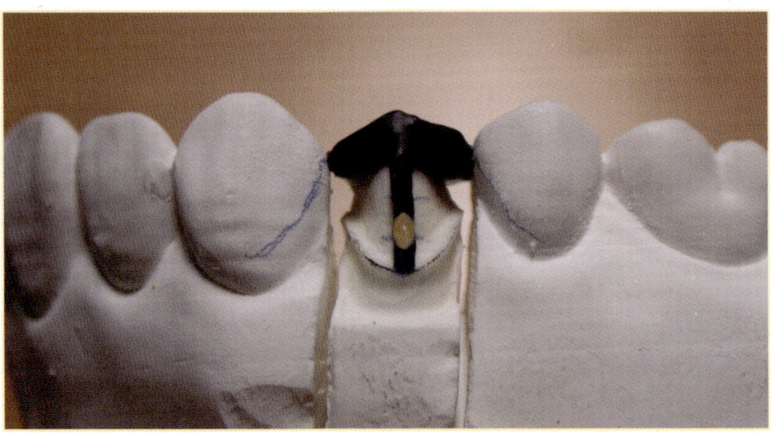

[B] 협면 최대 풍융부는 황색으로 그 외 부위는 청색으로 형성

그림 8-141.

(2) 설측 외형선(Lingual contour line)

설면의 최대 풍융부는 중앙 1/3 부위에 있고 이 부위를 황색 Wax로 Cone을 형성하고, 전체 설면 융선 부위는 청색 반원통형으로 형성한다(그림 8-142).

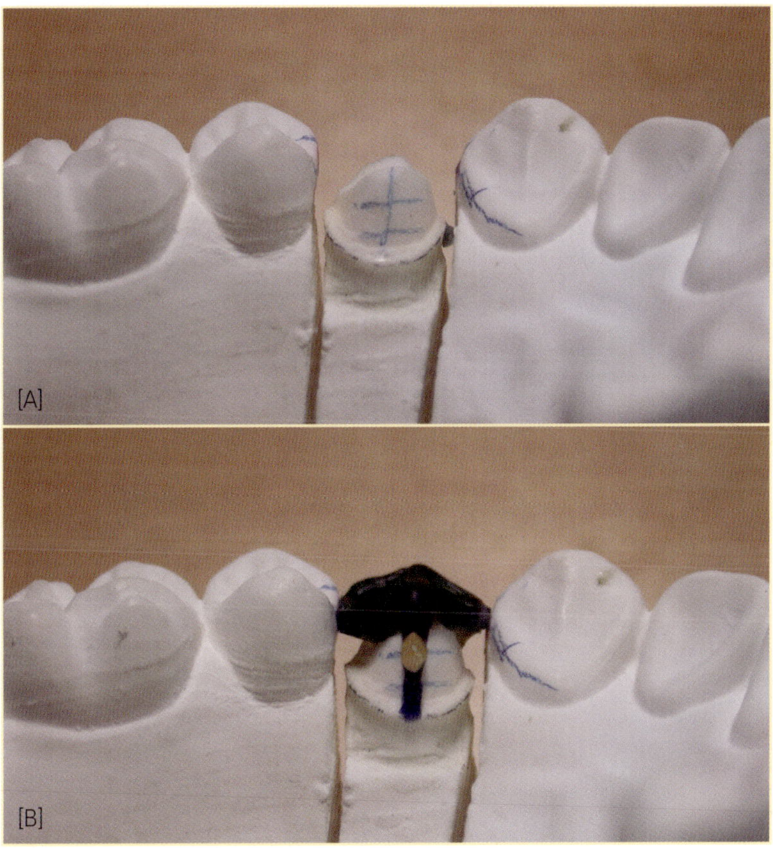

그림 8-142.

설면의 최대 풍융부는 중앙 1/3 부위에 있다[A]. 협면과 같이 설면 융선도 청색으로 형성한다[B].

(3) Transitional line

황색 반원통형 Wax를 사용하여 협면과 설면 외형선을 형성한다.

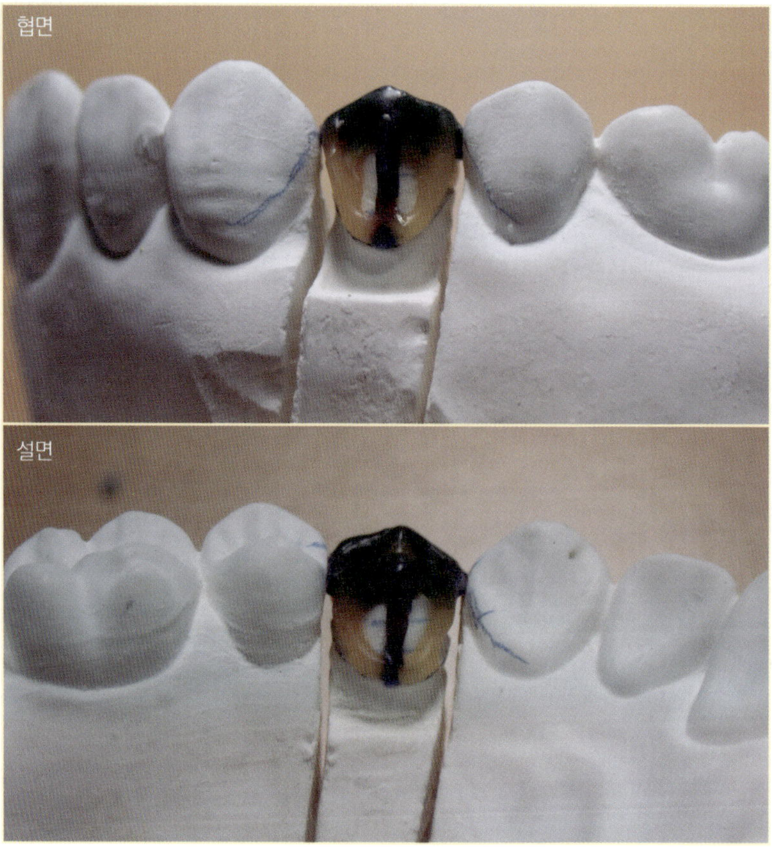

그림 8-143.
협면과 설면의 외형을 황색 Wax로 형성한다.

4) 마무리 및 완성

(1) 축면(Axial surface)

축면의 빈 공간은 모두 Ivory wax로 채운다(그림 8-144). 협 설면은 모두 풍융하게 채우는데 특히 협면에는 근·원심 교두융선에서 내려오는 발육구가 존재한다. 인접면은 평편하게 Wax를 채운다.

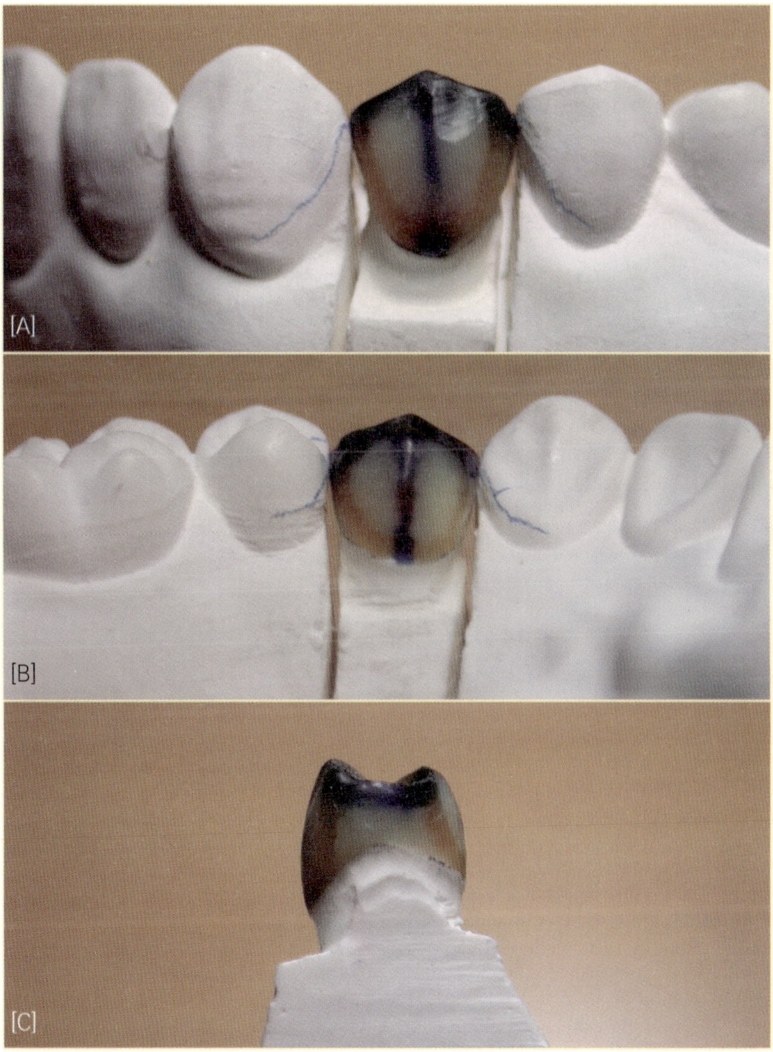

그림 8-144.

협면[A]과 설면[B], 인접면[C]의 빈 공간을 Ivory wax로 채운다.

(2) 교합면(Occlusal surface)

① 삼각와(Triangular fossa)

삼각와의 가장 깊은 곳은 발육구와 삼각구가 교차하는 곳이다.

② 부융선(Supplemental ridges)

삼각와와 교합면 구조사이의 공간은 부가구에 의해 경계되어진다.

③ 발육구(Developmental grooves)와 부가구(Supplemental grooves)

PKT. 3번 조각도로 형성한다(그림 8-145).

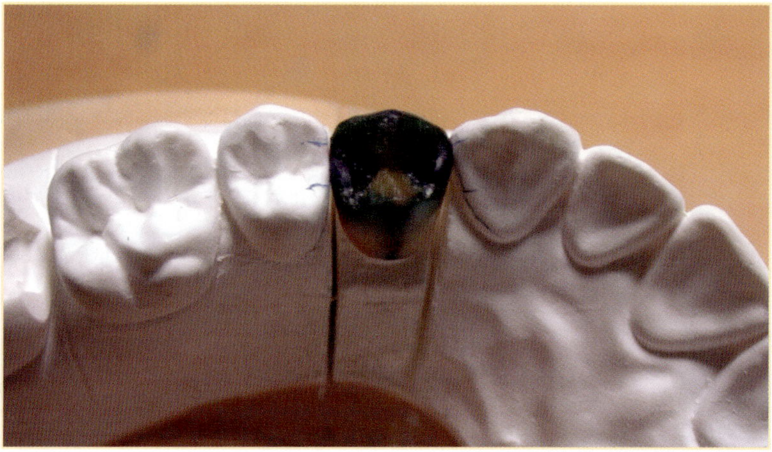

그림 8-145. 형성된 구와 부융선

④ 중심 교합점(Centric stop)

Zinc stearate powder로 검사한 교두대 와와의 관계에서는 6개의 접촉이 생긴다(그림 8-146).

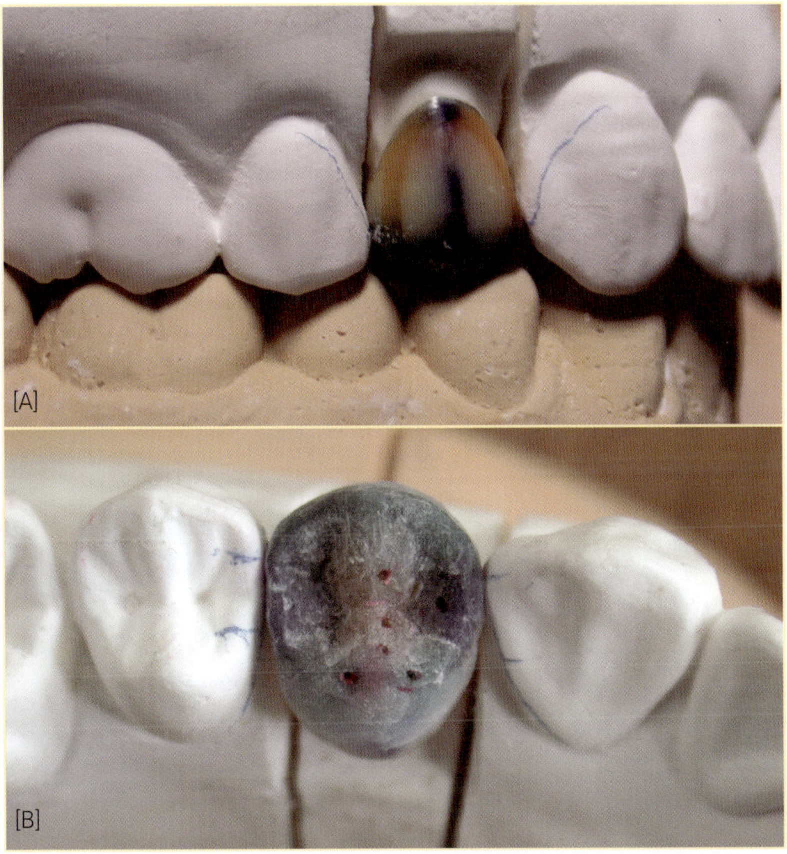

그림 8-146.

Zinc stearate를 도포하고 교합기를 중심교합 상태로 폐구시킨 후 중심 교합점이 생긴 상태

3. 상악 제1소구치 Wax-up 단계

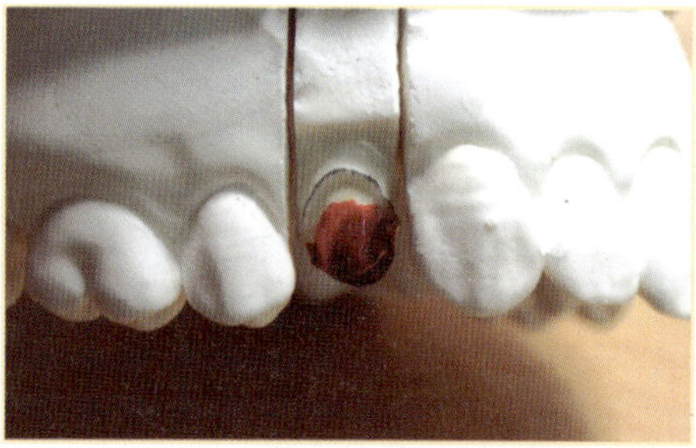

1. die spacer 도포

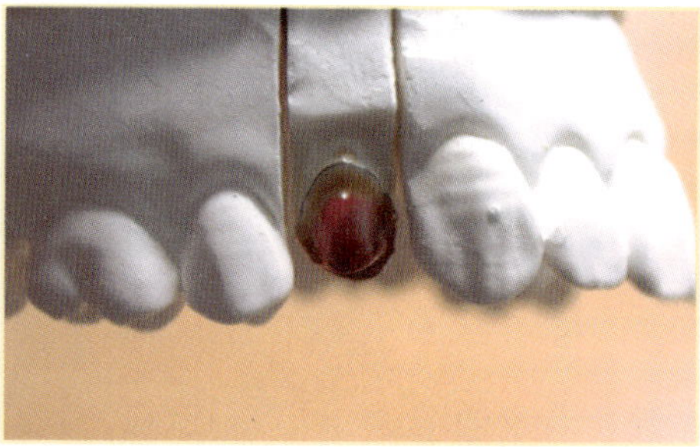

2. 황색 왁스로 얇게 도포

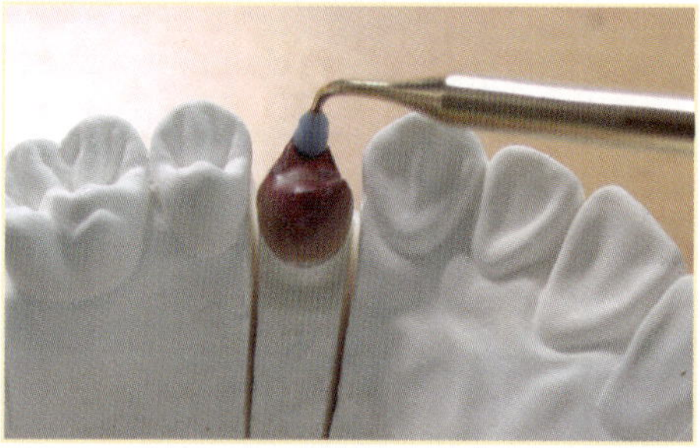

3. 협측 교두정 형성

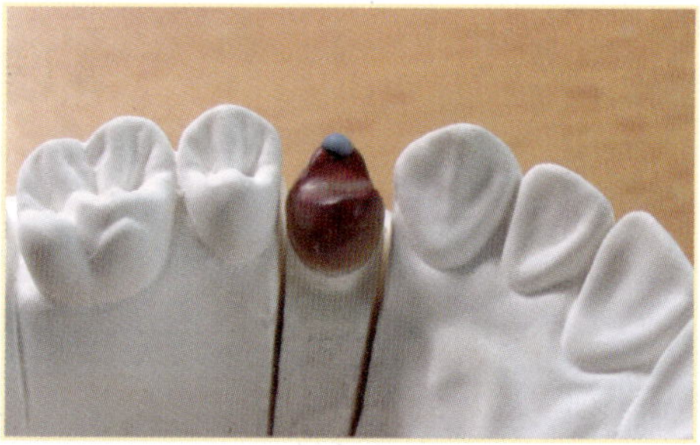

4. 협측 교두정 형성

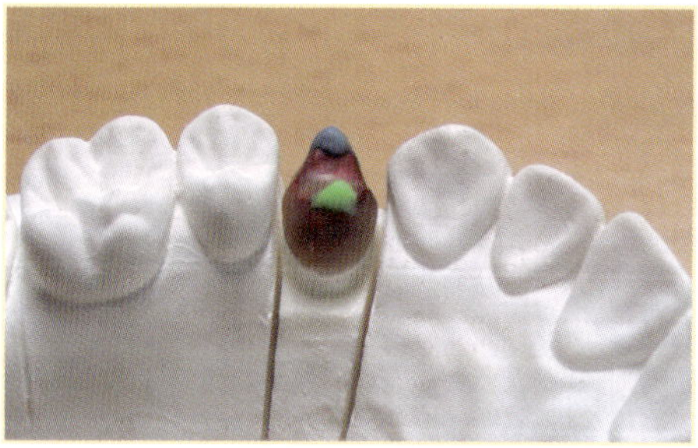

5. 설측 교두정 형성

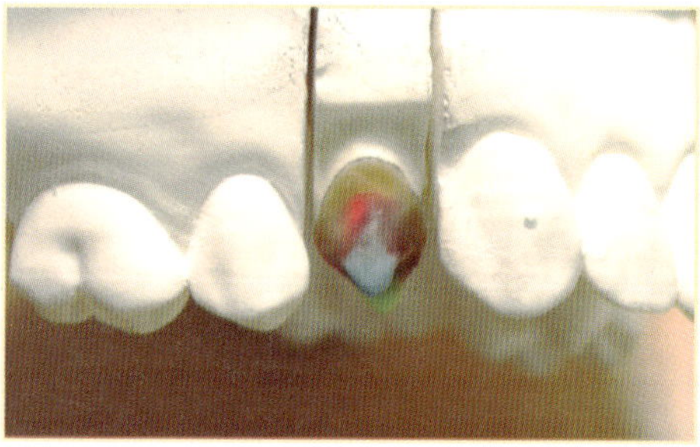

6. 협·설 교두정 형성

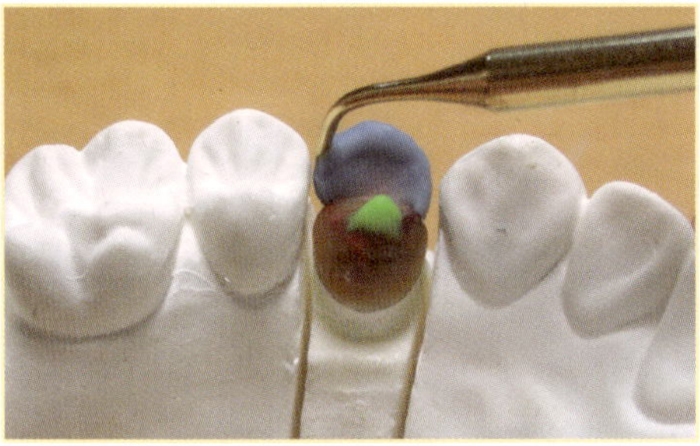

7. 협측 근·원심 교두융선 형성

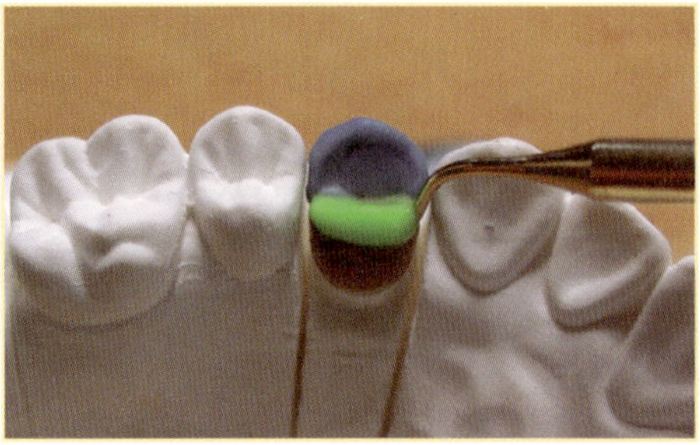

8. 설측 근·원심 교두융선 형성

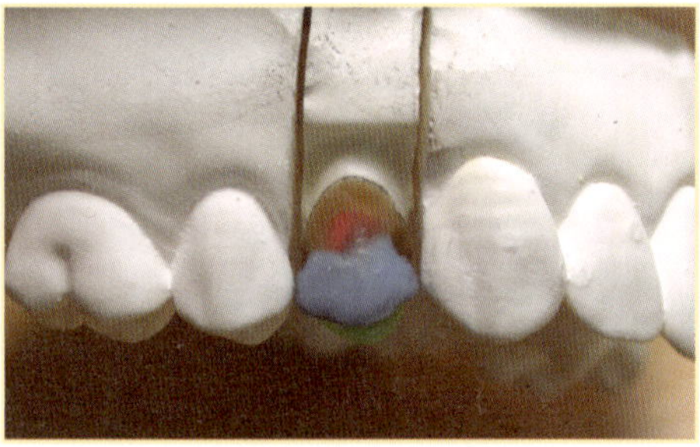

9. 협측 교두 협면 형성

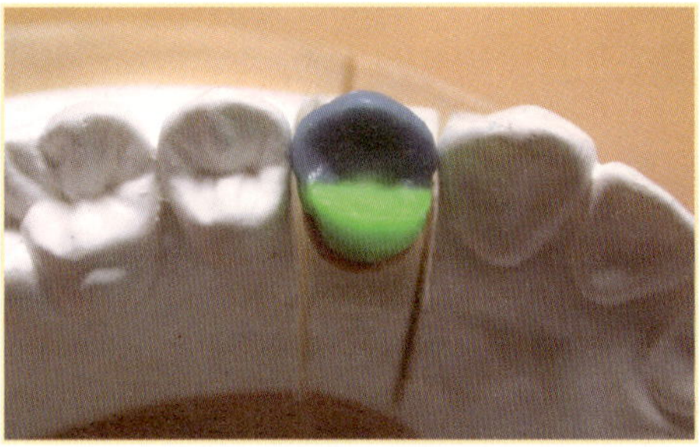

10. 교합면 외형 형성

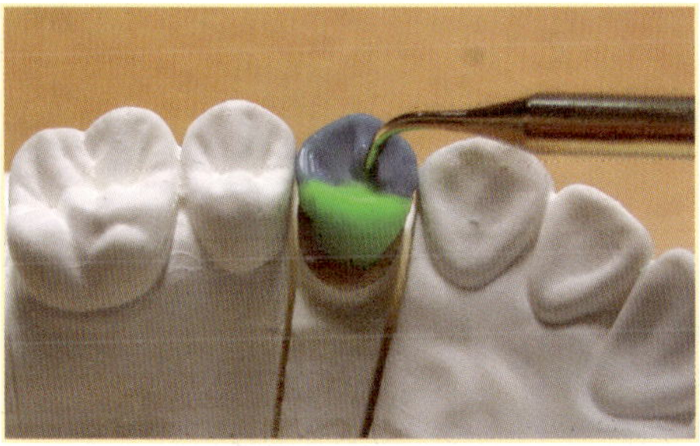

11. 협측 삼각융선 형성

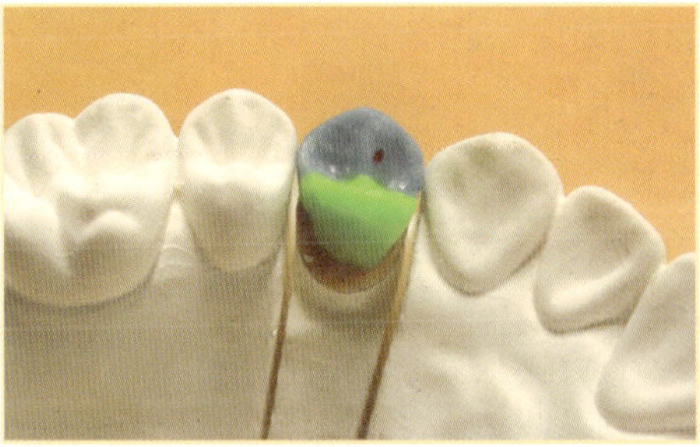

12. 협측 삼각융선 근심 접촉점

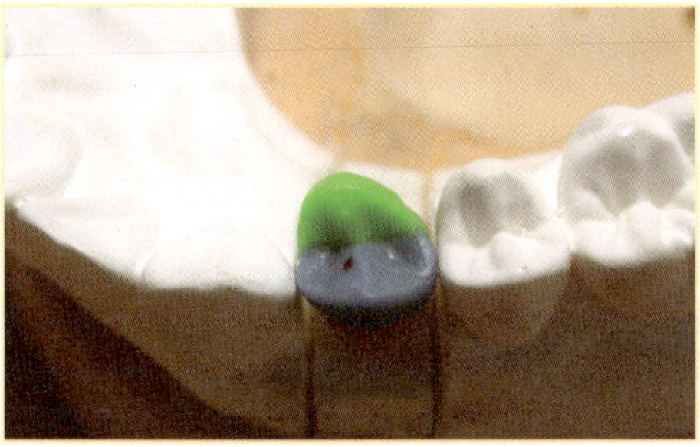

13. 협측 삼각융선 근심 접촉점

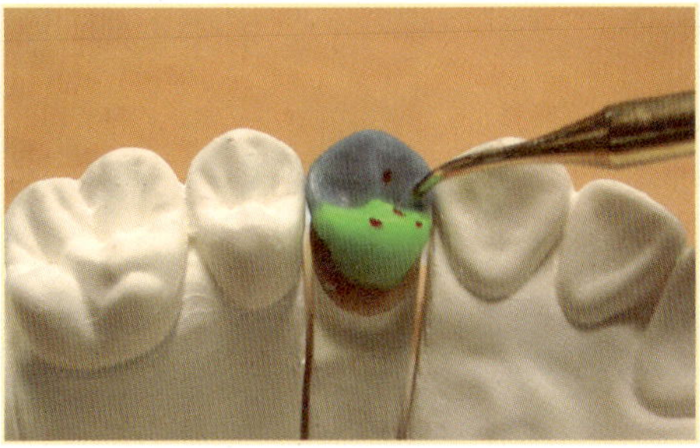

14. 설측 변연융성 형성(설측교두 3점 접촉점)

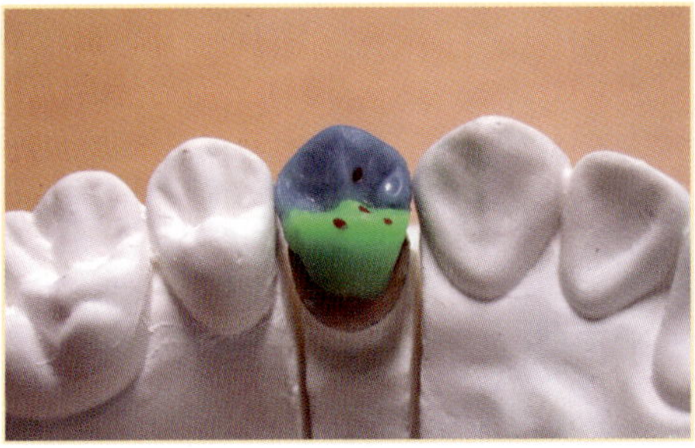

15. 근심 변연융선 접촉점

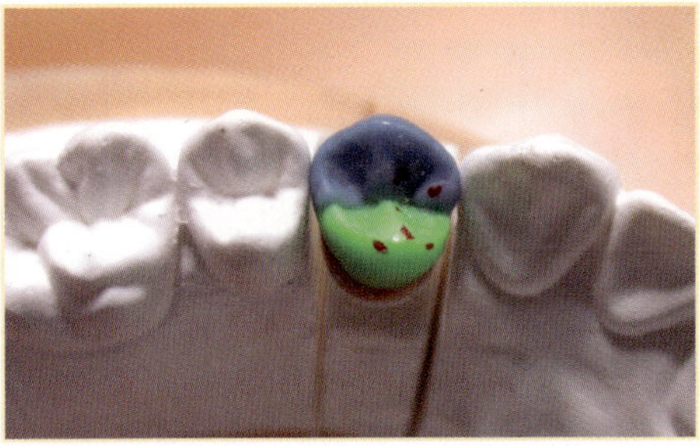

16. 근심 변연융선 접촉점

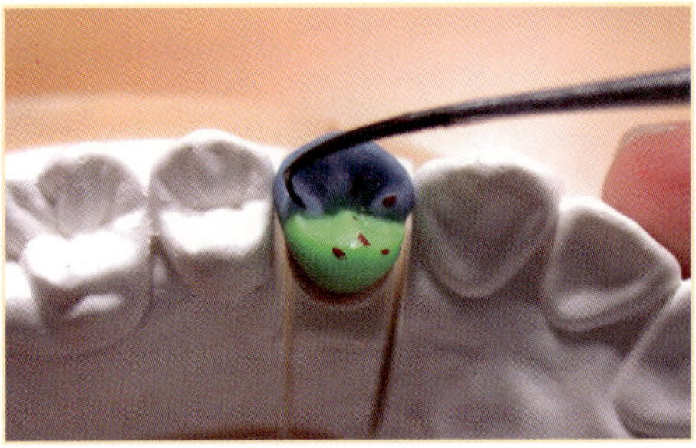

17. 원심 변연융선 형성

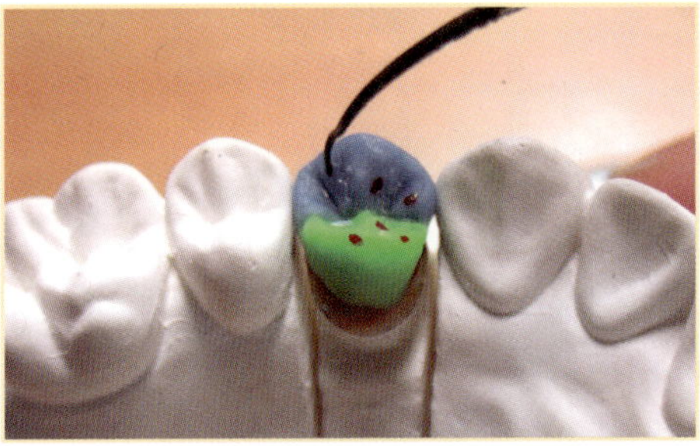

18. 협측 부융선 형성

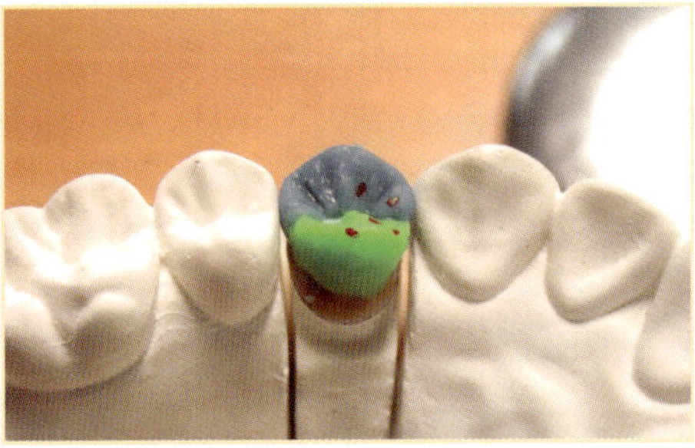

19. 협측 교두 원심구, 부가구 형성

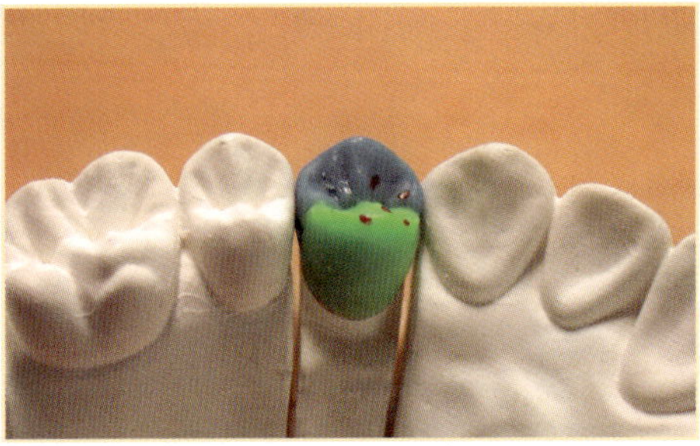

20. 설측 변연부 완성

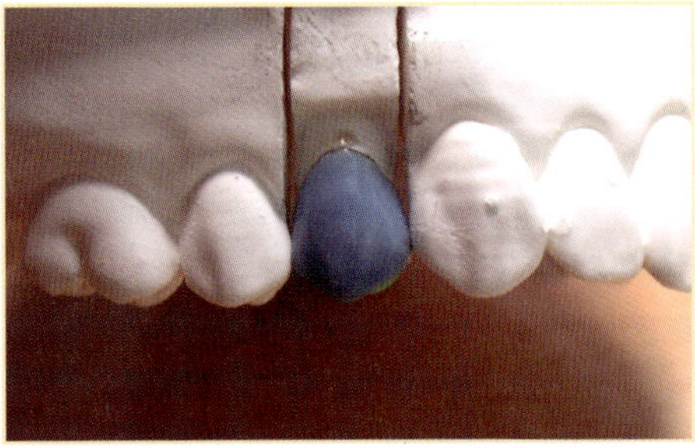

21. 협측 축면(Axial-surface) 완성

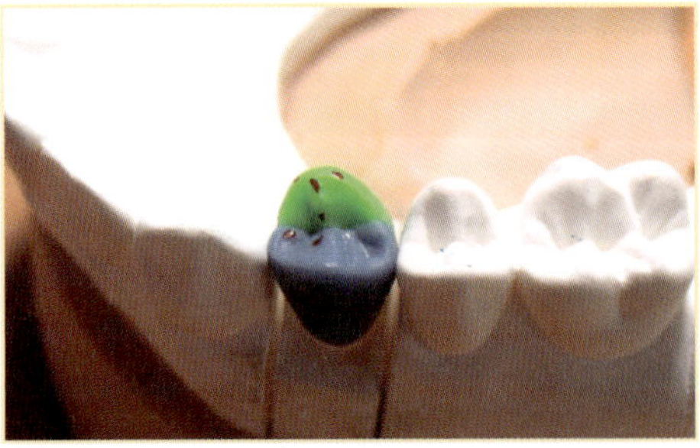

22. 교합면

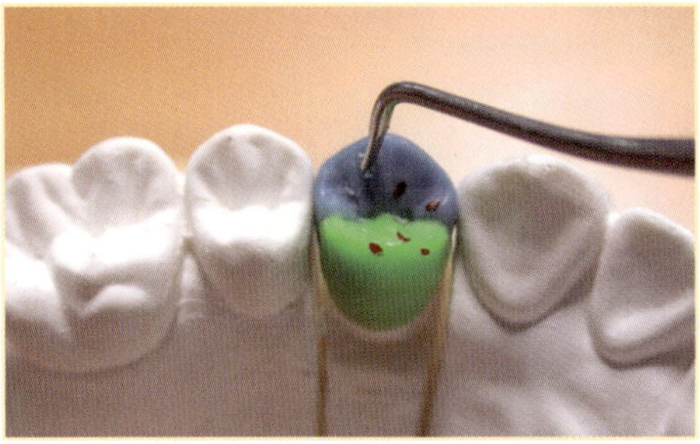

23. 교합면 발육구, 부가구 수정

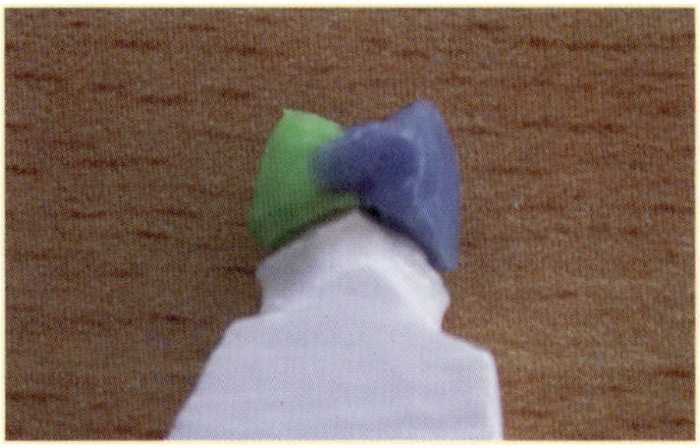

24. 치경부 변연 삭제

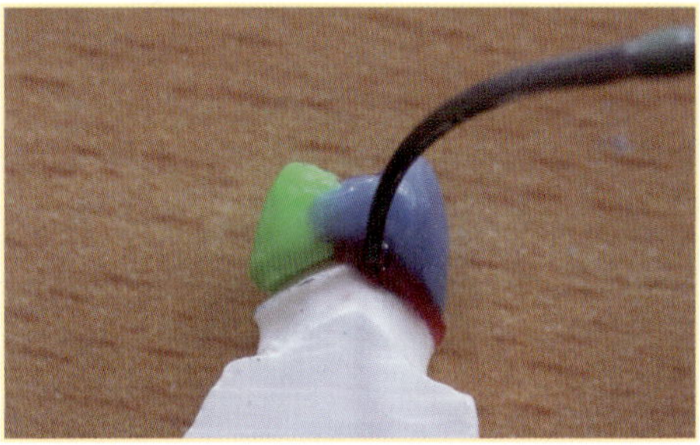

25. 변연부 재형성

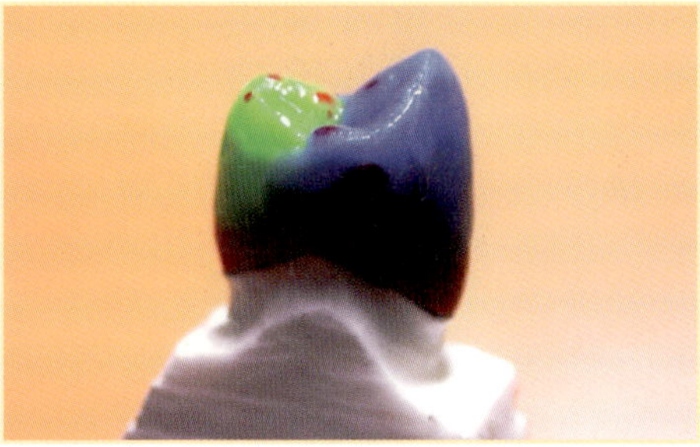

26. 근심면 접촉점

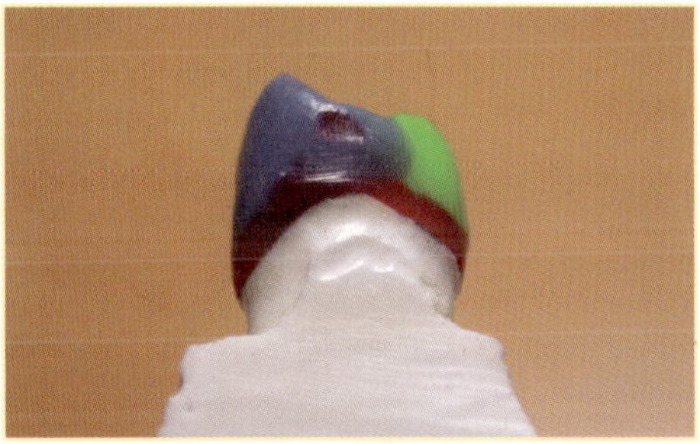

27. 원심면 접촉점

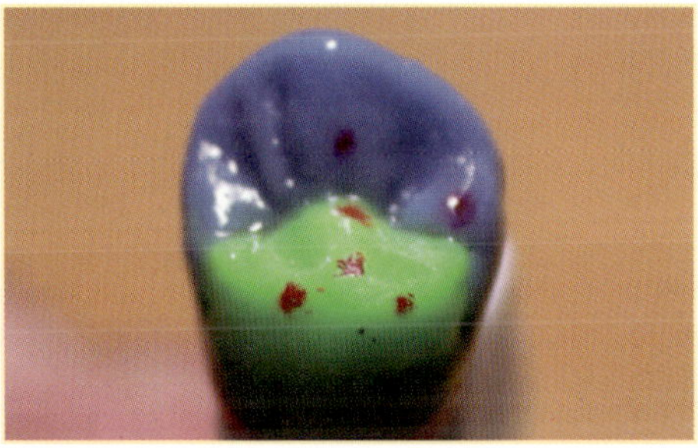

28. 교합면 접촉점

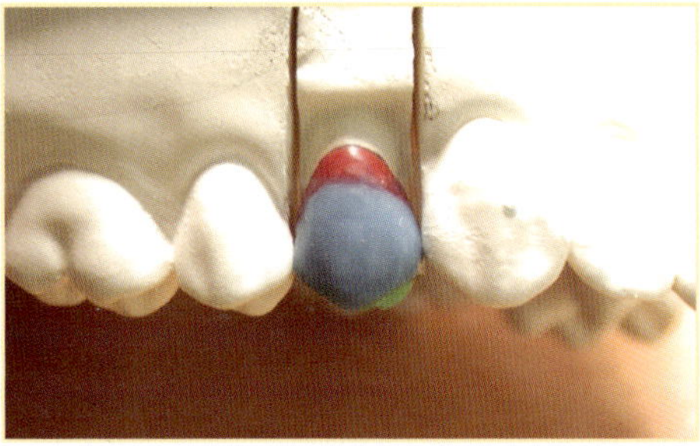

29. 협측 축면

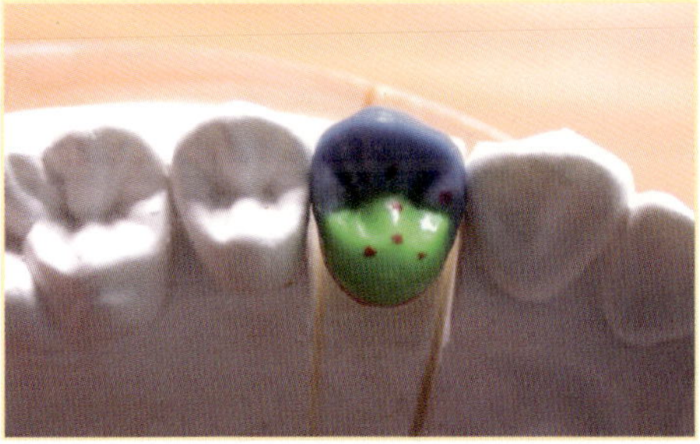

30. 교합면

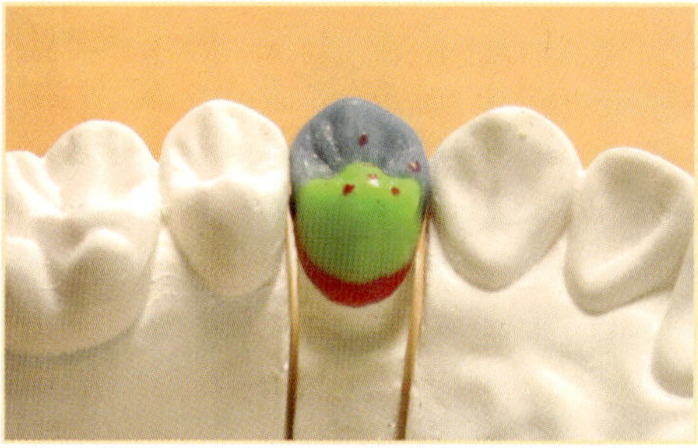

31. 교합면

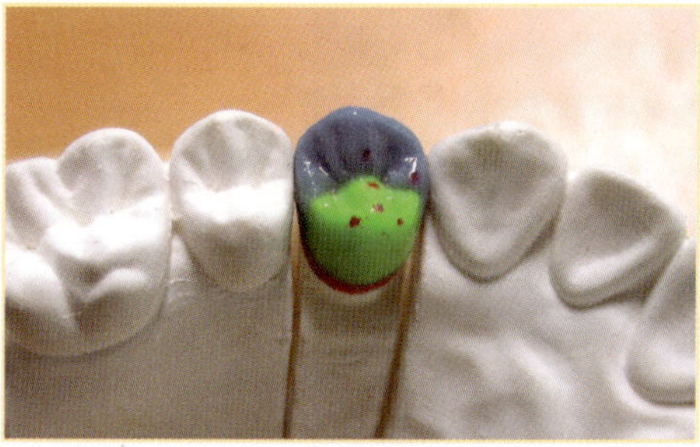

32. 교합면

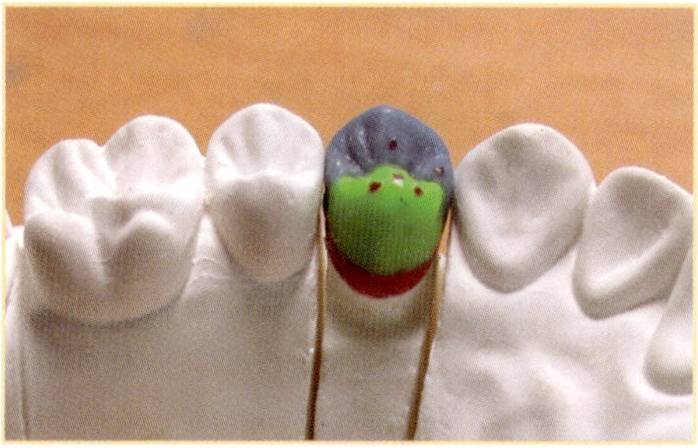

33. 교합면

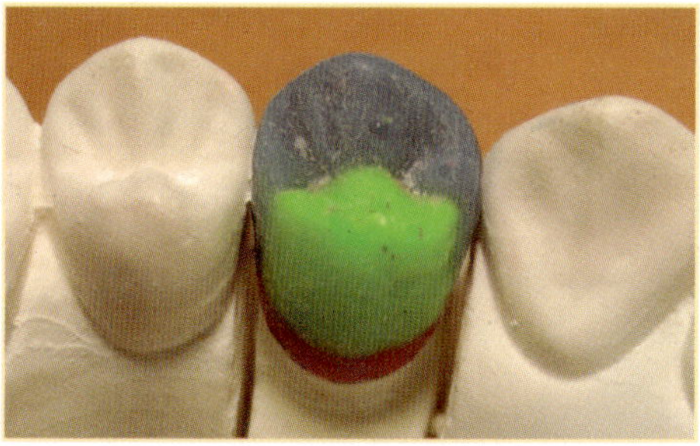

34. zinc stearate powder로 bite 검사

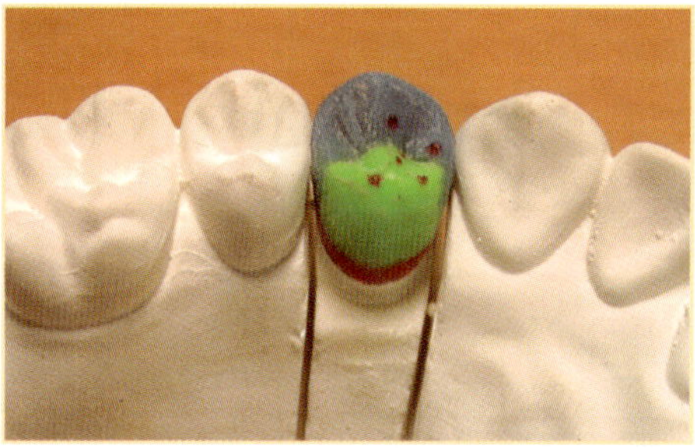

35. 교합면 접촉점 확인

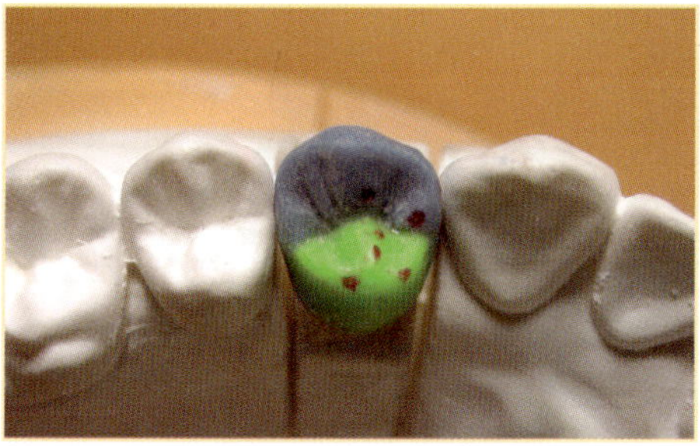

36. 교합면 접촉점 확인

4. NAT Cone Technique

NAT Cone Technique은 교합나침반을 이용하여 교합면을 단계적으로 Waxing up, 기능적인 교합면을 형성해 주는 방법으로 NAT(Die Naturgemaessc Aufwachs technique)란 자연스럽고 기능적인 교합면을 형성해주는 것을 말한다.

교합나침반은 Polz의 생체역학을 근거로 만들어졌으며, 교합면형성시 교합나침반의 도형화된 부분의 운동 방향에 따라 각기 다른 색상의 Wax를 이용하여 교합면의 형태를 형성하는 것이다. 여기서는 상·하악 제1대구치를 NAT Cone Technique으로 제작하는 과정을 간략하게 설명하고자한다.

1) 교합나침반

① 빨간점 : 교두정의 위치
② 빨간원 : 중심와
③ LT(Laterotrusion) : 작업측운동(Working), 파랑선
④ LPT(Latero-protrusion) : 측전방 운동, 노란선
⑤ PT(Protrusion) : 전방 운동, 검정선
⑥ MT(Mediotrusion) : 균형측운동(Nonworking), 녹색선

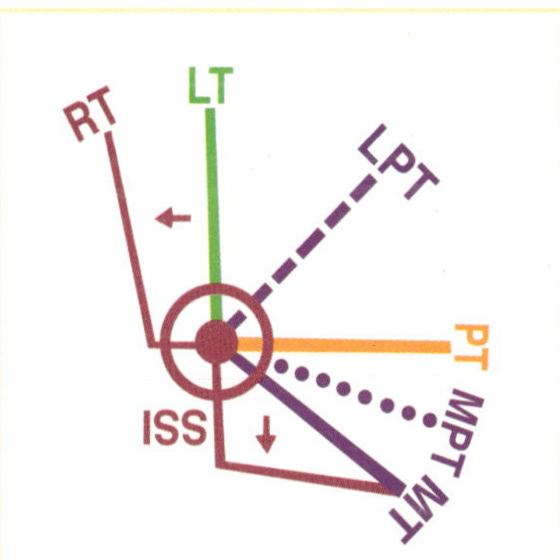

그림 8-147. 교합나침반

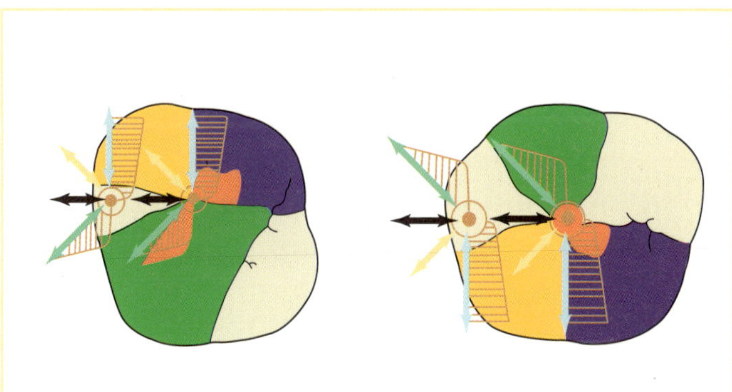

그림 8-148. 교합 콤파스를 색상코드를 이용하여 segment들을 4가지 색으로 형성한 그림

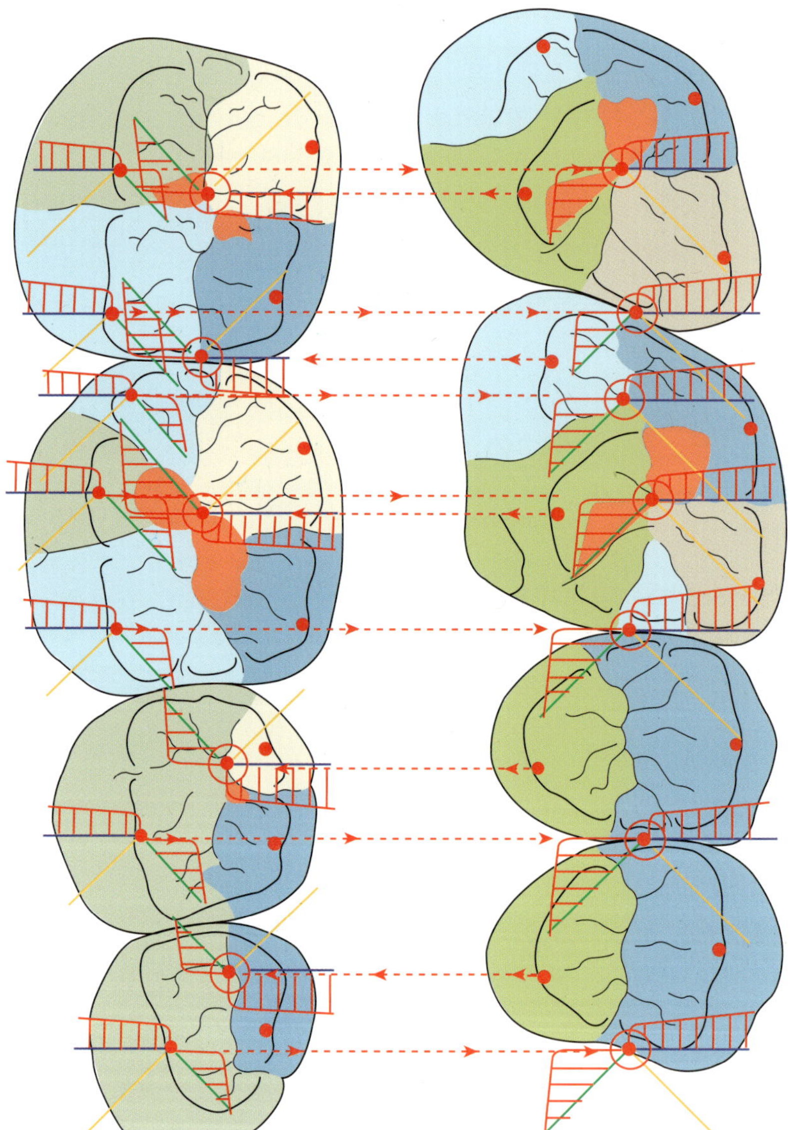

그림 8-149. 상·하악 구치 교합 나침반

2) 중심교합시 상·하악 접촉점

중심교합시 기능교두의 접촉상태로 보면 교두대 변연융선(Cusp to marginal ridge)의 교합양식으로 1치대 2치로 되어있다. 하지만 상악 구치의 경우, 중심와(Central fossa)를 중심으로 하여 근심협측교두와 원심협측교두에 각기 접촉점이 있으나 근심설측교두쪽의 접촉점이 없어 3점접촉(Tripodism)이 형성되지않는 것을 볼 수 있다. 이것은 ISS (Immediate side shift)시 자유공간(Freespace)을 부여해주기 위함이다. 하악 구치의 경우, 중심와 가까이 융선을 만들고 접촉점을 부여해주어 3점접촉(Tripodism)을 형성해준다(그림 8-150, 151).

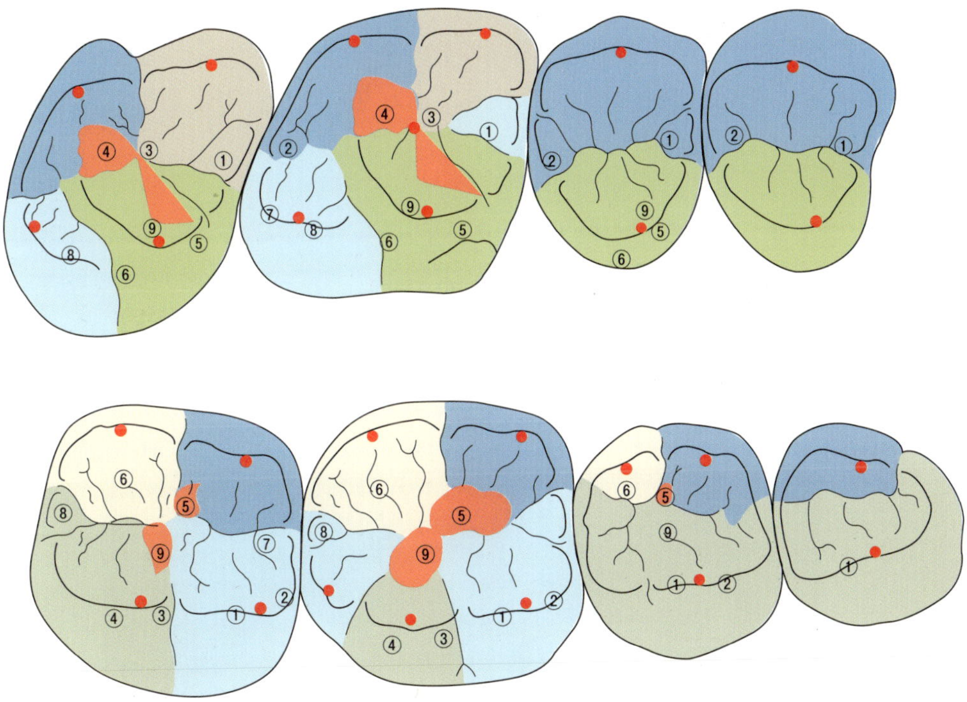

그림 8-150. 중심 교합시 상·하악 구치의 접촉

중심교합시 상·하악간의 접촉관계 1치대 2치의 교합 접촉관계를 나타낸다
(R.Suckert 교합이론 1Neuer Merkur출판사)

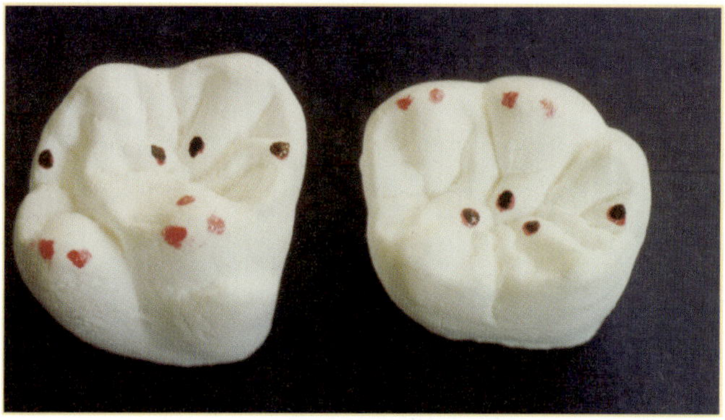

그림 8-151. 상·하악 제1대구치의 교합 접촉 관계

3) 교합면 형성방법

교두정의 위치에 각기 다른 색상의 Wax로 Cone 형태의 교두정을 형성하고 상악 근심설측교두와 하악 원심협측교두부터 형성해 나간다(그림 8-152).

녹 색 : 상악 근심설측교두, 하악 원심협측교두
청 색 : 상악 원심협측교두, 하악 원심설측교두
노란색 : 상악 근심협측교두, 하악 근심협측교두
회 색 : 상악 원심설측교두, 상악 근심변연융선
하악 근심협측교두, 하악 원심교두

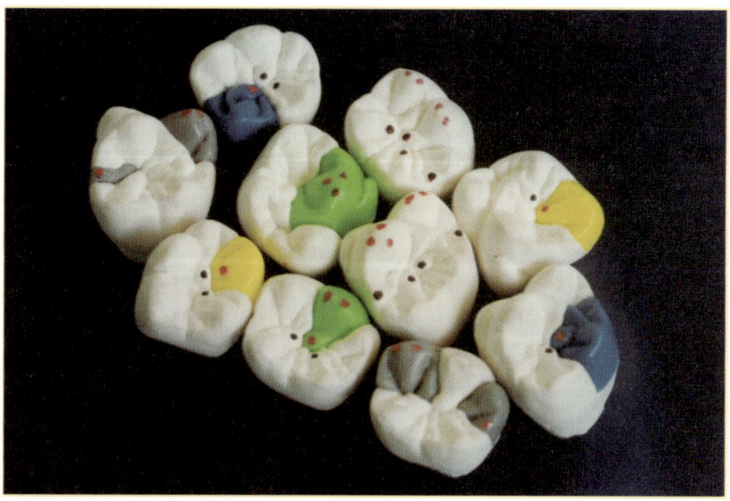

그림 8-152. NAT

단계별로 다양한 색상의 Wax를 사용하여 교두를 형성한다.

(1) 상악 근심 설측교두

① 녹색 Wax를 사용하여 교두정과 근심부융선과 원심부융선을 형성하는데 이때 부융선의 형성 방향은 교두정을 향하도록 한다(그림 8-153).

② 근심 부융선은 균형측(MT) 운동 방향에서 Groove에 의해 갈라지며 중심와 위쪽을 향해서는 평편하게 형성해주는데 이것은 ISS시 충분한 자유공간을 만들어주기 위함이다.

③ 원심 부융선은 교합면 중심에서 원심 협측 방향으로 원심 협측교두의 정상까지 향하도록 형성한다.

④ 근심 설측 반구에 접촉점(Stop)이 형성하는데 이는 하악 제1대구치의 근심 설측 교두의 설측 삼각융선에 접촉된다(그림 8-154).

⑤ 원심 설측 반구에 접촉점(Stop)이 형성되는데 이는 하악 제1대구치의 원심 설측 교두의 협측 삼각융선에 접촉된다(그림 8-155).

⑥ 제5교두를 형성하는데 이 교두는 교합시 어떤 장애를 주어서도 안된다.

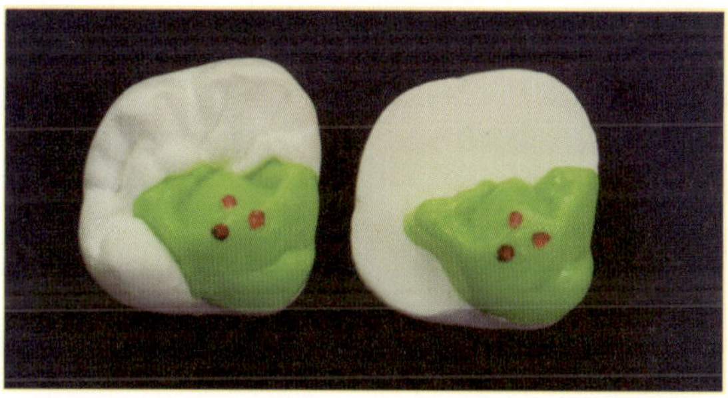

그림 8-153. 상악 근심설측교두 형성 근심부융선과 원심부융선의 형성이 뚜렷하다.

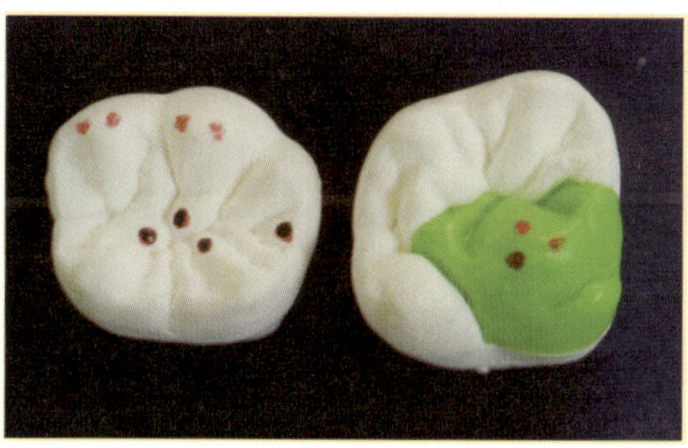

그림 8-154. 상악 근심설측교두의 교합 접촉 관계

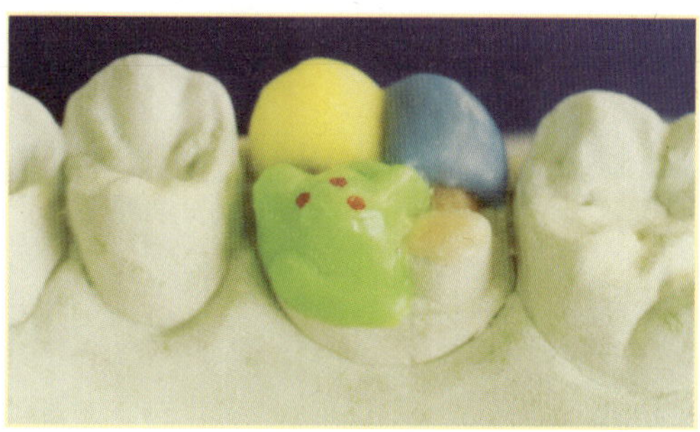

그림 8-155. 모형상에서의 상악 근심설측교두 모습

(2) 하악 원심협측교두

① 녹색 Wax를 사용하여 중심와에서 약간 원심협측으로 교두정을 향해 형성한다(그림 8-158).

② 중심와에서 원추형의 융선에 접촉점이 형성되며 이것은 근심설측 교두의 협측사면에 접촉된다(그림 8-159, 160).

③ 근심교두융선과 원심교두융선에 접촉점을 형성된다. 이것은 상악의 근심협측교두와 원심 협측교두의 삼각융선에 접촉한다.

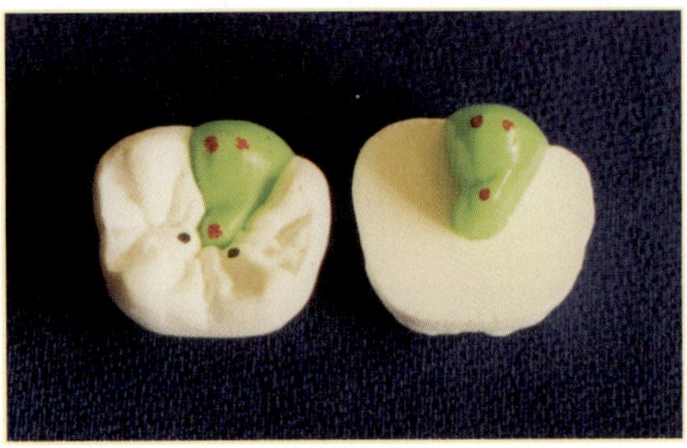

그림 8-158. 하악 원심협측교두 형성

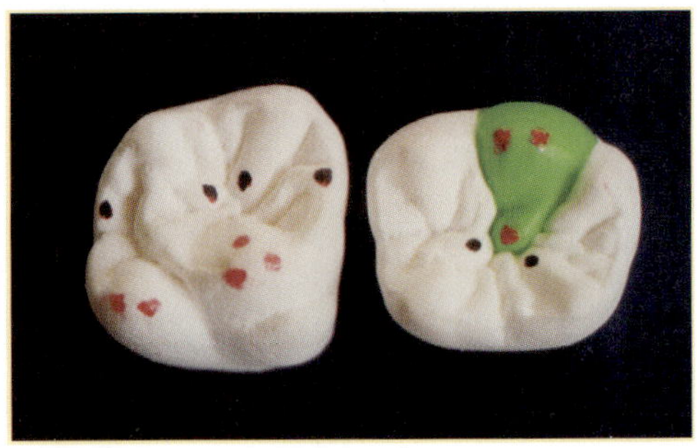

그림 8-159. 하악 원심협측교두의 교합 접촉 관계

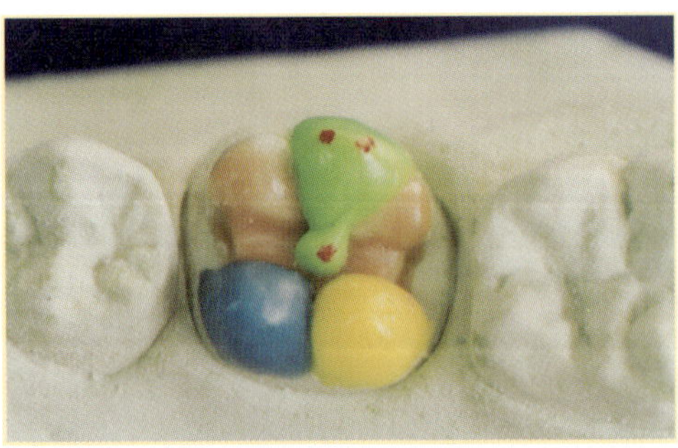

그림 8-160. 모형상의 하악 원심협측 교두모습
중심와에서의 원추형의 융선에 접촉점이 보인다.

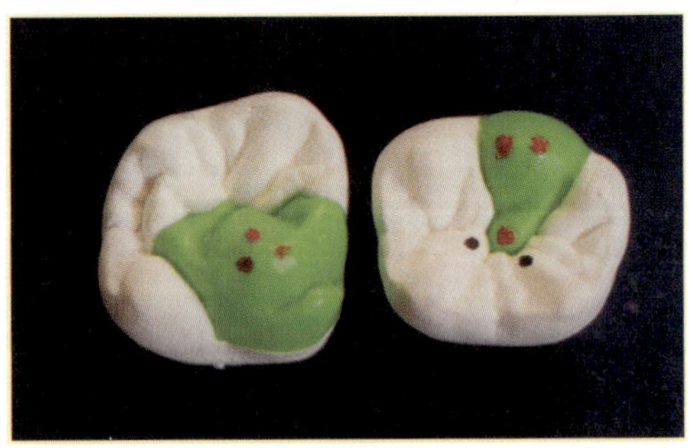

그림 8-161. 상악 근심설측교두와 하악 원심협측교두의 완성

(3) 상악 원심협측교두

① 교두정에서 설측 방향으로 향하는 삼각융선은 근심설측 교두와 연결되어 사주융선을 형성한다. 이 사주 융선은 Groove에 의하여 잘려나가지 않도록 형성한다(그림 8-162).

② 중심와에서 원심협측 방향으로 교합점이 형성되는데 이것은 하악 원심협측교두의 원심융선에 접촉된다(그림 8-163).

③ 근·원심 교두융선과 부융선을 형성하며 원심반구쪽에는 교합점이 없도록 형성한다(그림 8-164).

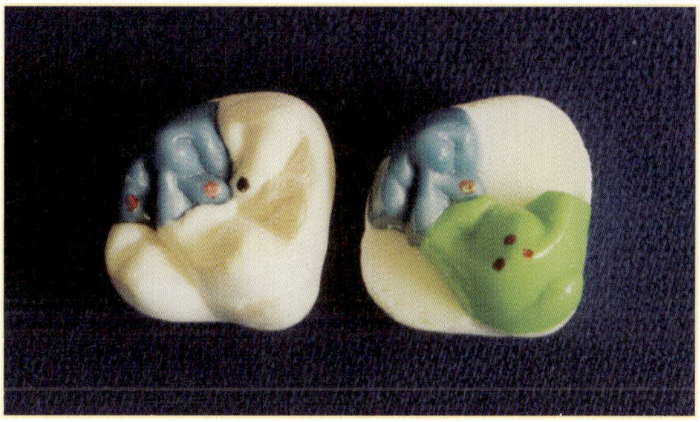

그림 8-162.

상악 원심협측교두 형성 근심설측교두와 연결되어 사주융선을 형성한다.

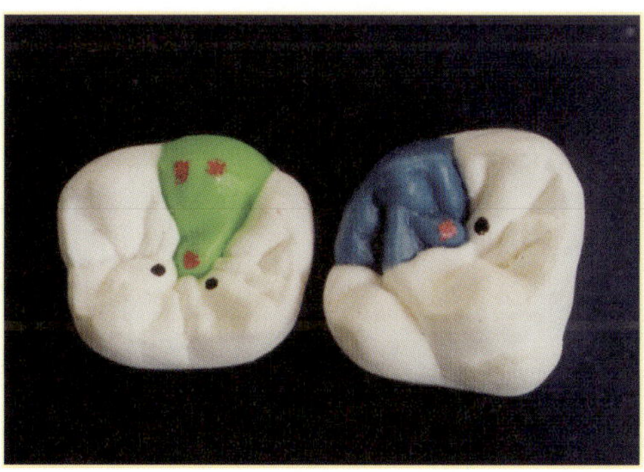

그림 8-163. 상악 원심협측교두의 교합 접촉 관계

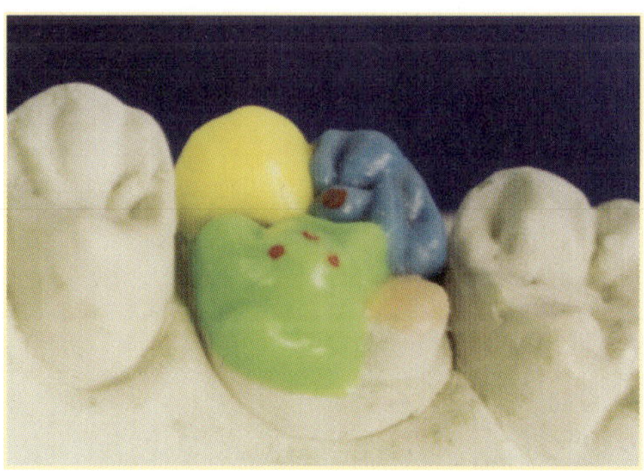

그림 8-164. 모형상의 상악 원심협측 교두 모습

(4) 하악 근심설측교두

① 삼각융선은 교두정에서 중심와를 향하도록 형성하며 또한 교두의 근·원심변연융선을 형성한다(그림 8-165).

② 중심와 가까이에 있는 융선상의 교합점은 상악의 근심설측교두의 근심교두융선과 접촉된다(그림 8-166, 167).

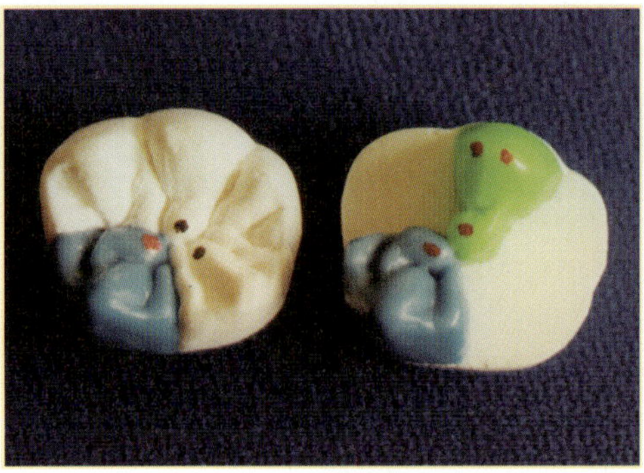

그림 8-165.

하악 근심설측교두 형성 삼각융선이 중심와를 향하여 형성되어 있다.

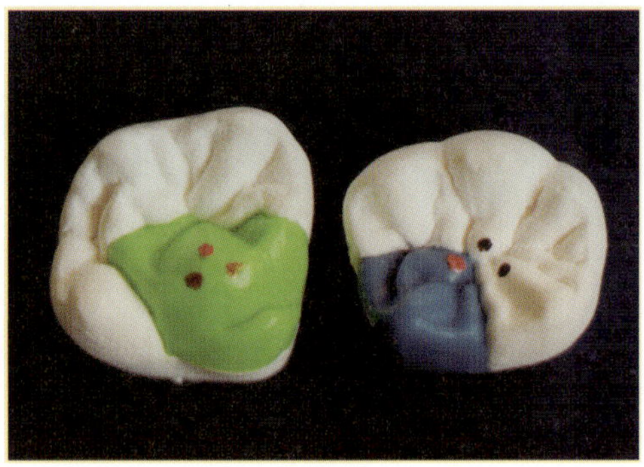

그림 8-166. 하악 근심설측교두의 교합 접촉 관계

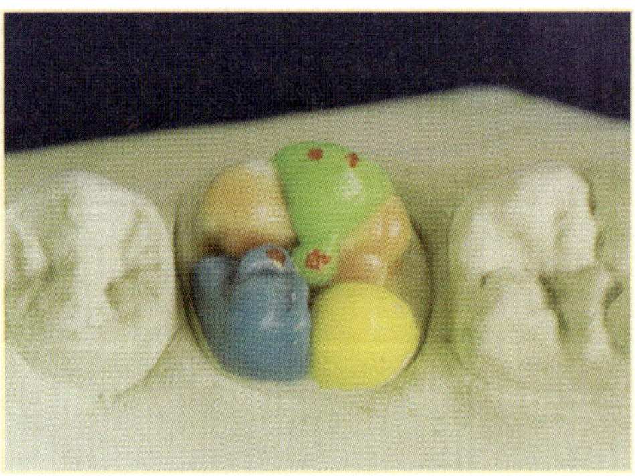

그림 8-167. 모형상의 하악 근심설측교두 모습

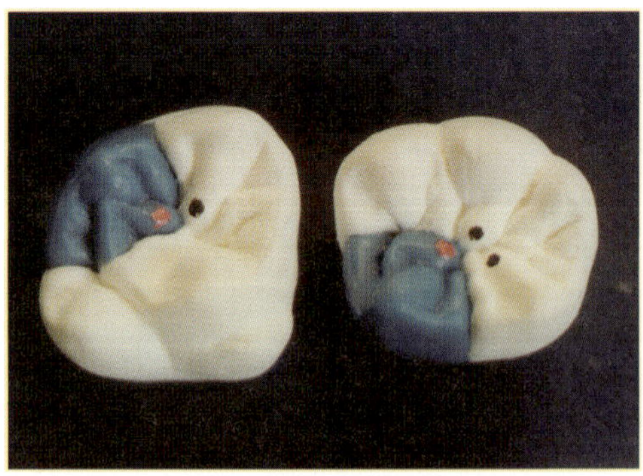

그림 8-168. 상악 원심협측교두와 하악 근심설측교두의 완성

(5) 상악 근심협측교두

① 교두정은 가능한 낮게 형성하는데 이것은 측전방 운동(LPT)시 하악 원심협측교두의 교두정이 지나가는 운동로이므로 높게 형성해서는 안된다. 따라서 약간 편평하게 조각한 후 반드시 교합기상에서 교합상태를 확인하여야한다(그림 8-169).

② 중심와 가까이 삼각융선에 교합점이 형성되며 이는 하악 원심협측교두의 근심융선에 접촉된다(그림 8-170).

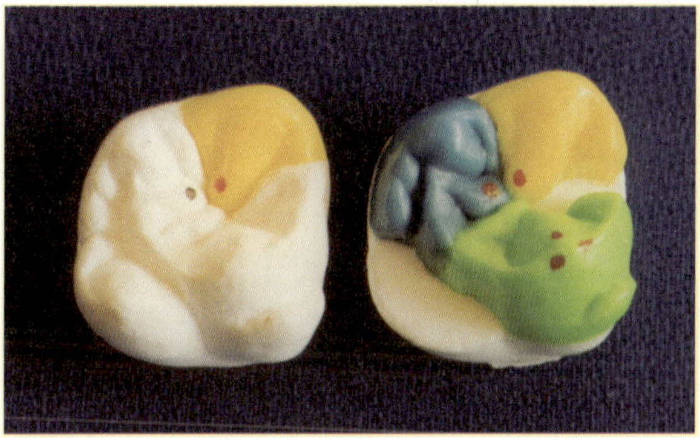

그림 8-169. 상악 근심협측교두 형성

교두정의 높이는 측전방 운동(LPT)시 방해받지 않도록 가능한 낮게 형성해 준다.

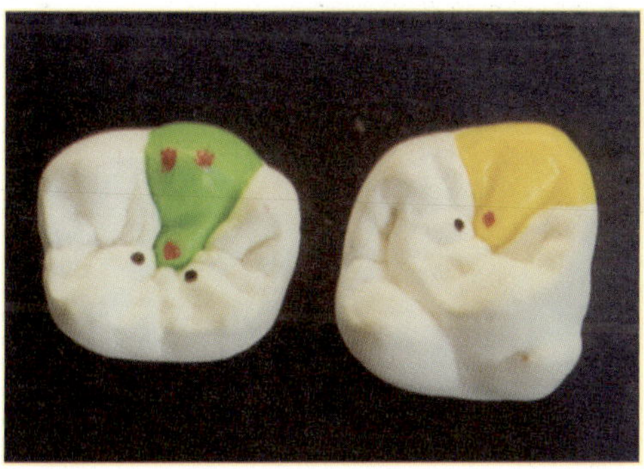

그림 8-170. 상악 근심협측교두의 교합 접촉 관계

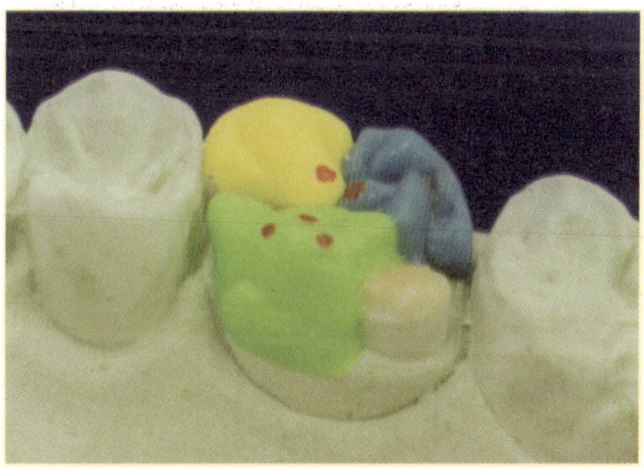

그림 8-171. 모형상의 상악 근심설측교두, 원심협측교두, 근심협측교두의 모습

(6) 하악 원심설측교두

① 근심설측교두보다 조금 낮게 형성한다(그림 8-172).

② 삼각융선상에 교합점이 형성되는데 이것은 상악 근심설측교두의 원심융선과 접촉된다. 하악 원심 설측 교두의 완성으로 비로소 이로써 중심와을 중심으로 3점접촉(Tripodism)이 형성되어 안정된 교합 접촉을 이룬다(그림 8-173, 174).

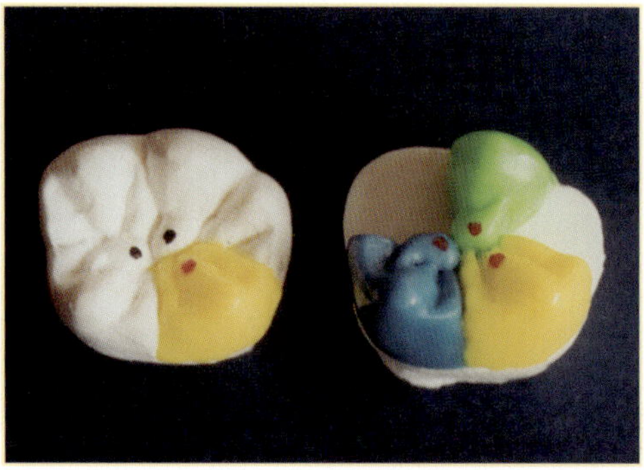

그림 8-172. 하악 원심설측교두 형성

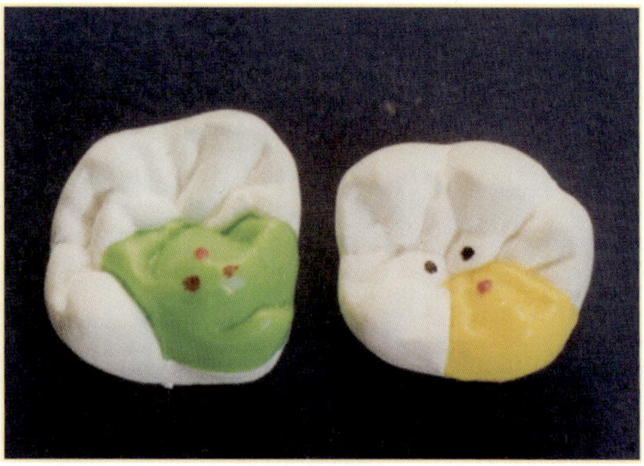

그림 8-173. 하악 원심설측교두의 교합 접촉관계
중심와에서 3점접촉(Tripodism)이 형성된다.

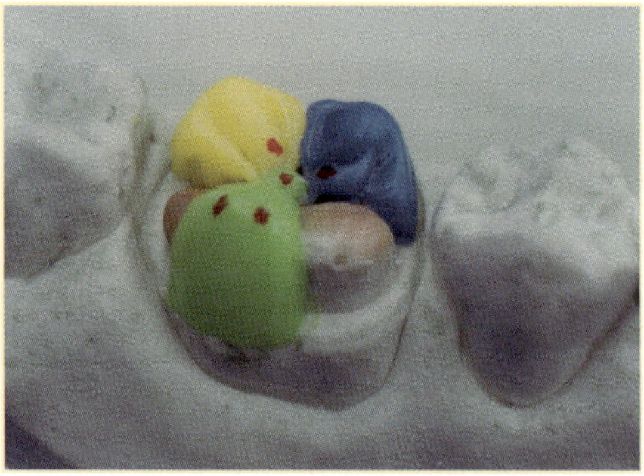

그림 8-174. 모형상의 하악 원심협측교두, 근심설측교두, 원심설측교두의 모습

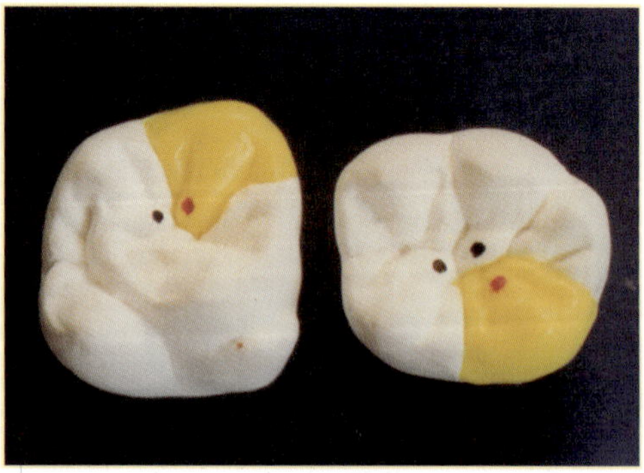

그림 8-175. 상악근심협측교두와 하악 원심설측교두의 완성

(7) 상악 근심변연융선과 원심설측교두

① 근심변연융선상에 교합점이 형성되는데 이것은 하악 근심협측교두의 원심 교두융선에 접촉된다(그림 8-176).

② 원심설측 교두정상의 근·원심교두융선에 2개의 교합점이 형성되는데 이것은 하악 제1대구치 원심교두의 원심변연융선과 하악 제2대구치 근심협측교두의 근심변연융선에 접촉된다(그림 8-177).

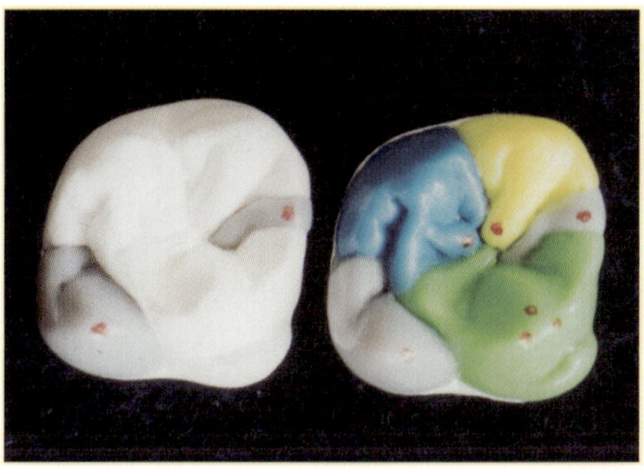

그림 8-176. 상악 근심변연융선과 원심설측 교두 형성

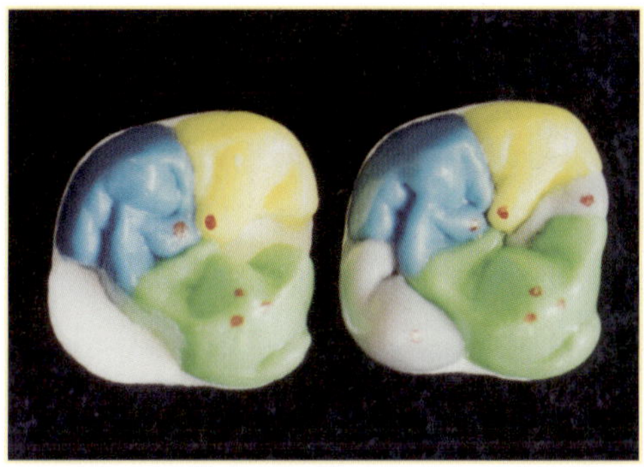

그림 8-177.
근심변연융선과 원심설측교두의 근심교두융선에 접촉점이 보인다.

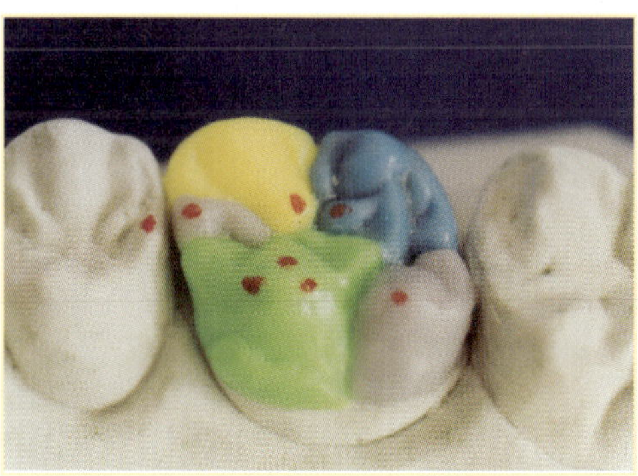

그림 8-178. 상악 제1대구치의 완성된 교합면 모습

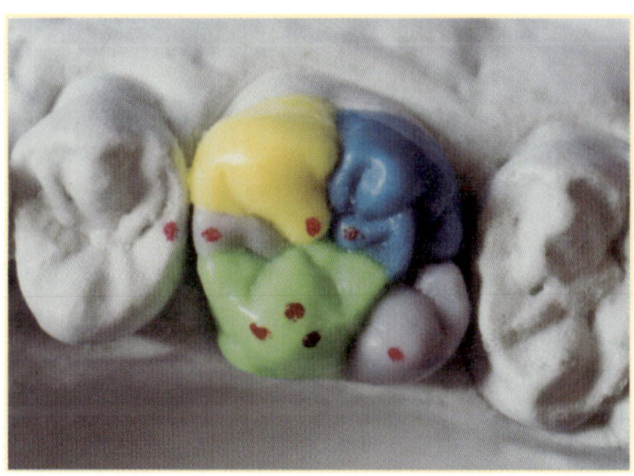

그림 8-179. 교합면에서 본 상악 제1대구치의 모습

(8) 하악 근심협측교두와 원심교두

① 근심협측교두는 삼각융선을 향하여 넓게 형성한다(그림 8-180).

② 근심협측교두의 근·원심교두융선상에 2개의 교합점이 형성되며 이것은 상악 제1소구치 원심변연융선과 제1대구치 근심변연융선에 접촉된다(그림 8-181).

③ 근심협측교두의 설측 삼각융선상에는 교합점이 없다.

④ 원심교두의 원심변연융선에 교합점이 형성되며 이는 상악 제1대구치 원심설측교두의 근심교두융선에 접촉된다.

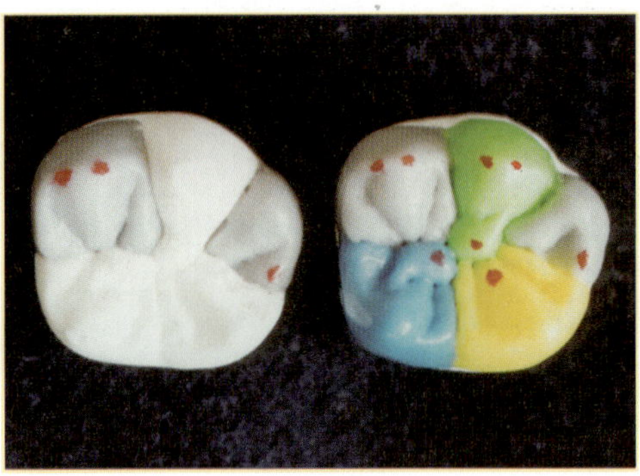

그림 8-180. 하악 근심협측교두와 원심 교두 형성

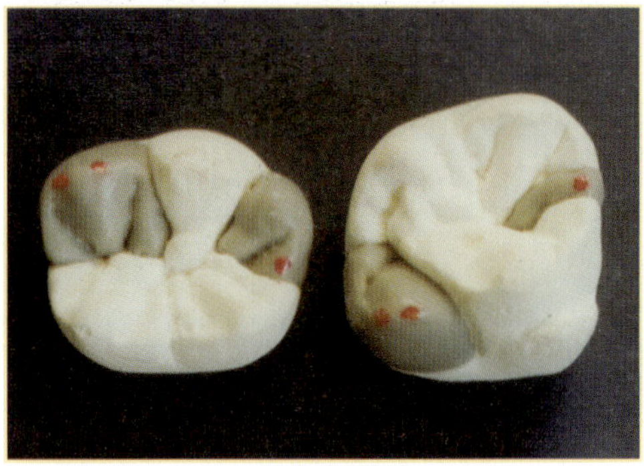

그림 8-181. 상악 근심변연융선, 원심설측 교두와 하악 근심협측교두, 원심교두의 완성

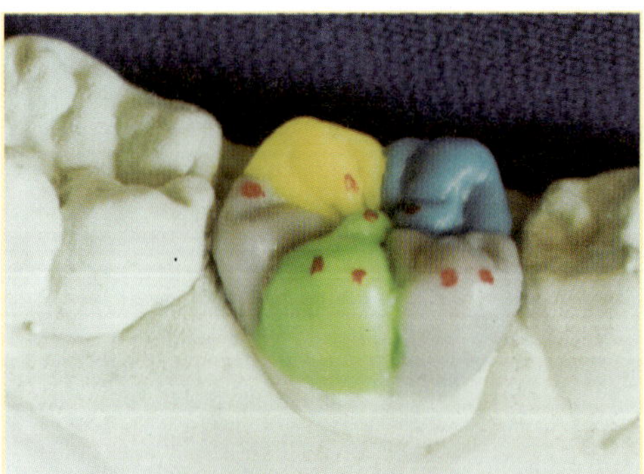

그림 8-182. 하악 제1대구치의 완성된 교합면 모습

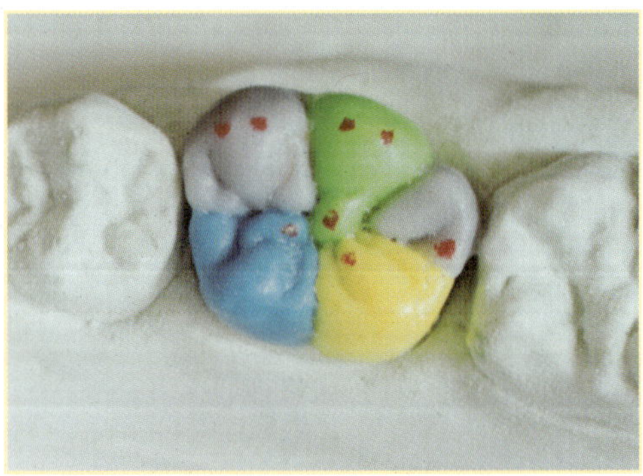

그림 8-183. 교합면에서 본 하악 제1대구치의 모습

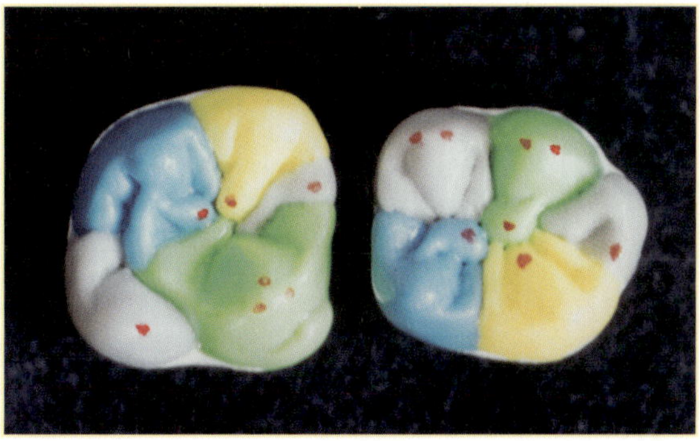

그림 8-184. 완성된 상·하악 교합면

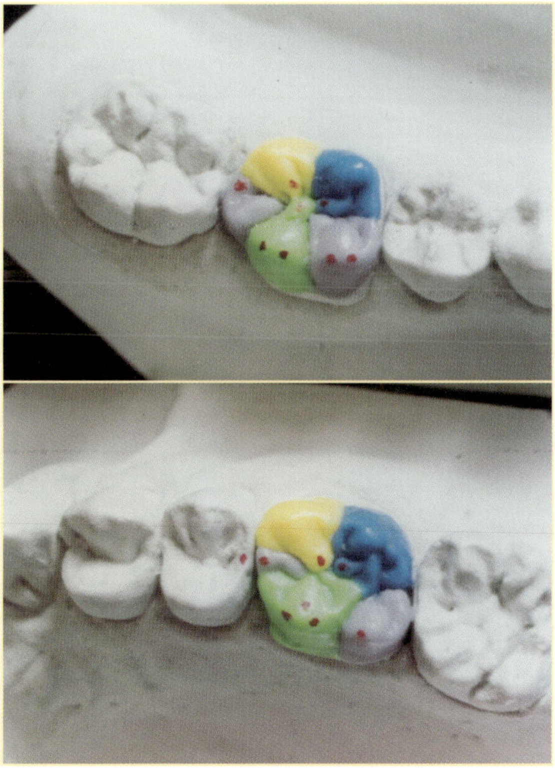

그림 8-185. 모형상의 완성된 교합면

5. 상악 제2소구치, 제1대구치 Wax-up 단계

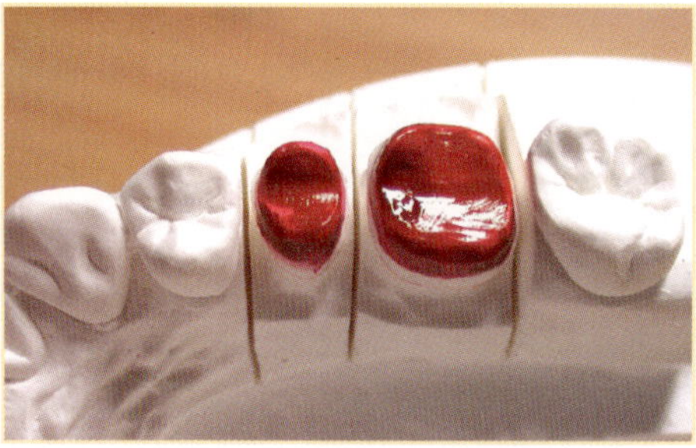

1. 상악 5, 6번 die(교합면)

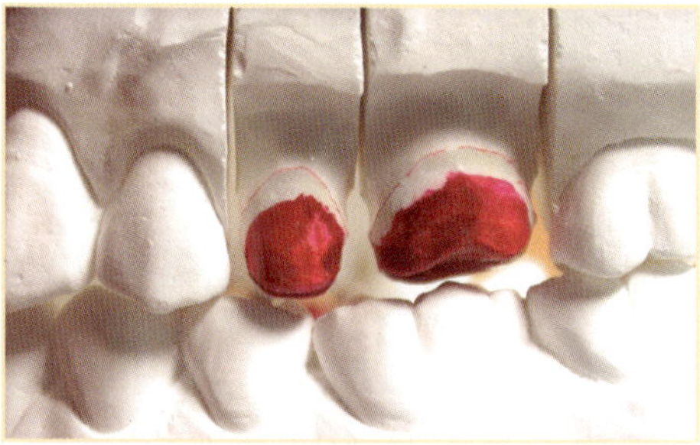

2. 상악 교합관계

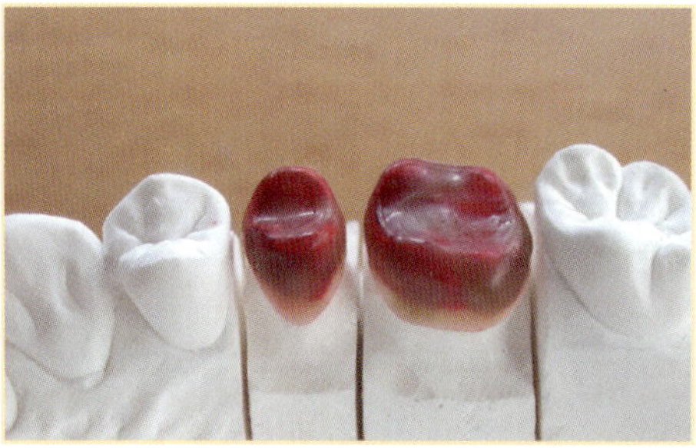

3. 황색 wax를 얇게 도포

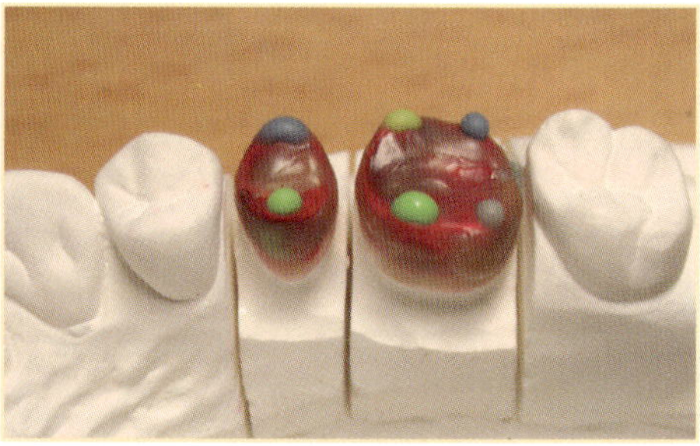

4. 협·설 교두정 형성

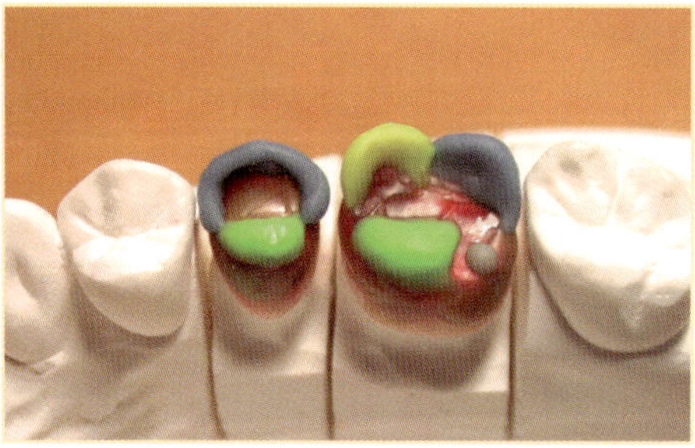

5. 협측 근·원심 교두융선 형성

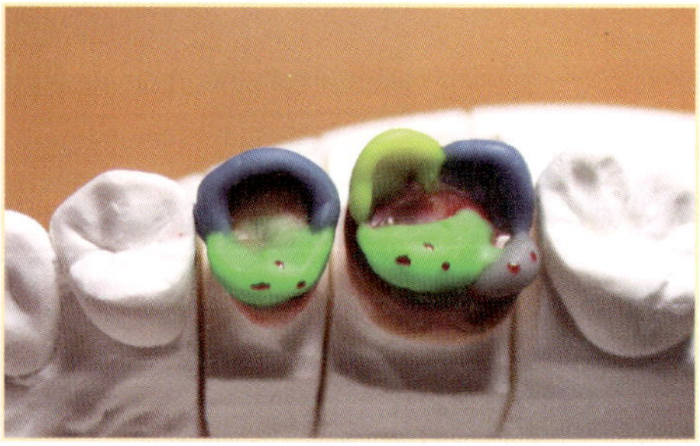

6. 설측 근·원심 교두융선 형성
(설측교두 접촉점 표시)

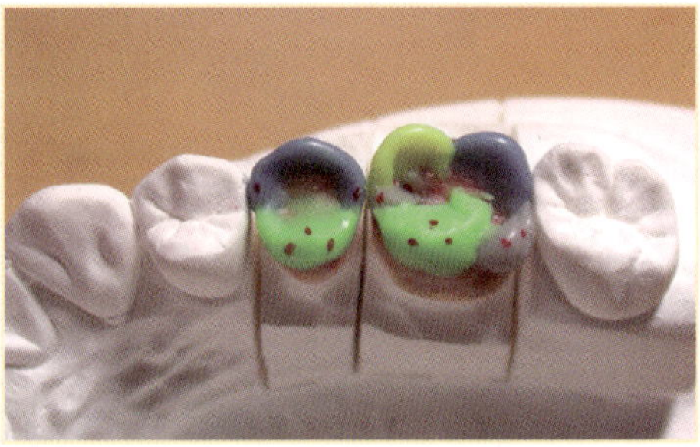

7. 근·원심 변연융선 형성

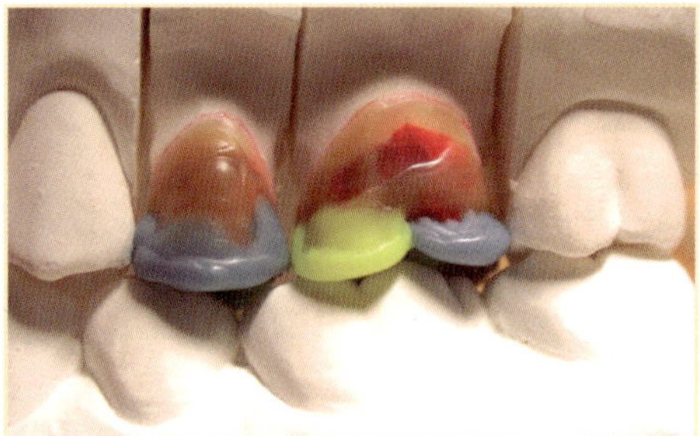

8. 상악 협측교두의 교합관계

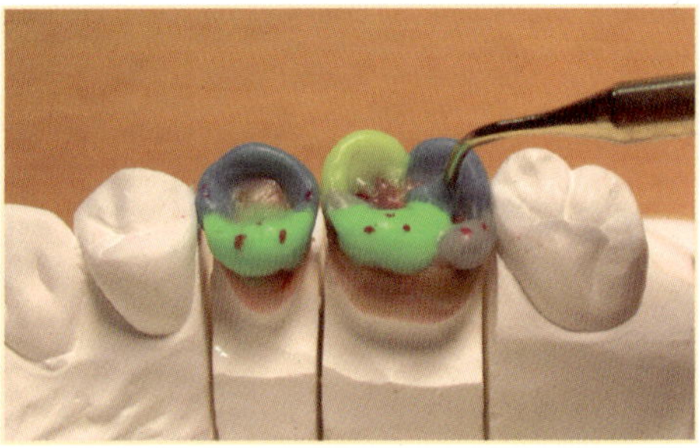

9. 제1대구치 원심 협측교두 삼각융선 형성

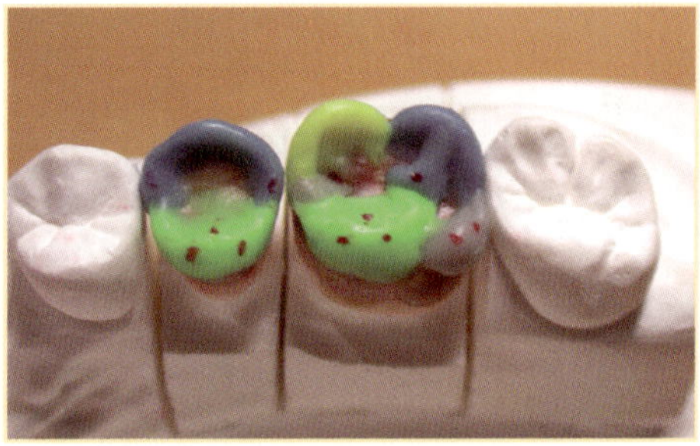

10. 원심 협측교두 삼각융선 접촉점

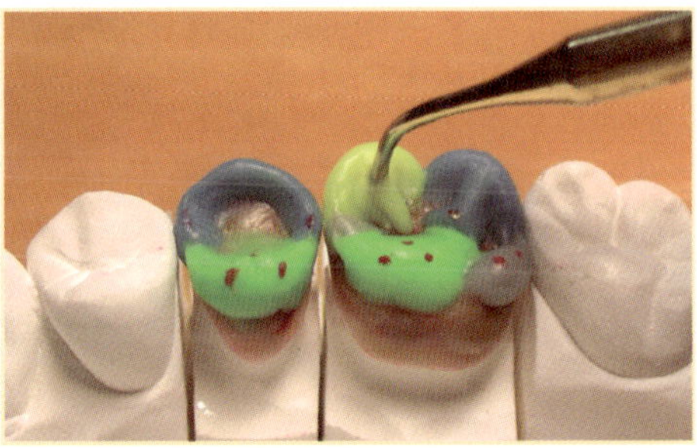

11. 제1대구치 근심 협측교두 삼각융선 형성

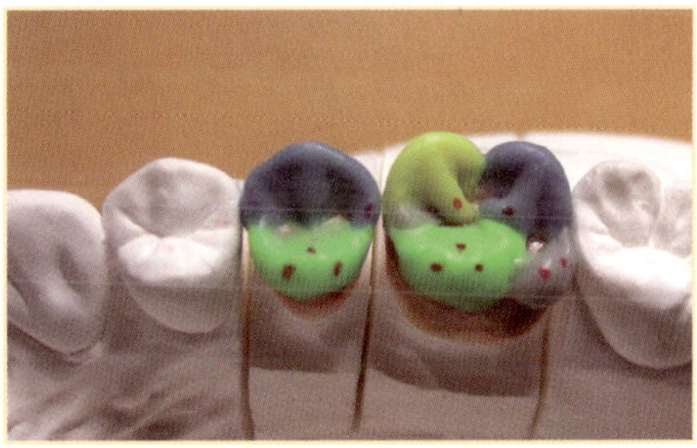

12. 근심 협측교두 삼각융선 접촉점

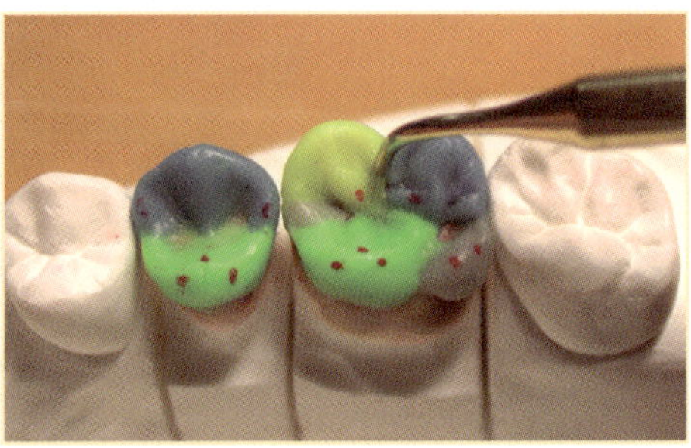

13. 협측교두 부융선과 부구 형성

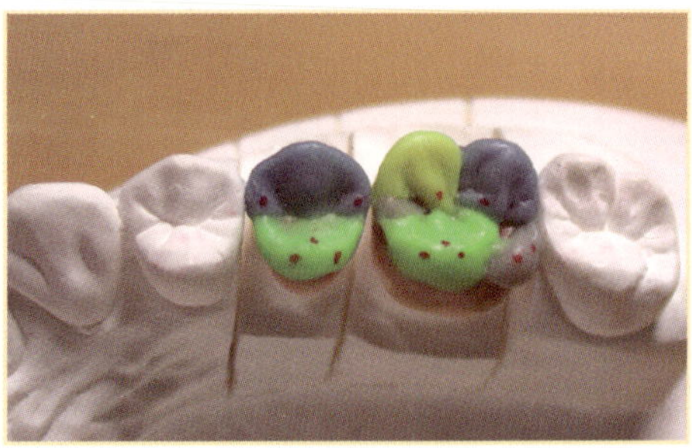

14. 교합면 접촉점

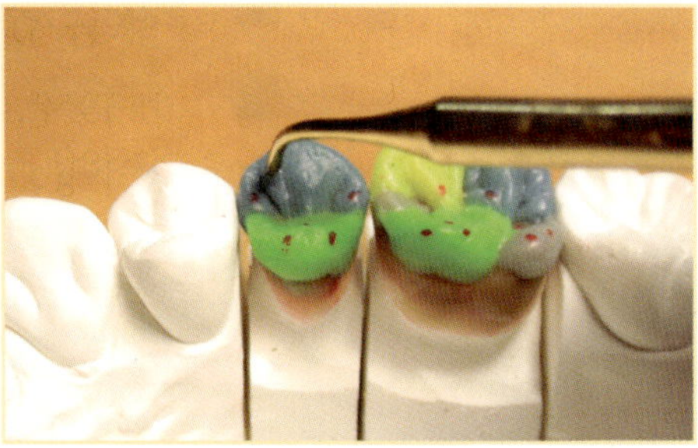

15. 소구치 협측교두 부융선과 부구 형성

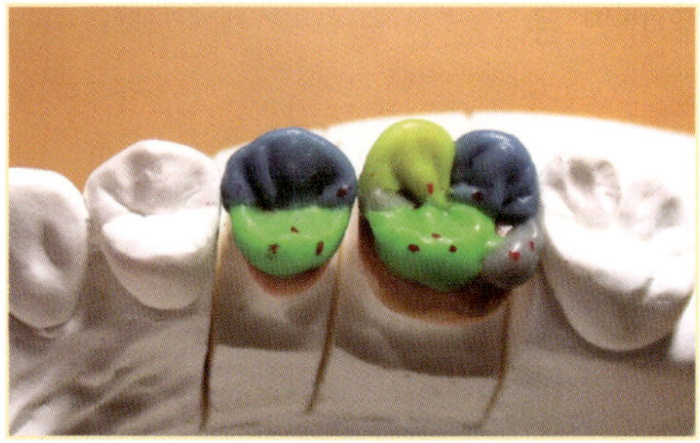

16. 교합면

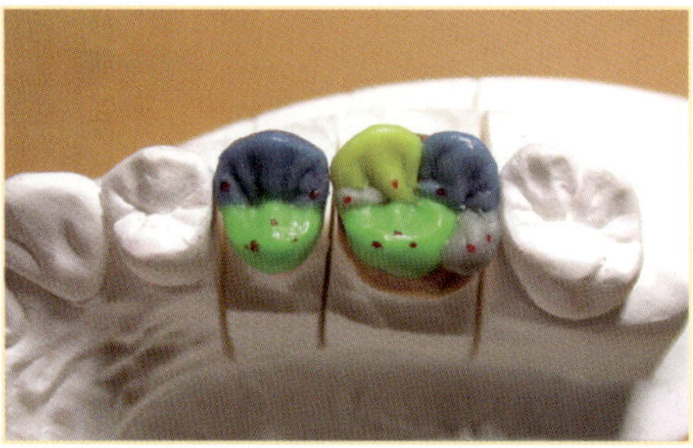

17. 대구치 근심 변연융선 형성(접촉점)

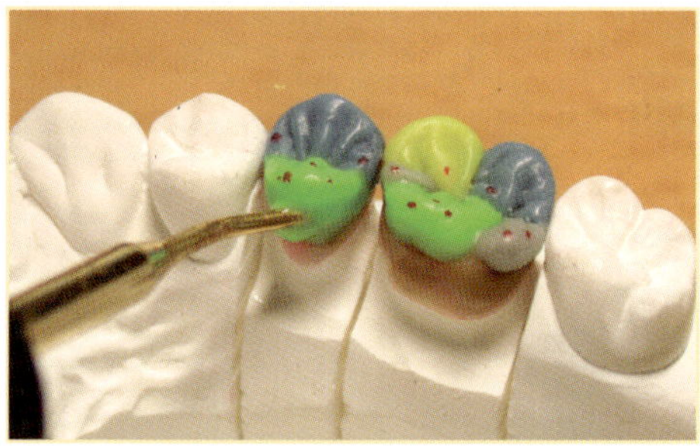

18. 제1소구치 설면 형성

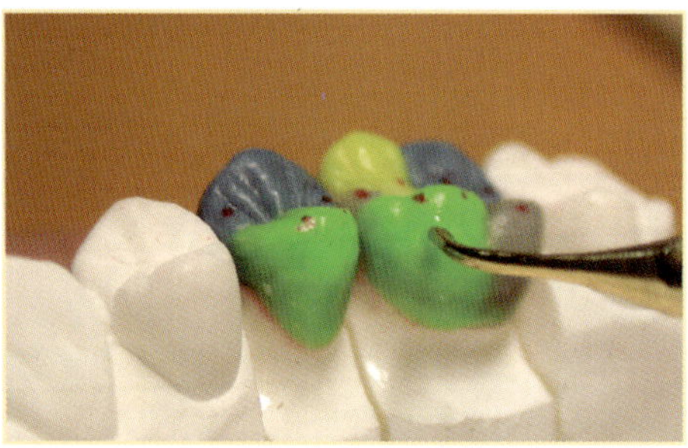

19. 제1대구치 설면 형성

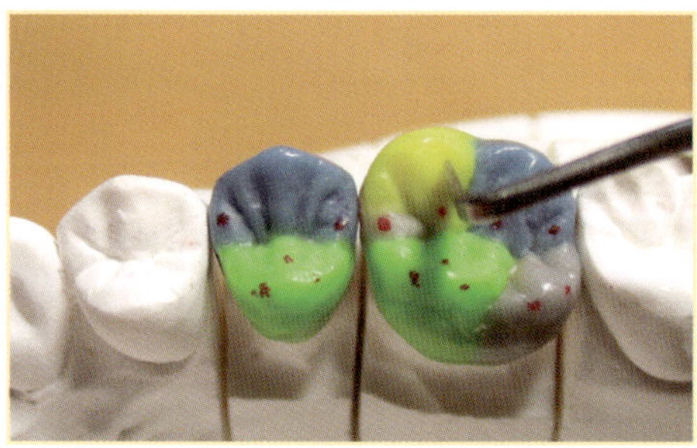

20. 부융선 및 부가구 수정

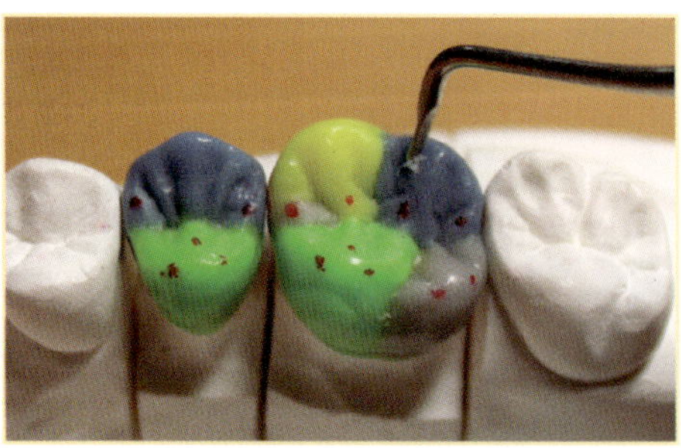

21. 부융선 및 부가구 수정

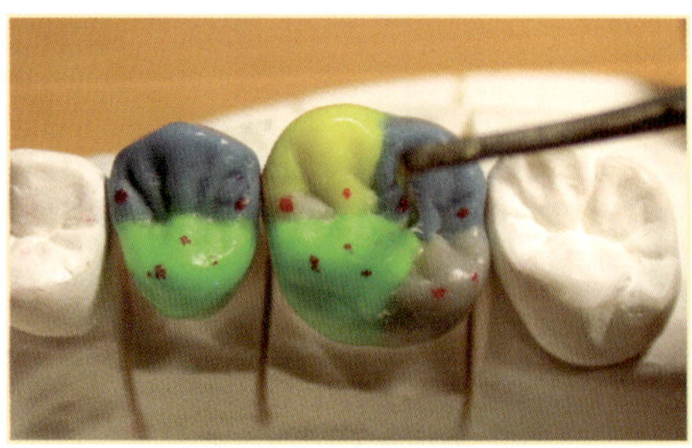

22. 부융선 및 부가구 수정

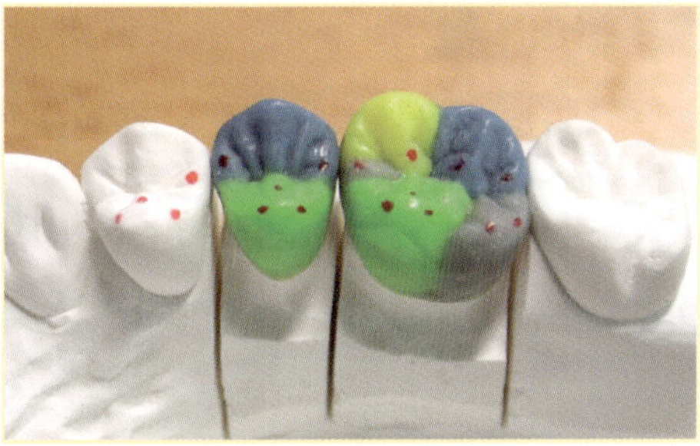

23. 수정된 교합면

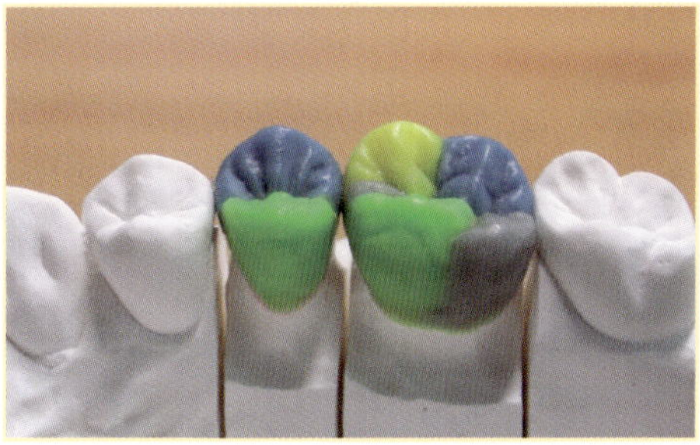

24. 완성된 교합면

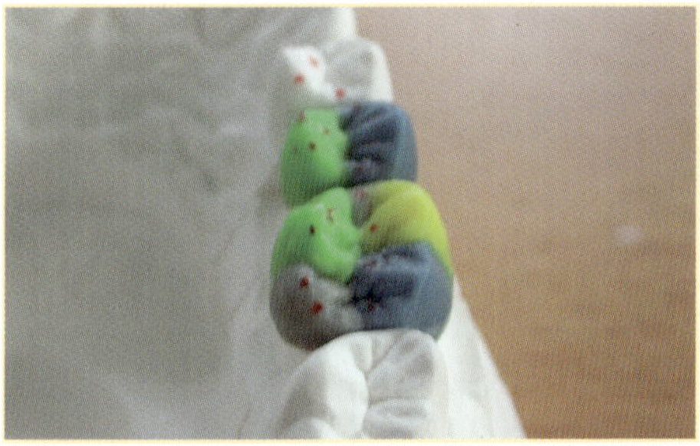

25. 인접치와 중심구 선의 비교

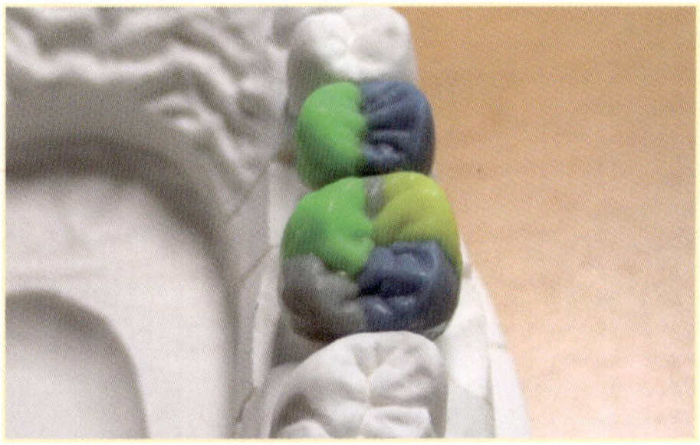

26. 인접치의 중심구 선의 비교

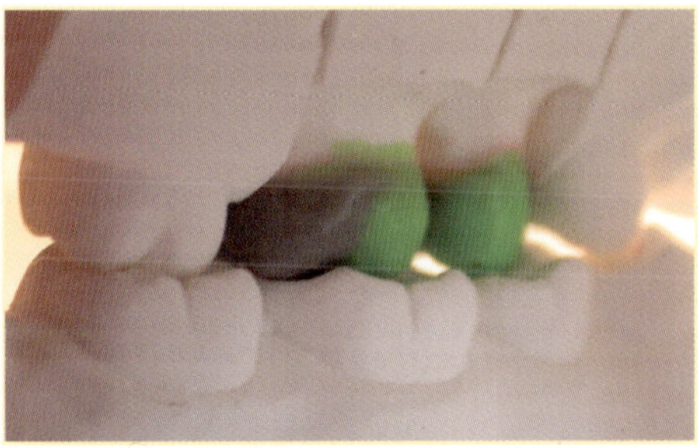

27. 설측 교합관계

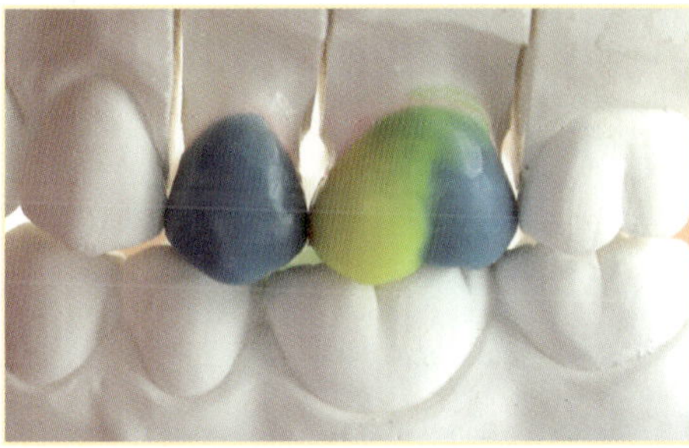

28. 협측 교합관계

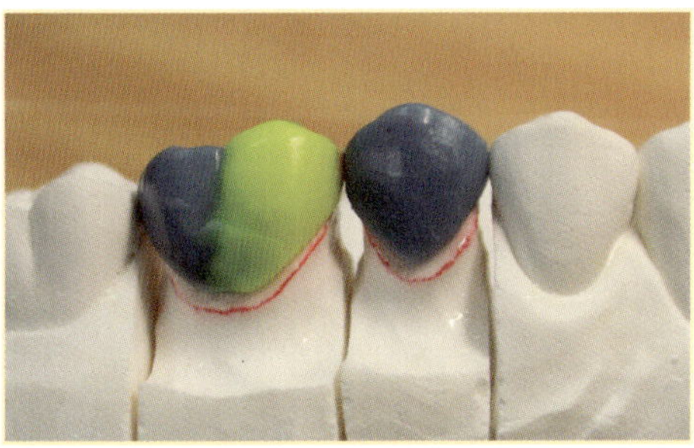

29. 변연부(margin) 삭제

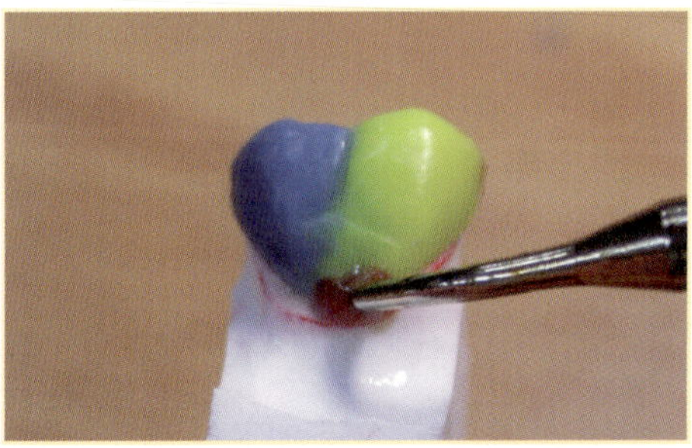

30. 제1대구치 변연부 재형성

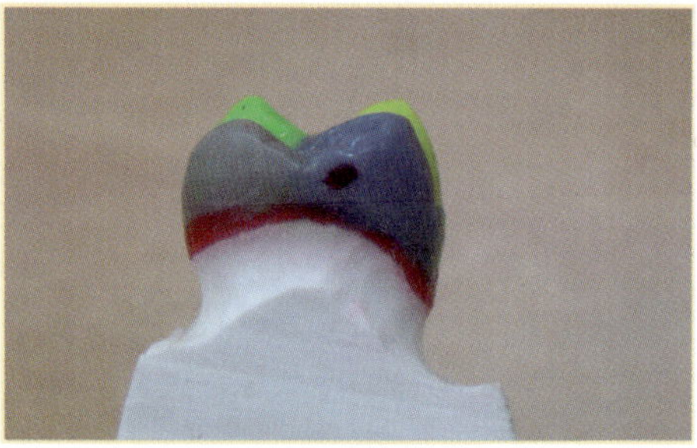

31. 제1대구치 인접면 접촉부위

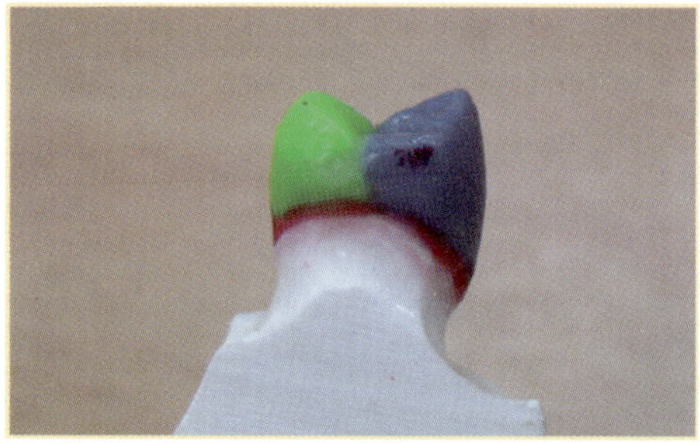

32. 제2소구치 인접면 접촉부위

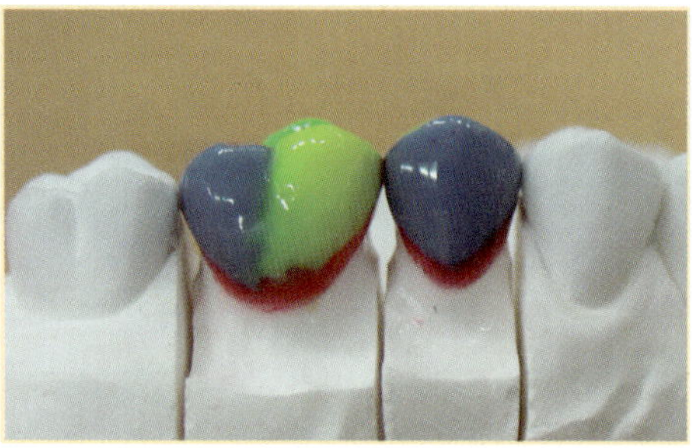

33. 변연부(margin) 완성

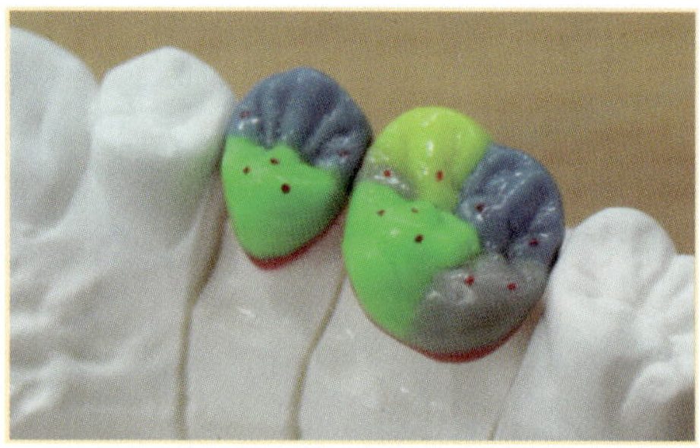

34. 교합면 완성

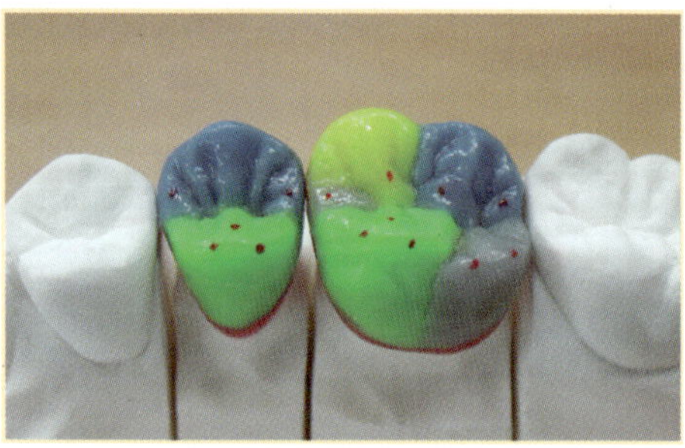

35. 교합면 완성

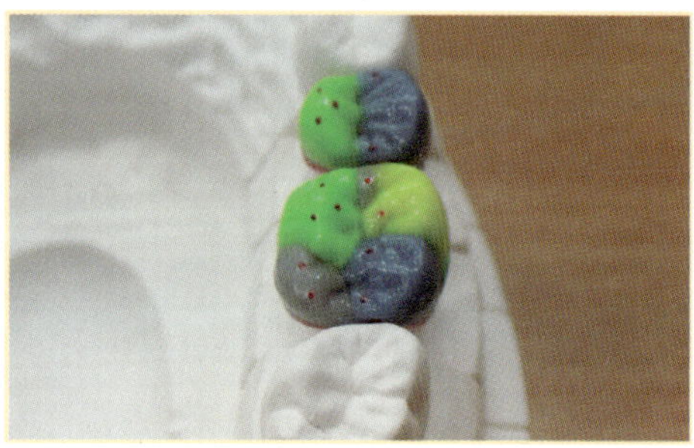

36. 교합면 완성

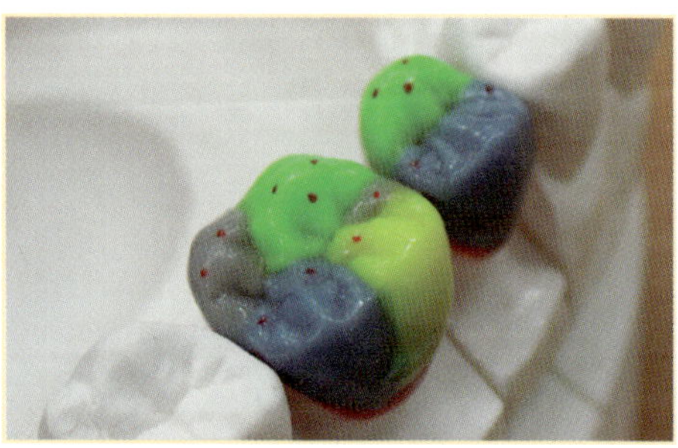

37. 교합면 완성

6. 하악 제2소구치, 제1대구치 Wax-up 단계

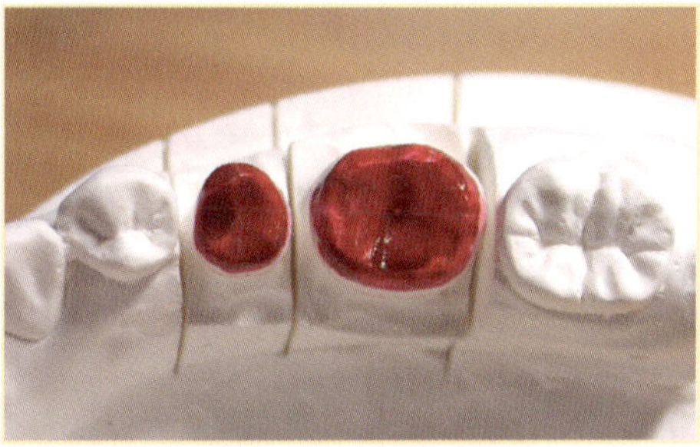

1 하악 5, 6번 die(교합면)

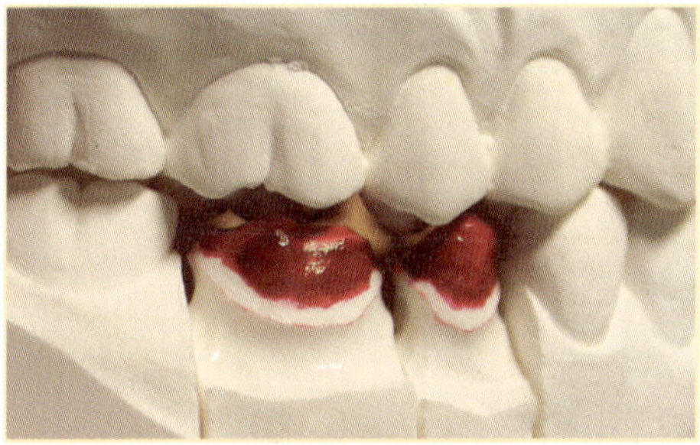

2. 상·하악 교합관계

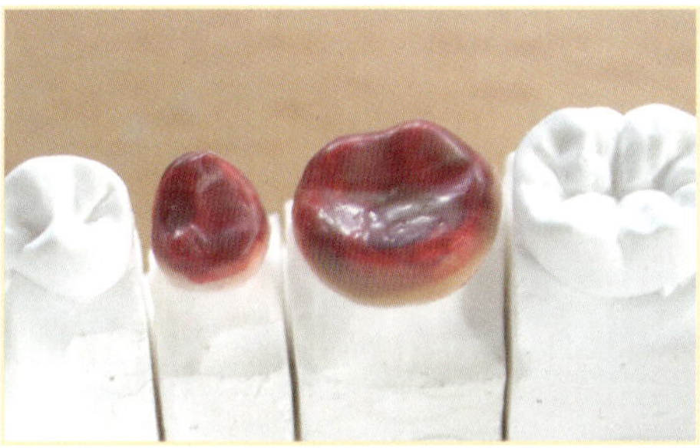

3. 황색 wax를 얇게 도포

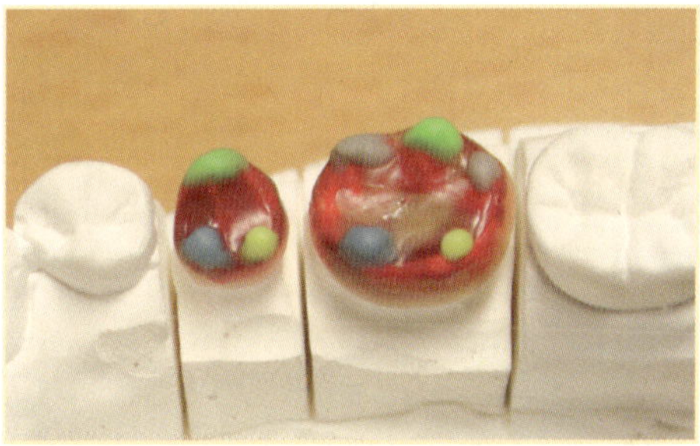

4. 협·설 교두정 형성

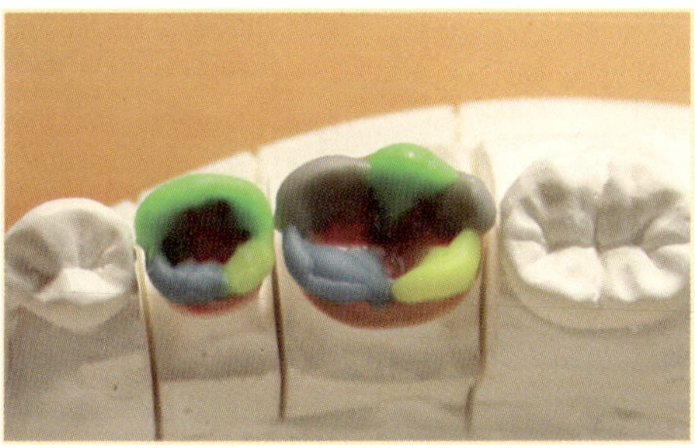

5. 협·설측 근·원심 교두융선 형성

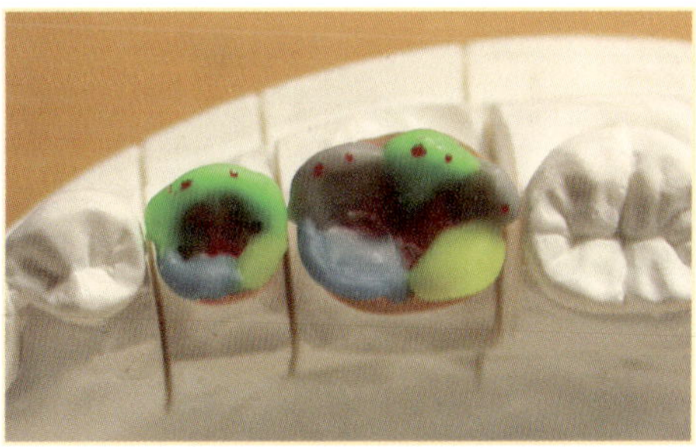

6. 설측 근·원심교두융선 형성
(설측교두 접촉점)

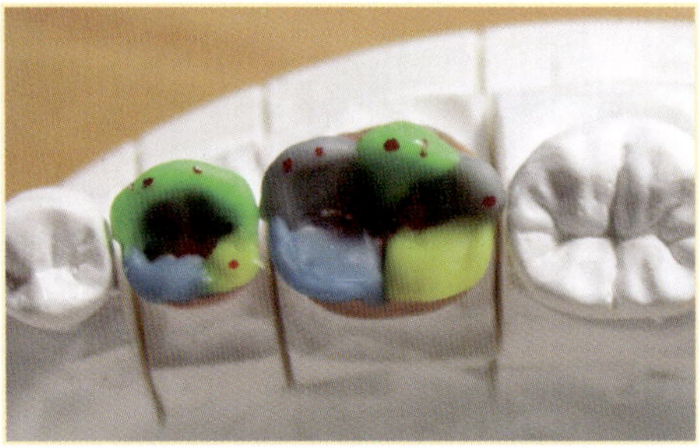

7. 제1소구치 원심설측 교두 접촉점

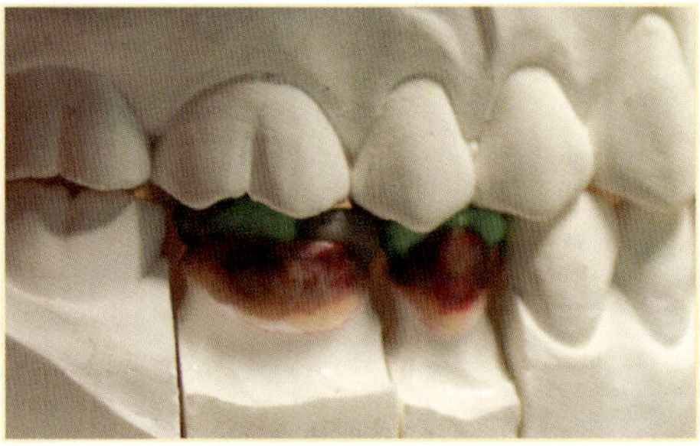

8. 하악 협측교두의 교합관계

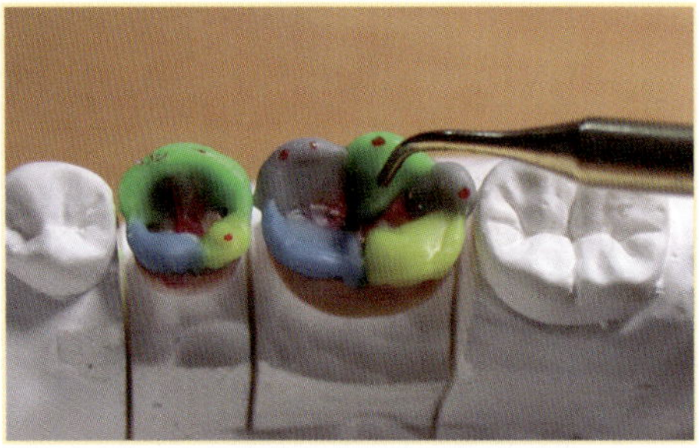

9. 제1대구치 원심 협측교두 삼각융선 형성

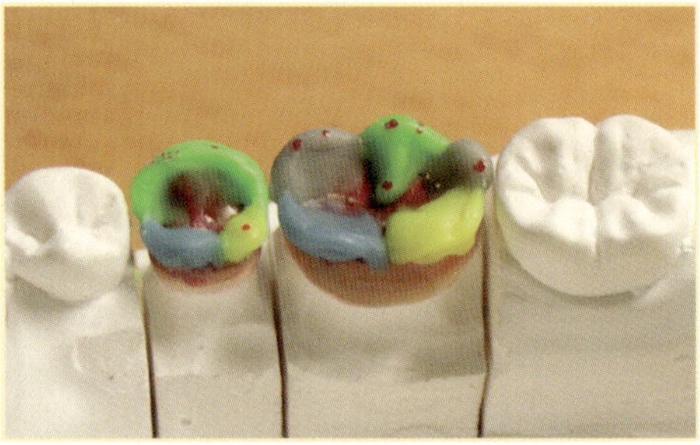

10. 원심 협측교두 삼각융선 접촉점

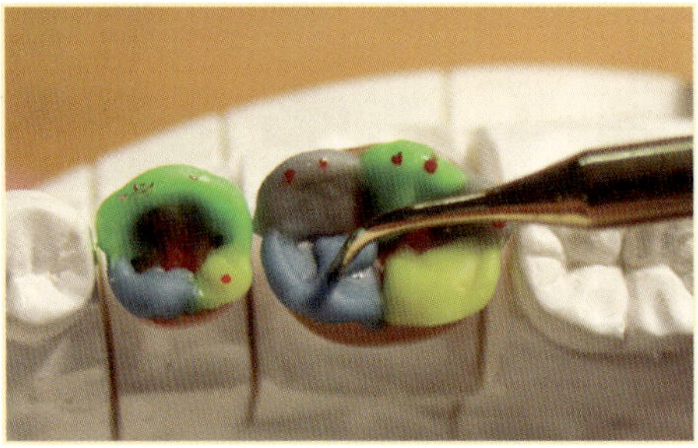

11. 제1대구치 근심 설측교두 삼각융선 형성

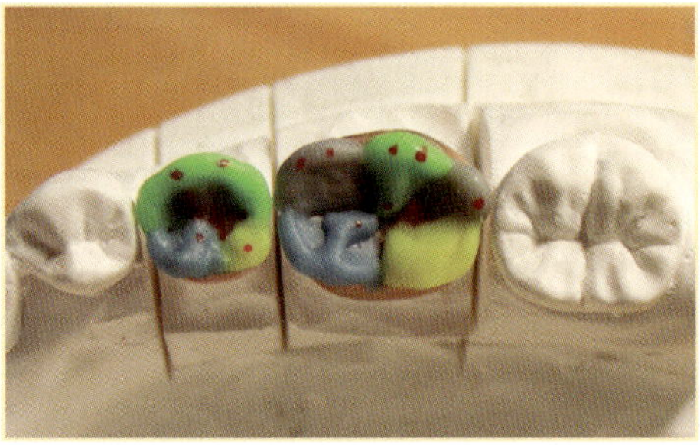

12. 제1소구치, 제1대구치 근심설측
(삼각융선 접촉점)

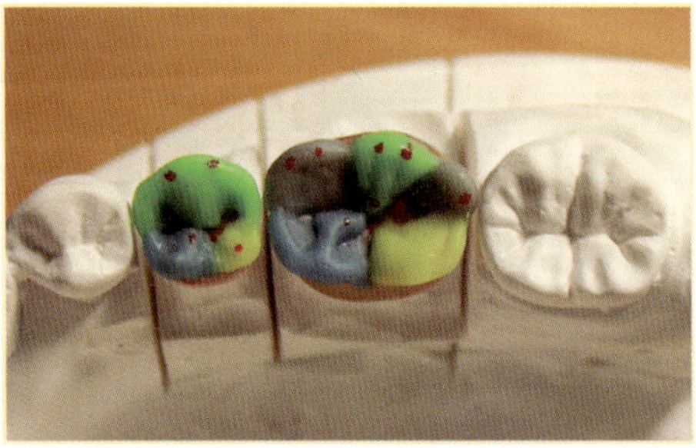

13. 제1소구치 협측 삼각융선 형성

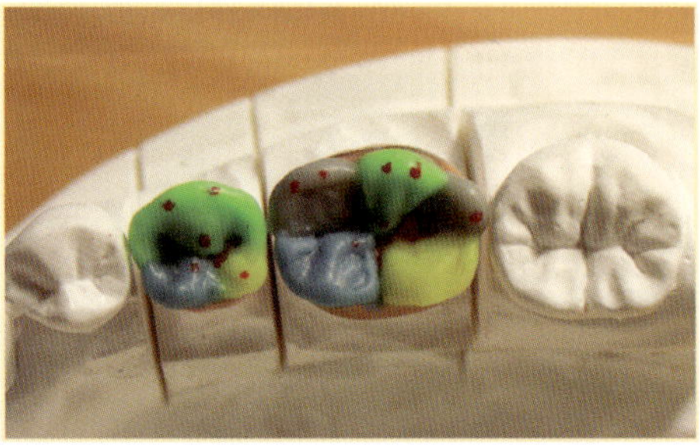

14. 제1소구치 협측 삼각융선 접촉점
(대구치 근심설측 교두 부융선 부구형성)

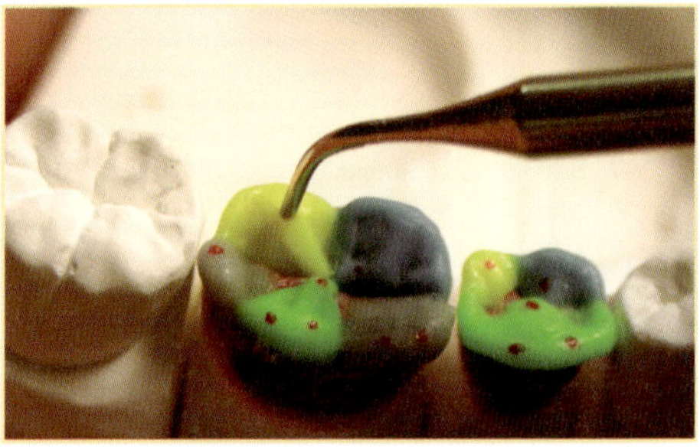

15. 제1대구치 설측 삼각융선 형성

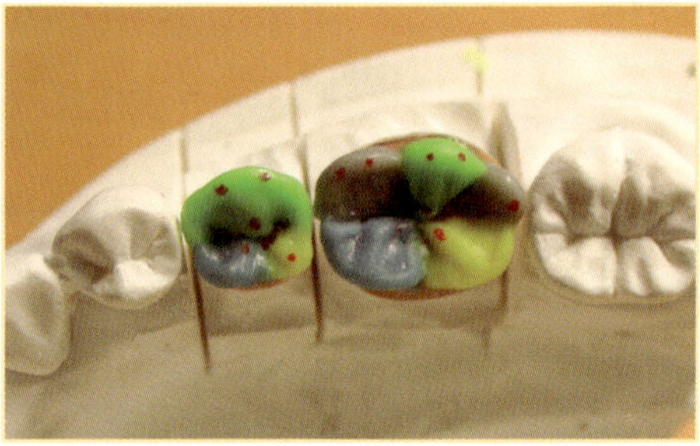

16. 제1대구치 설측 삼각융선 접촉점

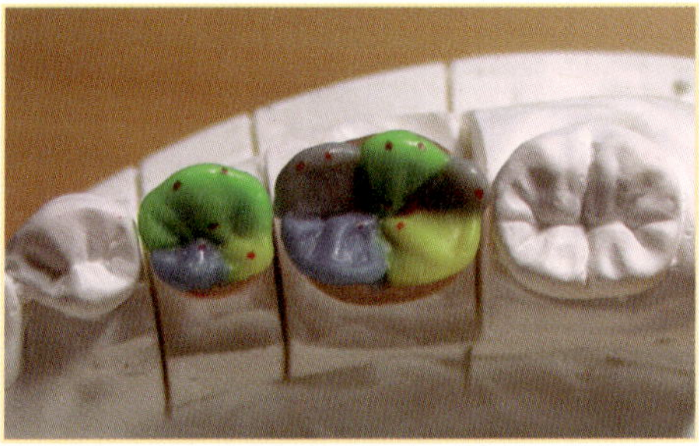

17. 제1소구치 협측구 형성

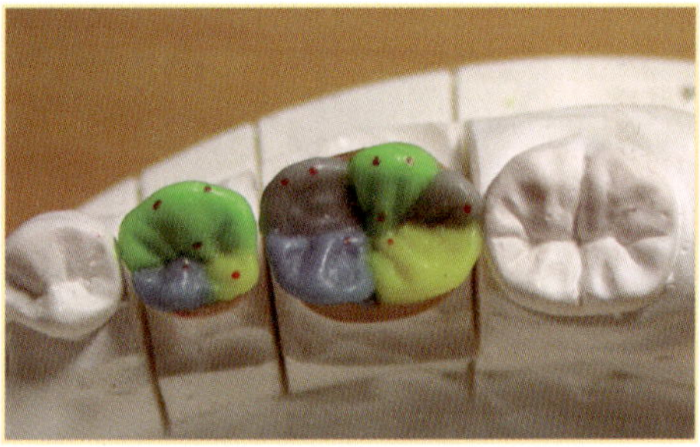

18. 제1대구치 근심 협측교두 형성

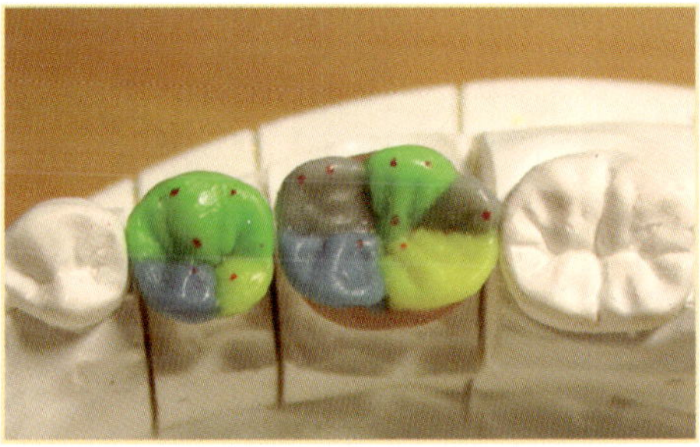

19. 제1소구치 부융선 및 부구 형성

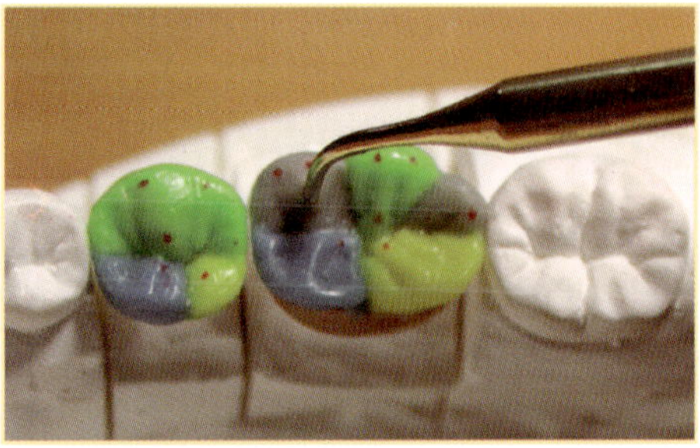

20. 제1대구치 근심협측 삼각융성 형성

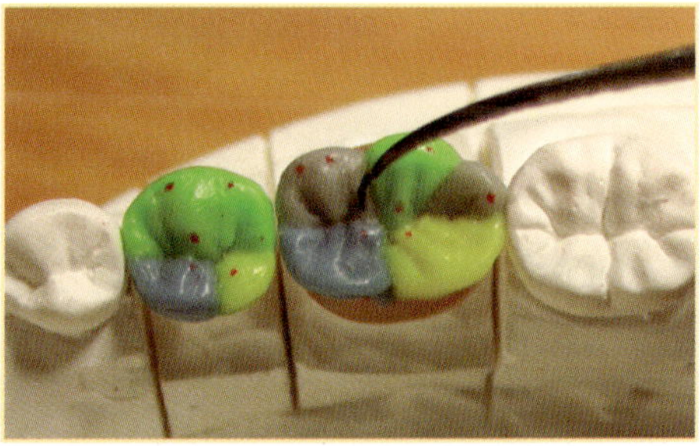

21. 제1대구치 근심협측 부구 형성

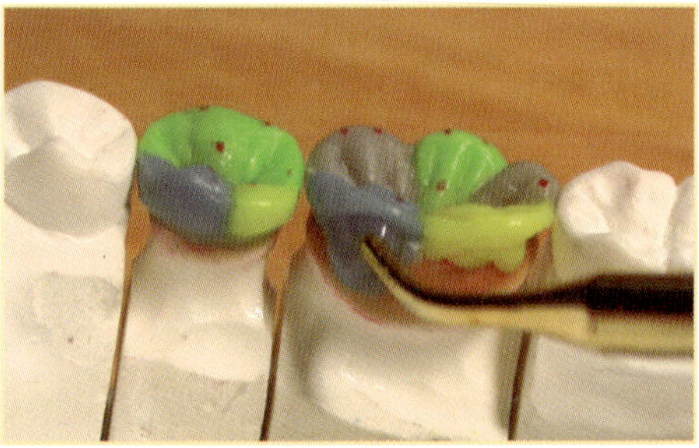

22. 설측 축면 형성

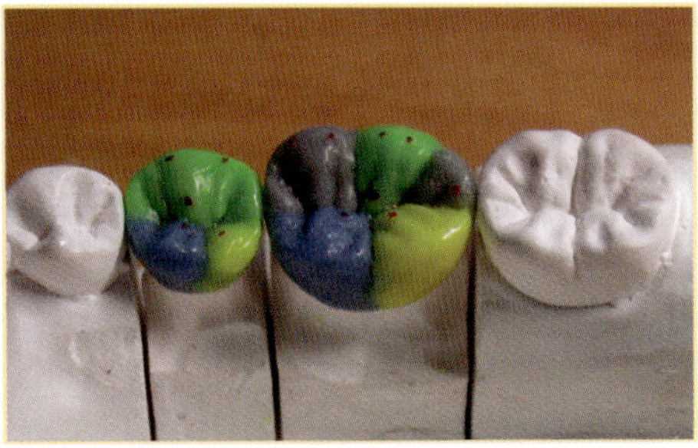

23. 설측 축면 완성

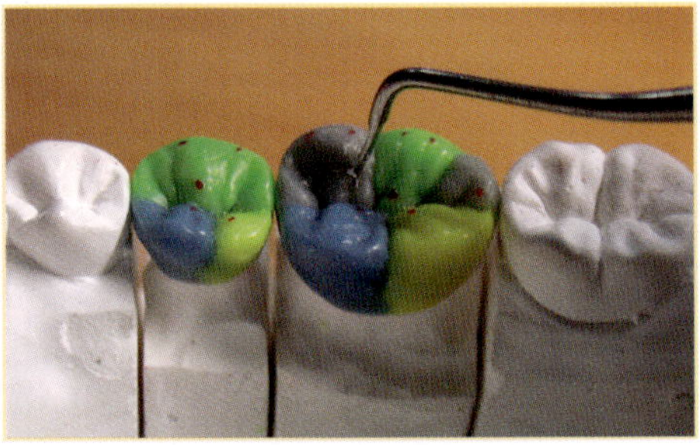

24. 부융선 및 부구 형성

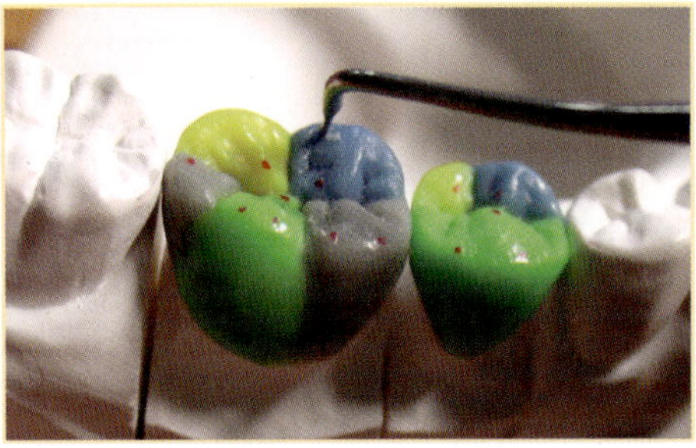

25. 부융선 및 부가구 형성

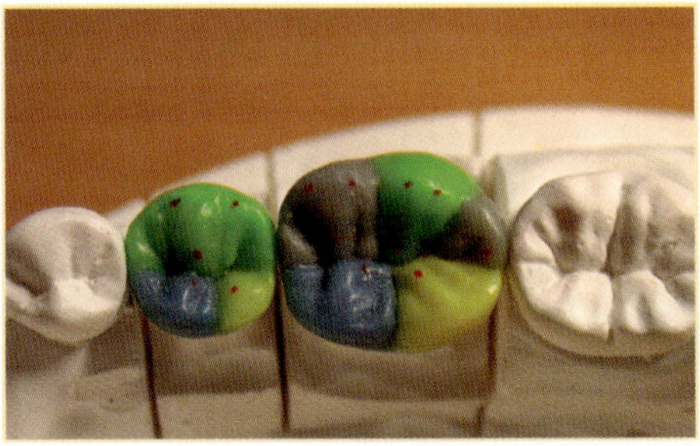

26. 교합면

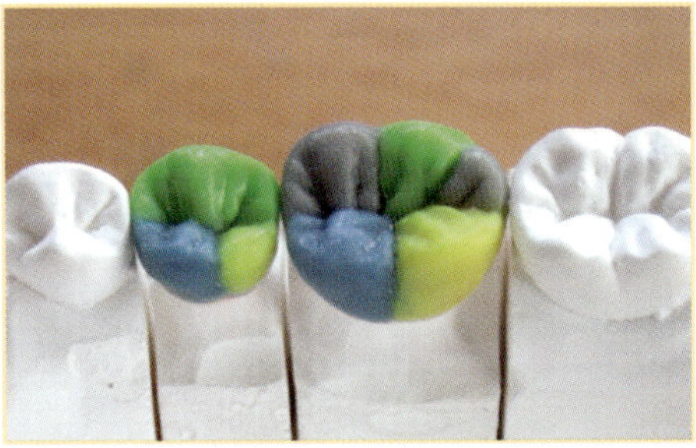

27. 교합면 완성

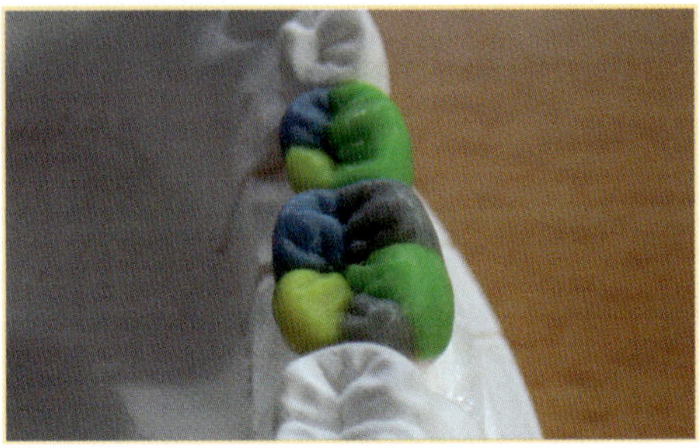

28. 인접치와의 중심구 선 비교

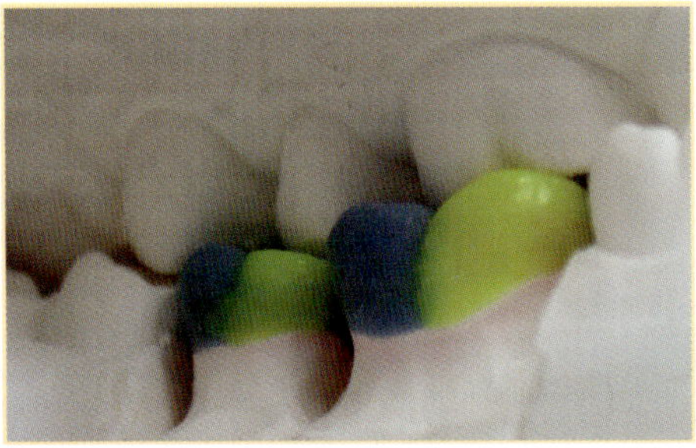

29. 설측 교합관계

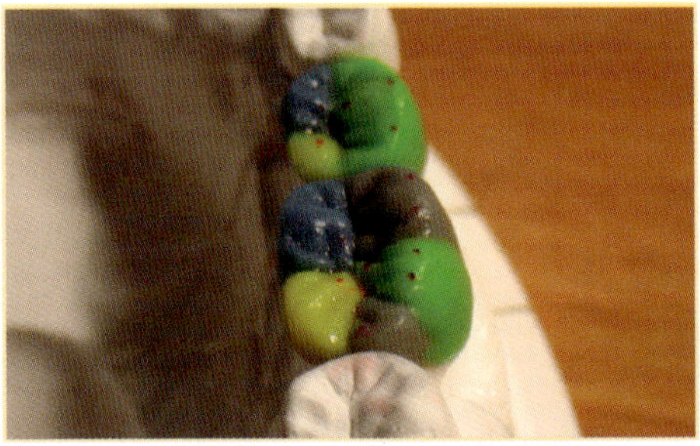

30. 교합 접촉점

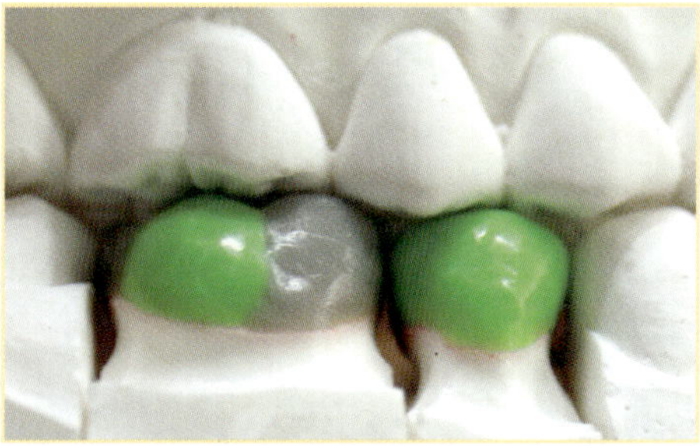

31. 협측 교합관계

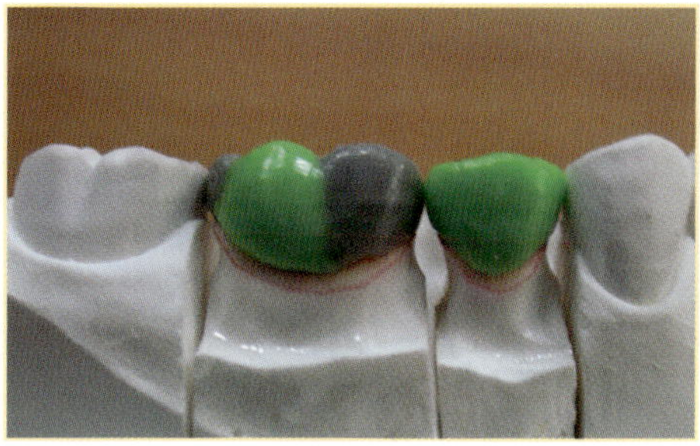

32. 치경부(margin) 삭제

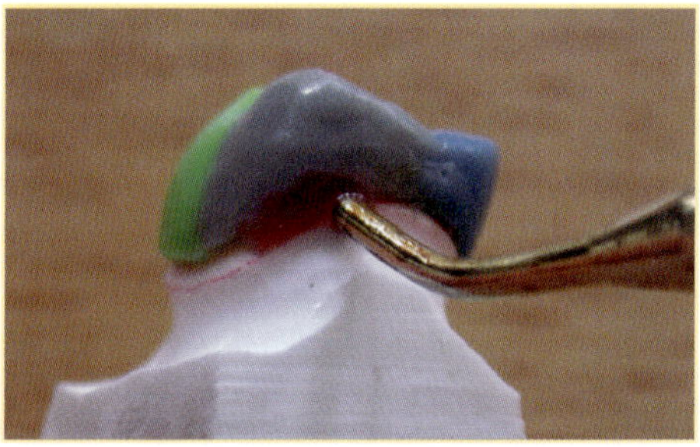

33. 치경부(margin) 재형성

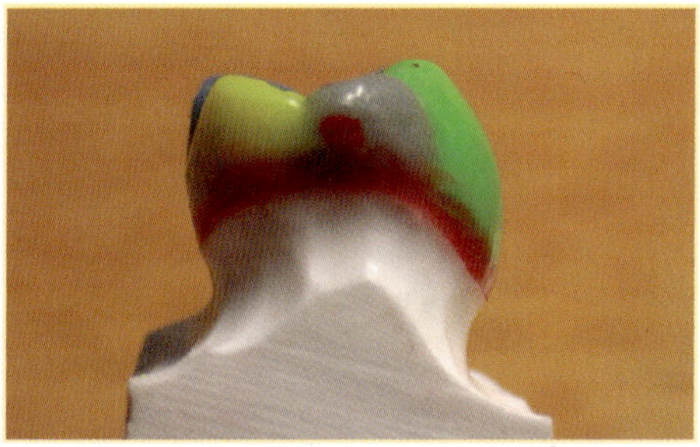

34. 제1대구치 인접면 접촉부위

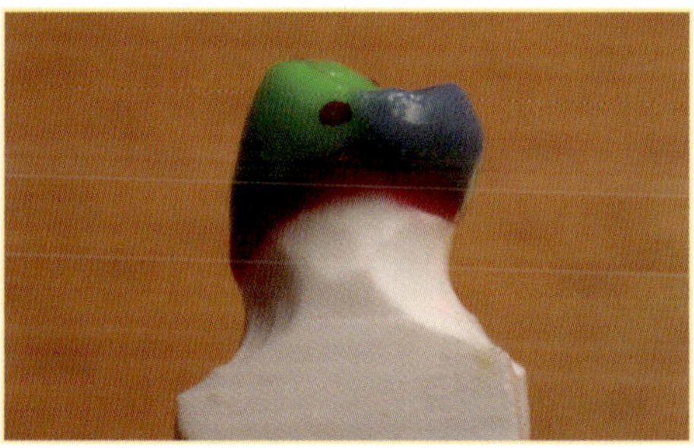

35. 제1소구치 인접면 접촉부위

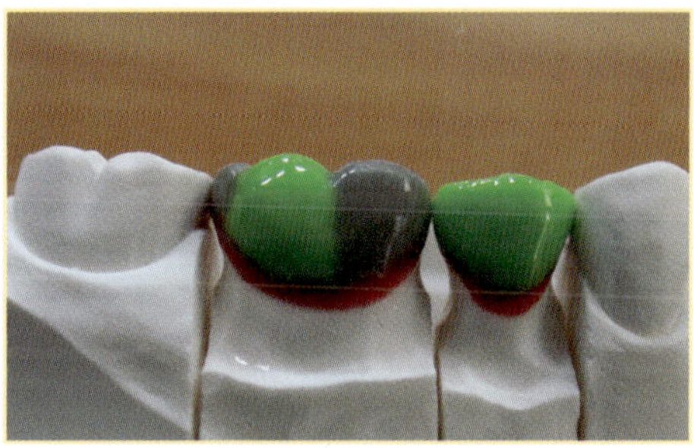

36. 변연부(margin) 완성

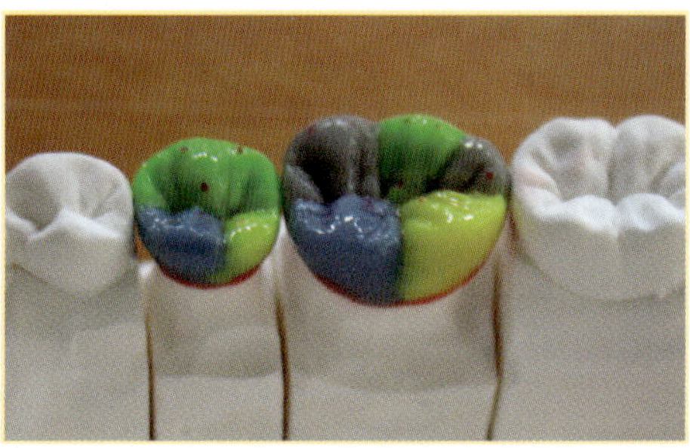

37. 교합면 완성

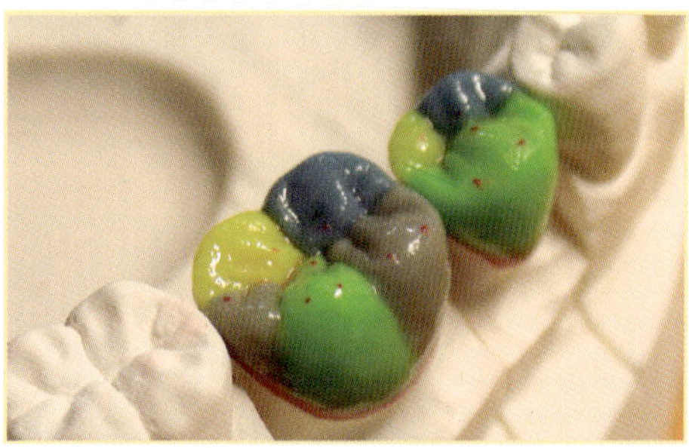

38. 교합면 완성

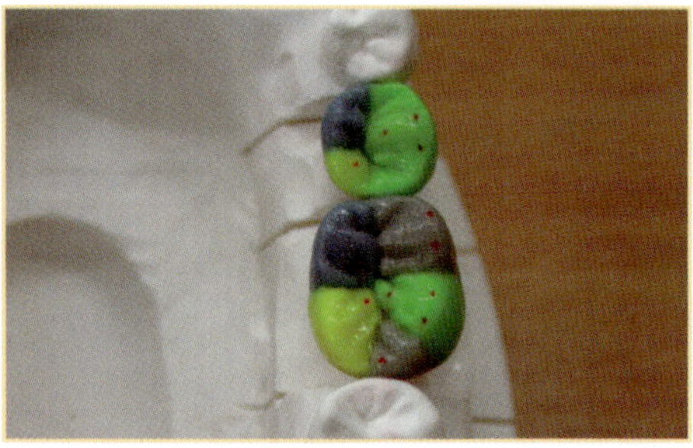

39. 교합면 완성

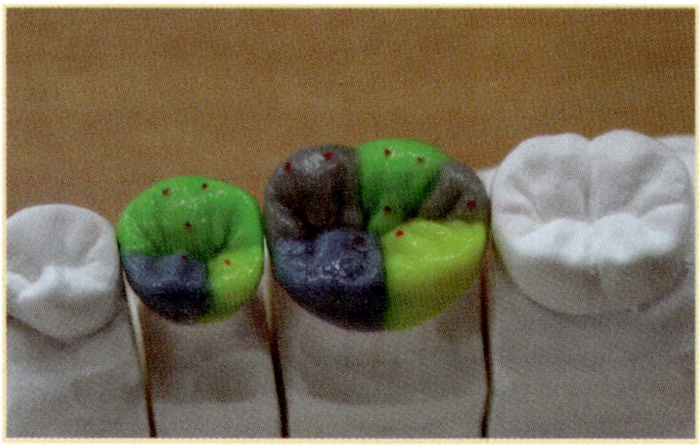

40. 교합면 완성

참고문헌

김영국·정성창 역. 합리적인 교합조정. 지성출판사. 1994.

김영수·조인호·박영국·장경수역. 임상 교합학 사전. 지성출판사. 2000.

김영수·조인호·최부병역. 교합의 유지. 명문출판사.1995.

김인권·송영복역. 교합학. 지성출판사. 1996.

대한악기능교합학회. 교합학용어 및 도해. 신흥인터네셔날.2000.

서근명역. 교합과 기능. 국제치의학출판사. 1993.

손향옥외. 교합과 교합면 형성.지성출판사. 2001.

양재호역. 교합의 진단과 치료. 지성출판사. 2005.

이태정외. 교합학 개론. 지성출판사. 2003.

이기수·박영구·강승구·김수정역. 두부규격 방사선 계측학. 지성출판사. 2007.

이성복역. 임상교합학입문. 한국퀸테센스출판. 2005.

이종엽·문병화역. 교합기의 선택과 사용법. 지성출판사. 1997.

이태정·이주헌역. NAT cone technique. 국제의치학출판사. 1998.

장세원역. 임상교합보철치료의 이론과 실천. 한국퀸테센스. 2004.

장익태역. 교합기의 이론과 실제. 나남출판사. 1993.

정성창·김영구·고명연외역. 나래출판사.2009.

정승미·정승미역. 교합개념, 지성출판사.

정승미역. 교합개념. 지성출판사. 2003.

조영환역. 악 교합학 입문. 나래출판사. 2007.

주태훈역. 교합의 magic 이론과 증례. 나래출판사. 2009.

최석순·노재경역. 그림으로 보는 악구강계 교합 생리. 지성출판사. 1999.

Abrahamsen TC: The worn dentition-pathognomonic patterns of abrasion and erosion. Inc dent Journal 4: 268-276, 2005.

Angle EH: Classification of malocclusion of the teeth, ed 7, Philadelphia,1907, SS White Dental Mfg Co, pp35-39.

Ash MM, Ramfjord SP: Occlusion, ed 4, Philadelphia, 1995, WB Saunders.

Barber DK: Occlusal interferences and temporomandibular dysfunction. General Dentistry Jan-Feb: 56, 2004.

Barker DK: Occlusal interferences and temporomandibular dysfunction. General Dentistry Jan-Fri:55-60, 2004.

Craddock HL,Lynch CD, Fraulslin P, et al: A study of the proximity of the Broodrick ideal occlusion curve to the existing occlusal curve in dental patients. J Oral Rehabil 32 (12): 895-900, 2005.

Dawson PE: A classification system for occlusions that relates maximal intercuspation to the position and condition of the temporomandibular joints. J Prosthet Dent 75:60-66,1996.

Dawson PE: Evaluation, diagnosis, and treatment of occlusal problems, ed 2, St Louis,1989, Mosby.

Grippo JO: Simring M, Schreiner S: Attrition, abrasion, corrosion, and abfractionn revisited; a new perspective on tooth surface lesions. J Am Dent Assoc 135: 1109-1118, 2004.

Harrell SK, Nunn ME: The effect of occlusal discrepancies on periodontitis. II. Relationship of occlusal treatment to the progression of periodontal disease. J Periodontal 72:495-505, 2001.

Lerman MD: A revised view of the dynamics, physiology, and treatment of occlusion a new paradigm. J Craniomandib Pract 22: 50-63, 2004.

Lundeen H: Condylar movement patterns engraved in plastic blocks, J Prosthet Dent 30(6):866-875, 1973.

Lundeen HC, Gibbs CH: The function of teeth, Gainesville, Florida, 2005, L and G Publishers.

Nelson S, Ash MM: Wheeler`s dental anatomy, physiology, and occlusion, ed 8, St Louis, 2003, WB Saunders.

Nunn ME, Harrel SK: The effect of occlusal discrepancies on periodontitis. I. Relationship of initial occlusal discrepancies to initial clinical parameters. J Periodontal 72:485-494, 2001.

Peter E. Dawson: Functional Occlusion-From TMJ to Smile Design, Elsevier Inc. Florida. 2007.

Ramfjord SP: Dysfunctional temporomandibular joint and muscle pain. J Prosthet Dent 11:353-374, 2004.

Slavicek R Mack H: Model analysis with articulator related grid in an occlusal registration instrument (ORI) Inf Orthrod Kieferorthops 14(1): 77-81, 1982.

Williamson EH, Lundquist DO: Anterior guidance: its effect on electromyographic activity of the temporal and masseter muscles. J Prosthet Dent 49:816-823, 1983. 1996.

찾아보기

INDEX

[D]

[E]

[F]

[G]

[H]

[I]

[J]

[L]

[S]

[T]

[U]

[V]

[W]

[Z]

저자 약력

권순석(경동대학교)
김원수(대전보건대학교)
김재도(수성대학교)
남상용(대구보건대학교)
박원욱(진주보건대학교)
이도경(전 경동대학교)
김연수(원광보건대학교)
김장주(광양보건대학교)
김치영(부산가톨릭대학교)
문희경(진주보건대학교)
박종희(김천대학교)
정지선(목포과학대학교)

4판 교합면해부학

1996년 8월 20일 초판 발행
2001년 3월 30일 2판 발행
2004년 3월 10일 2판 2쇄 발행
2009년 8월 20일 3판 발행
2015년 3월 10일 3판 2쇄 발행
2019년 9월 10일 4판 발행
2025년 9월 10일 4판 2쇄 발행

지은이 : 권순석·김연수·김원수·김장주·김재도·김치영
남상용·문희경·박원욱·박종희·이도경·정지선
펴낸이 : 이상태
펴낸곳 : 청구문화사
주　소 : (03706)서울특별시 서대문구 성산로11길 15
전　화 : 02-332-0541(代)　FAX : 02-337-9577
등　록 : 1990년 11월 2일 제9-247호

가격 35,000원

ISBN 978-89-5616-813-5 93510